想象力比知识更重要，因为知识是有限的，而想象力概括着世界上的一切，推动着进步，并且是知识进化的源泉。

——爱因斯坦

思想形成人的伟大。人的全部的尊严就在于思想。

——帕斯卡尔

思维科学是培养人才的科学。

——高士其

外科学科研思维

WAIKEXUE KEYAN SIWEI

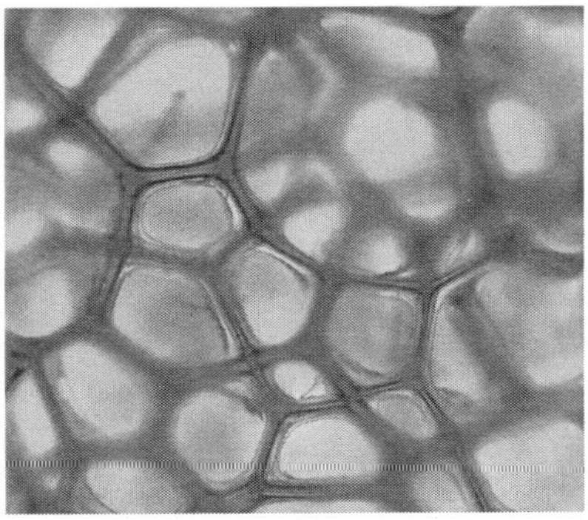

侯明星 著

知识产权出版社
全国百佳图书出版单位
—北京—

图书在版编目（CIP）数据

外科学科研思维 / 侯明星著. —北京：知识产权出版社，2019.11
ISBN 978-7-5130-6597-9

Ⅰ. ①外… Ⅱ. ①侯… Ⅲ. ①外科学－科学研究 Ⅳ. ①R6

中国版本图书馆 CIP 数据核字（2019）第 248397 号

内容提要

本书由具有丰富医学科研实践经验的外科医生撰写，内容分为十八章，系统阐述了医学科研思维的基本方法、步骤及有关论文撰写等问题，包括科学研究中的假说、逻辑方法及辩证思维，医学科学研究中的道德，如何进行科学研究的选题和内容设计，实验设计的要素、原则、方法，调查性研究设计，科学研究设计中的样本量估计、误差和偏倚，病因研究和疾病预后研究的基本方法，撰写医学论文的基础知识、步骤，如何完成文献综述和学术论文的撰写等。

责任编辑：彭喜英　　　　**责任印制**：孙婷婷

外科学科研思维

侯明星　著

出版发行：知识产权出版社有限责任公司　网　址：http://www.ipph.cn
http://www.laichushu.com
电　话：010－82004826
社　址：北京市海淀区气象路 50 号院　邮　编：100081
责编电话：010-82000860 转 8539　责编邮箱：pengxiying@cnipr.com
发行电话：010-82000860 转 8101　发行传真：010-82000893
印　刷：北京中献拓方科技发展有限公司　经　销：各大网上书店、新华书店及相关专业书店
开　本：720mm×1000mm　1/16　印　张：20.5
版　次：2019 年 11 月第 1 版　印　次：2019 年 11 月第 1 次印刷
字　数：312 千字　定　价：88.00 元
ISBN 978-7-5130-6597-9

前言

科学的发展史就是一部思维的发展史。

英国著名哲学家弗兰西斯·培根曾指出："跛行而不迷路，能赶过虽健步如飞但误入歧途的人。"可见正确的科研思维与方法对于科学研究至关重要。《国家中长期教学改革和发展规划纲要（2010—2020）》中提出教育发展的战略主题为"德育为先，能力为重，全面发展"。在学生能力培养中，创新能力应该是重中之重，而创新能力的培养，首先是科研思维知识的掌握和实践训练。出于这一认识，编写了本教材。在此，与读者交流如下几个问题。

一、科研思维

在当代信息社会里，知识、智力、智慧的重要性日益增长，思维对于知识的产生，对智力的形成起着关键性作用，因此人们对思维科学的关注也日益增强。什么是科研思维呢?简而言之，就是运用一定的科学方法进行思考的过程。思维，是人类在事物表象、概念的基础上进行分析、综合、判断、推理等认识活动的过程，是人类特有的一种精神活动，是在做出重要决定之前必要的筹划和务虚工作，为日后务实的工作奠定逻辑、推理、理论层面上的基础。清代陈澹然在《寤言二迁都建藩议》中说:"自古不谋万世者，不足谋一时；不谋全局者，不足谋一域。"可见，没有正确、深刻的"谋"不可能获得成功。此处的"谋"意指思考、思维、筹划。

在实施科研思维过程中，需要如下要素。

其一，承认客观世界。包括医学实践中面临的各种问题，同时运用科学知识去认识、分析和解决这些问题。

其二，严密逻辑推理。要进行科研思维，必须针对存在的问题大胆想象，进行严密的逻辑推理，提出科学假设。如是否存在“因果关系”，是否有“递进关系”等。

其三，诉诸实践，任何科研思维，需要投入实践、诉诸行动，通过探究后的实践检验，才能辨明科研思维的真伪，或是对科研思维的补充、完善。因为实践是检验和完善科研思维的唯一途径。

其四，归纳提炼。通过客观实践，不仅可以累积研究素材，而且还需要找到科研思维在实践中的“精髓”，那就必须进行归纳、提炼和概括。

由此可见，科研思维的基本要点是：以事实为依据，应用逻辑方面进行科学、缜密的推理，从而形成完整的科研思想框架。

二、科研的思维过程

科学研究思维过程包括四大阶段，即发现问题、了解情况、深入思考和实践验证。一项科学研究既可以包括全过程，也可以只在其中的一个或一个以上的阶段进行。

第一，发现问题。爱因斯坦曾经说过，“提出一个问题往往比解决一个问题更重要”。科学研究开始于问题。人们在对客观事物的认识上产生了矛盾也就是出现了问题。为了解决问题才需要进行科学研究，所以科学研究的第一步就是发现问题。

安于故常的人往往不觉得有什么问题，自然也就不会提出什么问题。面对客观事物之矛盾，可能有三种态度。第一是逃避，对问题熟视无睹，无所作为。第二是绕道而行或者寄托于不切实际的幻想。第三是正视存在的问题，想办法解决它。

解决问题的办法可以有许多种，但最适当的办法是什么？科学研究要研究的是过去没有适当办法解决的问题。因此，选择什么问题进行研究就是科研工作首先要解决的一个大问题。

第二，了解情况。有了问题之后，就必然想对这一问题作深入的了解，了解它的来龙去脉及各方面的联系，把这一问题的有关现象或事实弄清楚。因为科学研究必须有据可依。依据就是事实材料。

第三，深入思考。在占有丰富资料的基础上，应用一定的思维形式，进行“去粗取精、去伪存真、由此及彼、由表及里”的思考、分析，将感性的东西上升到理论。常用的思维形式包括：比较、归类与类推，分析与综合，归纳与演绎，抽象与概括，想象与假设。

第四，实践验证。上述产生的假说或初步理论是否可靠，必须付诸实践加以检验。实践验证可以采取许多途径，常用实验测定某一假说或初步理论的实际效果。

三、科研思维的原则

科学研究可以笼统地用胡适先生提出的“大胆假设，小心求证”进行概括，是一个开拓求新与严谨求实的有机结合。求新是一个基于对客观现象或问题的深入思考和探究，挣脱旧有理论束缚，大胆创新，对未解决的问题提出新的假设。而求实是一个尊重证据，对新的方法或理论严谨求证的过程。求新和求实两大准则应该贯穿整个科研实践过程。然而，求新和求实两大准则往往由于其抽象性很难得到严格界定。实际科研工作过程往往要求遵循一些实用性更强的原则。

第一，评判性。培养评判性思维能力（critical thinking）是西方高等教育体系的一个关键目标。美国哲学学会将其定义为“评判性思维是有目的的、自我调节的判断过程，是个体对相信什么或做什么做出判断的互动的反映性的推理过程”。

科研需要创新性。那么创新性应该来源于哪里呢？来源于对已有知识产生的背景、过程、证据、方法、理论及评价知识的标准等正确与否做出评判性的思考和推理。创新的核心是评判性地思维和实践。例如，对于运用“新方法解决老问题”，需要评判：为什么老问题需要新方法？老方法为什么不能有效解决老问题？而更重要的是：为什么该新方法可能具有解决该老问题的潜力？对于运用“老方法解决新问题”，需要评判为什么新问题需要解决？为什么老方法可以解决新问题？等等。

对这些问题的回答应该是科研设计和论文写作的必要切入点。

第二，一致性。牛顿说：“如果我看得比别人更远些，那是因为我站在巨人的肩膀上。”表明伟大科研成果的取得离不开广大的科研同行多年的尝试和努力，即创新具有广义一致性（consistent）。实际上，广义的评判性思维可以看作一致性和批判性的有机结合，也就是继承和批判。一致性是一个科研人员必须具备的基本素质，主要反映在科研设计和论文写作两个方面。

第三，简洁性。简洁性（concise）对于知识的传播极为重要，针对科研实践，简洁性原则反映的是内在的科研思维简洁性和外在的论文书写的简洁性。在确了研究目标之后，所有的研究方法、步骤应该无一例外地为达到研究目的而服务，任何其他的多余步骤应该排除。只有目的明确，才不会被其他非研究内容所干扰。

第四，清晰性。科研的具体目标、方法、步骤要有足够的清晰性（clear）。清晰的论文能让读者更容易理解和接受所表达的研究成果。不要让别人猜测研究内容，包括研究背景、目标、方法、结果、结论等。

第五，完整性。完整性（complete）包括科研过程的完整性和论文写作的完整性。任何学术论文都应该独立成篇，要求包含论证研究目标所需要的必要证据，即实现研究目标的所有因素。

四、怎样培养医学生的科研思维

针对培养医学生的科研思维，许多学者已提出诸多可行的措施，如提高教师素质，改良传统教育模式，倡导以问题为基础的学习法（PBL），加强理论联系实践的力度等，在此强调两点。

第一，鼓励学生参与科研活动。有报道指出，在医学院校本科生中开展科研能力培训和教学，将培养医学生的科研兴趣爱好并增强其科研能力。在美国的医学院校中，均设有专门的机构负责学生在读期间的科研实践和培训，采取导师制、组织暑期科研实习等。鼓励学生参与科研实践活动是培育创新思维及能力极为重要的途径，组织科研兴趣小组参加本学科的硕士生开题报告、文献综述报告、论文写作方法和技巧报告、研究生毕业论文报告等。还可以利用教学过程引导医学生参与科研实践活动，进行综合实验或自行设计实验教学，并在实验完成后进行论文撰写。

第二，加强科研思维的培养。思维的形成除了临床实践还离不开科学思维的培养。医学科学研究实践证明，任何真理性的理论都同一定的科学方法相联系。医学科研思维和一般临床思维相比，虽不能脱离形象思维，但具有更多的理性思维的内涵，因此，需要作为专门的学科或课程对学生进行培养。对于一个临床医生来说，面对临床中出现的各种问题，经常要问一个为什么，如果知识和经验以及查阅专著和文献均不能对此进行解答，应进一步寻求答案，一个看似普通的问题都可能成为一个科研命题的雏形。

创造性成果源于创造性方法，创造性方法寓于创造性思维。在医学科研的过程中，如果不能从类似中联想、灵活地概括、果断地评价，绝不可能出现创造性的成果，因此创造性思维对指导医学科研工作具有十分重要的意义。科学性是科研思维的精髓，主要体现在:选题的实用性，设计的合理性，结论的可信性。

本书撰写的目的是帮助医学生树立正确的科研思维，在未来的工作中少走弯路，多出成果，加快自己的业务发展。当然，科学研究需要不断进取，艰辛的努力，坚持科学创新，跟踪学科前沿，捕捉专业尚未突破的难题……这是对广大青年科技工作者的期待，也是对我们自己的激励……

目录

第一章

绪　论

科学工作者担负着继承和弘扬人类文明的双重职责。对于医学科学而言，正是诸多医学工作者对医学理论与实践不懈的、长期的探索，使医学科学得以飞速发展。但应该看到，迄今医学领域尚有许许多多未解决的难题，与对人体生命现象的认识和防病治病实际要求相去甚远，而且，新的医学问题不断出现，向人类提出挑战。这就要求医学工作者进行深入、广泛的研究探索。但是，开展医学研究探索需要方法学来指导。本章首先介绍一些医学科学研究中的基本知识。

第一节　科学研究

一、科学与技术

（一）科学的概念

科学（science）一词来源于拉丁语 sciatica，即知识或学问（knowledge）之意，汉译名“科学”来自日本。一般认为，科学是关于自然、社会和思维的知识体系，是揭示事物发展的客观规律，探求客观真理，作为人们改造世界的指南。也可以定义为：科学是人们正确反映客观实际及其规律性的分科的知识体系。

因为科学是人类对自然规律的认识活动，其重要特征就是不断创新和发展，因此，科学永远不会是一本写完了的书。科学上每一个重大进展，都会带来新的问题，揭露更为深刻的矛盾和困难。例如，近代物理学中的许多重大发现都曾一次又一次地造成所谓的“物理学的危机”，但每一次危机的解决都给理论本身带来重大的突破，给生产带来新的推动，给人类活动增添新的力量和智慧，给人类社会带来重大的进步。

科学的普遍任务是建立符合客观实际的观念，使人类社会向着更高级的文明世界发展。例如，电子计算机技术的发展给人类的生产和生活带来了巨大的变化。但是，一切先进的科学技术，无一不是建立在人们对于自然规律性的深刻认识的基础上。

科学的发展不仅提高了人们认识和改造客观世界的能力，而且逐渐改造着人们的主观世界。不仅引起人类的物质生产和生活方式的巨大变化，而且发挥出改变历史进程的巨大力量。

（二）科学的分类

科学可按其研究对象划分。以自然界为其研究对象的科学称为“自然科学”（natural science）；以社会和人类各种文化现象为其研究对象的科学称为“社会科学”（social science）；也通称“人文科学”（humanities），如语言学、文学、史学和哲学等；以人类行为为其研究对象的科学称为“行为科学”（behavioral science），如心理学、社会学等。

自然科学按其研究对象运动形态的不同分成若干学科，医学是研究保健及防治疾病规律的科学。

学科间的相互渗透可创立新的学科，称为“边缘科学”（borderline science），是不同学科学研究成果综合和发展的产物，也叫作科际学科、中间学科或跨学科（interdisciplinary）。

从各门科学在整个科学体系中的职能和地位来看，科学又可划分为基础科学和应用科学。基础科学（basic science）的研究对象是关于自然界事物的一般规律问题，因此也称为“纯科学”（pure science）。现代科学体系的基础学科一般有六种，即数学、物理、化学、天文学、地理学和生物学，有人认为其中最基础的学科是物理和数学。应用科学（apply science）的研究对象是具体生产实践应用中的问题，例如，医学是一种应用科学，它应用数学、物理、化学、天文学、地理学、生物学等基础学科的成果和方法创立自己特有的基础学科（解剖学、生理学、生物化学、药理学……），并应用后者提供的理论方法探讨和解决预防、诊断和治疗的实践问题。

近年来出现了一门新的学科，称为“科学学”，也称作“科学的科学”，是把科学作为一个体系或一种社会现象来加以研究的科学，包括科学社会学、科学经济学、科学情报学、科学预测学、科学方法学以及未来学等。

（三）科学与技术关系

技术是人类在改造自然的斗争中积累起来的生产操作方法和劳动技能，以及体现操作方法和劳动技能的生产工具、劳动手段和研究手段，如计算技术、医学实验室技术（medical laboratory technology）。

科学与技术的发展既相互推动又相互依赖。因此，从 20 世纪 30 年代开始，特别是 60 年代以来，出现科学技术化与技术科学化趋势。科学技术化说的是科学的发展越来越离不开技术条件的支持，如天文学的研究离不开射电望远镜，分子生物学的研究离不开电子显微镜。技术科学化指的是技术依靠科学开辟新领域，如原子能技术就是依靠微观物理学而取得进展的。

恩格斯在《致符·博尔吉乌斯》一书中说：“技术在很大程度上依赖于科学状况，那么科学状况却在更大程度上依赖于技术的状况和需要，社会一旦有技术上的需要，则这种需要就会比十所大学更能把科学推向前进。”他给我们正确地指出了科学与技术的相互联系。但我们不能由此得出结论，认为任何时候技术总比科学更为重要；相反，现代科学技术史不少事例表明，技术更加依赖科学的发展。例如，没有爱因斯坦在1905年建立狭义相对论揭示能量与质量的并存关系，就不可能有今天的原子能技术。当然，技术的突破导致科学理论上突破的事例也不少，如染色体分带技术使识别染色体的组型成为可能，从而导致了细胞遗传学中人类基因定位理论的突破。

二、科学研究

科学研究是一种认识活动，是人类为了深入正确反映（揭示）未知或未完全知道的事物本质及规律而进行的一种认识活动。作为一种认识活动，有赖于实践观察（包括实验或调查中的观察）获得感觉经验（事实材料），而感觉经验又只有通过理论思维（即在一定理论指导下进行的思考），才能上升为理性认识，才能揭示未知事物的本质及规律，因此，实践观察和理性思维是构成科学研究的两大基本要素。科学研究的任务之一在于系统、深入、正确反映未知事物的本质规律。为此，实践观察和理论思维就必须在正确的观点指导下严格按照科学的方法来进行。其任务之二就是验证（或修正、发展）已有的理论学说，因为科学研究实践是检验科学真理的唯一标准。另外，通过科学研究发现事实之间新的联系，可借以建立新的假说，预见将发生的事件，这就为发展有关理论实践知识创造条件。因此可以说，科学研究是人类在实践中用正确观点和客观精确方法观察未知事物，并通过理论思维正确反映其本质规律或验证、发展有关知识的认识活动。

科学研究的特点是探索和创新。

三、课题与项目

（一）科学研究课题

科学研究课题是指为了探索解决某一科学或技术问题而提出假说及其依据、目标，并设计实施方案和实现措施的一个基本研究单元。

一个完整的医学科学研究课题必须具备下列基本要素：

（1）有解决医学问题的具体内容和目标；

（2）有假说及其理论依据；

（3）有为实现目标而设计的研究方案和措施；

（4）有完成目标所必需的资源条件。

（二）科学研究项目

医学科学研究项目是在既定的资源和要求下，为实现某种目的而相互联系的一项一次性任务。通过项目的实施，最终达到一定目的，其结果可能是所期望的一种产出，也可能是所希望得到的一种服务。这些工作任务都有一定的共同特征。如有明确的目标、特殊的性质、风险性，要有一定的委托人或组织，在现实的资料约束下既要符合委托人的要求，又要遵循一定的工作程序等。

第二节 医学科学研究

医学科学研究是在专业理论的指导下，围绕人类身心健康对尚未研究或尚未深入研究的事物进行探讨，旨在揭示事物的内部联系与客观规律，获得人体疾病知识和创造防病治病技术的科学实践活动。其核心是探索医学未知，提高医学科学水平，促进人类健康。

一、医学科学研究的意义

（一）促进医学科学发展

医学科学研究旨在研究人类生命本质及其疾病的发生、发展和防治规律，以增进人类健康，延长寿命和提高劳动能力。随着社会不断发展，我国的医学模式和疾病谱已发生了显著的变化，有组织地开展医学研究，可以深入系统地总结以往实践经验，加深对人的生命和疾病现象及其发生、发展规律的认识，发展医学新理论，开拓研究新领域，攻克技术新难关，寻求维护人类健康和防治疾病的最佳途径和方法，提高医疗技术和医疗质量，满足人民对医疗技术日益增长的需要。

（二）提高卫生人员素质

加强科学研究，不单单是出成果的问题，关键在于通过科学研究，提高卫生技术人员观察问题、思考问题的能力，形成严谨细致的工作作风，培养勤于思考、勇于探索的性格，养成“生疑—释疑”的习惯。也就是说，科学研究有利于业务素质的提高。另外，人体生命、疾病有许多未知的问题需要探索，形成正确的理论认识，才能有效指导实践。同时疾病现象有一定地区差异，我们应在充分学习、借鉴世界各地最新医学研究成果这一人类共同财富的同时，加强自身的科学研究，提高地区服务水平，也为丰富医学宝库做出贡献。

学科的水平、专家的知名度，是靠先进的课题及其后续的成果来体现的。科学研究工作不但可以以医学工作者已有的医学知识总结实践经验，掌握和跟踪国内、国际最新医学发展动态和趋势，扩大知识范围，活跃思维方式，养成严谨务实的科学研究作风，更重要的是通过科学研究可以培养一批刻苦钻研、敢于设想、敢于创新、敢于实践的具有较高科学素质的医学人才和优秀学科带头人。

（三）推动学术交流

人类社会和科学文化的发展产生了科学技术的交流活动，学术交流是科学劳动的一种特殊方式和必需手段。学术交流来源于科学研究，反过来又促进科学研究和学术水平的提高，学术交流可以使新的科学知识广泛传播，使医学科技人员互相启发，共同切磋，活跃学术思想，加快研究进展。特别是国际学术交流与协作，对引进新技术，跟上医学科学发展步伐更为必要。

（四）促进社会发展

医学科学研究在解决防病治病和保护人民健康中的关键技术问题时，必定产生一些有价值的科技成果，如应用于诊断、治疗、预防中的新技术、新工艺、新方法、新材料、新配方、新药物等。这些科技成果一方面直接发挥明显的社会效益；另一方面通过技术转让、技术入股或吸收外资联合生产等多种形式的开发，转化为生产力，创造更多的社会财富，产生直接的经济效益，并可为卫生事业的发展提供良好的经济条件。

二、医学科学研究的特点

医学科学研究目的在于发现新的事实，阐明新的规律，建立新的理论，发明新的技术。一句话，要有所创新。探索是创新的前提，创新是探索的结果。因此科学研究工作是一项极其复杂、难度较高的脑力劳动，它具有继承性、创造性、探索性、连续性、集体性等基本特点。医学科学研究除了上述基本特点外，还具有以下一些特点。

（一）对象的特殊性

医学科学研究是探索人类的生命本质及其疾病与健康关系的科学，以人为研究对象是医学科学研究的重要特点之一，它关系到人民群众的生老病死，关系到千家万户的悲欢离合，关系到社会的稳定与发展。因此，科学研究人员必须具备高尚的职业道德和严谨的科学研究作风，符合伦理原则，保证安全可靠，绝不允许直接、间接地有损人的健康。凡涉及人体试验的，都必须在严肃的道德准则和严格的法纪规定下进行。国际上共同遵守的“人体试验准则”、美国的食品药品管理法和我国制定的药品临床试验管理规范等都对人体试验作了严格的规定，如知情同意原则、实验设计及进行过程的道德原则等。

医学科学研究的对象是人，人既是自然界的产物，又在一定社会环境中生活，具有自然与社会双重属性。人体的精神、心理状况、生理活动和疾病过程还受到社会因素的作用，从而增加了医学研究的复杂性。这就需要医学科学研究人员在制订研究计划、考虑研究方案时，更细致周密和严实，以确保研究结果的准确性和科学性。

（二）学科的交叉性

现代科学发展高度分化又高度综合，交叉学科是培养创新学术思想的沃土。综观疾病的防治研究史，每取得一项重大的研究成果，不仅需要专家学者个人的潜心研究，还需要一个优化组合的多学科群体的通力协作。因此，开展医学科学研究必须重视对跨学科、跨系统联合攻关的管理研究，要大力促进学科间的交叉渗透，贯彻理工医结合、中西医结合、基础与临床结合、高新技术与提高我国医疗卫生事业整体科技水平相结合的发展方针。发挥优势，形成特色，明确目标，重点突破，达到出成果、出效益的目的。对于科技实力不强的中小型单位，还应重视加强与上级机构及科研院校的横向联系和科技协作，充分利用他人的知识、技术、信息和设备优势来提高自身的科技素质和科学研究水平。

（三）条件的限制性

医疗卫生机构普遍任务繁重，科学研究人员又多为兼职，因此，开展医院科学研究常常受到各种客观条件的限制。其中最为突出的是科学研究时间得不到充分保证，科学研究工作连续性差，研究条件和环境也难以尽如人意，同时还面临承担科学研究责任风险以及个人经济收入不如从事医疗的冲击。可以说医院科技人员从科学研究立题开始就踏上了艰苦的路程，通过竞争得来的课题，如果没有人力、时间和良好的实验条件做保证，最终还是影响研究课题按计划进度执行，甚至被中断。因此，保障科技人员的利益，创造条件，发挥科技人员的积极性，对保证科学研究工作的顺利开展是必要的。

（四）结果的公益性

医学科学研究的目的是保护人的健康，是直接为社会生产力中最重要的要素——劳动力服务的，同社会生产有着直接的联系，属于社会公益性事业。如牛痘的发明使天花在全世界范围得以消灭，抗生素的发现使无数受病菌感染的垂危病人重获新生。在医学模式和疾病谱发生根本转变的今天，新的医学基础理论、新的诊疗技术与方法、新的药物和仪器正在不断地向人类提供新的医疗保健措施。因此，对于以社会效益为主的医学研究，全社会要鼓励其所取得的研究成果对社会的贡献，要以与社会经济条件相一致的经济手段对社会公益性成果予以奖励，要提倡与表彰公益性事业研究者的奉献精神，并给予从事研究工作所需的物质保障。

三、医学科学研究的分类

（一）按研究目的划分

（1）基础研究：旨在认识人体生命和疾病现象，揭示生命和疾病的本质，探索生命和疾病运动规律，从而对医疗、预防的技术提供科学理论根据，指导医学科学实践。基础研究是基础医学工作者的主要任务，而临床工作者也可与基础医学工作者密切配合，横向进行合作性研究，这也是发展基础理论研究的一条重要途径。

（2）应用基础研究（定向基础研究）：旨在认识人体生理和病理现象，探讨疾病发生、发展变化规律和防治方法的作用、机理。如疾病发生、发展及防治效果的机制、疾病分布规律、居民健康水平、影响健康的环境因素、人体生理常数、药物效价、药理作用机制、机体耐药性、植物药有效成分、药物筛选等。这种研究与基础性研究没有多大区别，只是它有一定的应用目标，如中西医结合治疗急腹症的理论研究。所以，应用研究只有与基础理论研究紧密结合才有广阔前景。

（3）应用研究：应用已知的规律去变革现实，包括诊断、治疗、预防、康复等方法的研究以及医疗技术、设备的研究，等等。以治疗方法或诊断方法为例，如果把现有的已被公认或例行的治疗方法应用于临床治疗实践，则不应当被看作科学研究工作。研究工作要有所发现，有所创造或有所革新，通过创造性设想，研究出比现行更有效、副作用更小或成本更低的新的治疗方法。

（4）开发研究：又称为发展性研究，是利用基础研究、应用研究的知识或技术对新材料、新设备、新产品、新工艺、新方法等引进或改进所进行的创造性实践活动。主要特点：研究任务明确，有限期，一般为集体研究，研究成果可以直接转化为社会生产力，一般能立即应用。如制备 PAP 的研究，利用我国的条件，制备了优于国外 PAP 试剂的成果。

（二）按研究方法划分

（1）调查性研究：以调查方法取得科学资料的研究。可分为前瞻性调查和回顾性调查两种。前瞻性调查也称为向前性调查或预计性调查，其方法特征是在事件（如肝炎）发生之前，做好计划或设计，拟出调查项目的指标，积累数据材料，材料积累达到一定程度，即可加以整理、分析，获得结论。回顾性调查指事件发生之后，回顾与事件发生有关的资料，进行归纳、分析，找出规律，既往大量的病例分析资料，都属于这类研究方法。

（2）观察性研究：以观察方法作为取得资料手段的研究方法，其特征是将研究对象加以部分控制。如某一康复器具对某病康复效果的观察，按照设计要求对治疗的有关条件做出规定（控制了部分条件），以观察这一器具对某病的康复效果。观察性研究在临床医学研究中应用最为广泛，如新发现病种的临床表现规律的研究，已发现病种的临床表现中的新发现，新的诊断、治疗技术的研究，某些诊断困难的病种的诊断标准研究，某些新药的疗效与毒副作用的观察，等等。

（3）实验性研究：是以实验手段取得科学资料的研究方法。实验方法是人类在认识客观世界、探索未知过程中在手段上的飞跃，实验方法的最大特征是有明确的科学目的，完全在人工控制的条件下考察客观事物。应用实验方法是现代医学和祖国医学现代化研究的一个显著特征，实验方法是产生现代医学理论的基础。实验性研究需要一定的仪器设备和条件，在实验环境中进行研究工作。由于实验条件人工控制，排除了外界因素的干扰，从而可能获得比较可靠的科学数据。实验研究应用最普遍的对象是动物，即动物实验，由于动物与人体之间存在差异，实验结果必然受到一定的局限，所以，还需要人体实验与临床观察进行补充性研究，才能获得满意的科学研究成果。

（4）整理资料性研究：专门整理、分析与综合别人的资料的研究。

此类研究以综述、教科书、参考书、专著等作为成果，也是情报研究工作的主要形式。国内外此类研究成果不胜枚举，如世界医学名著《希氏内科学》就是一部资料性经典著作，1869 年俄国的门捷列夫就是在整理分析每一种化学元素资料的基础上，发现化学元素的周期性规律，成为世界著名的化学家。

（5）理论性研究：主要是通过思维，从已有的经验事实材料中探求发现普通原理，然后从这些原理推导出结论的研究。有些人认为只有亲自做实验、发现新事实才算科学研究，否则就不算科学研究，这是完全错误的。爱因斯坦依据大量实验事实材料创立了相对论，牛顿从众多的物理实验事实材料中发现了力学三大定律，并且推导出万有引力定律。这些实验事实并非他们亲自做实验获得的，但谁也不能否认他们的工作是真正卓越的科学研究。

（三）按研究内容分类

（1）临床医学研究：包括诊断方法和治疗方法研究。诊断方法研究的目标是向早期、特异、无损伤、微量、准确、快速、简便方向发展，并逐步实现诊断技术的机械化、自动化。治疗方法研究包括药物、手术、放疗、化疗、理疗、体疗、精神心理治疗、营养治疗等，目的是安全方便，疗效可靠，且可重复。

临床医学研究还应重视中西医结合的研究工作，中医药学是研究人类生命现象和病理现象的知识体系之一，它的独特理论和独到的防病治病、养生保健的手段，已引起全世界的关注。要努力发展具有中国特色的医药学，运用现代科学研究方法和技术，提高中医药科学研究的水平。

（2）预防医学研究：随着医学模式的转变以及“三级预防”的实施，医学研究应从单纯治疗型向预防治疗型转变。疾病的早期发现、早期诊断、早期治疗、感染监控、消毒隔离、防止交叉感染、减少并发症、防止急病慢性化以及社会预防、社会保健等都是预防医学研究的重要内容。

（3）基础医学研究：基础医学研究对于医学发展极为重要，可为临床诊断、治疗和预防疾病提供科学的理论依据，是新技术、新发明的源泉、后盾和先导。对丰富医学宝库，深化人类对生命和疾病现象的认识，以及建立新兴的交叉学科、促进研究生和本科生的培养等方面起到十分重要的作用。因此，要积极创造条件开展基础医学研究。

（4）卫生管理研究：卫生管理部门承担着决策、指挥、组织、协调等重要任务，在人、财、物等条件基本相同的情况下，卫生事业的发展和提高很大程度上取决于有效的科学管理和组织能力。在当前市场经济的新形势下，如何深化内部体制改革，如何更好地学习和运用先进的管理理论、管理技术和方法，较快地实现管理体制与管理机构的效率化、管理人员的专家化、管理技术的自动化，以及管理方法的科学化、规范化和制度化，如何更好地充分发挥医院的人力、物力、财力和各项技术能力的作用，是医学研究的重要内容之一。

四、医学科学研究设计

众所周知，做任何事情都应事先规划设计，设计合理才能事半功倍，科学研究工作也是如此。自然科学在其长期的发展过程中逐渐形成了一套基本的科学研究方法，各门学科也建立了自己的研究方法。这些研究方法不仅可以促进科学技术的发展，而且是很有价值的科学遗产，因此，需要很好地掌握和发展。

五、医学科学研究基本步骤

（1）科学研究选题。科学研究选题是科学研究的起点，也就是确立所研究探索的问题。爱因斯坦曾经说“提出一个问题往往比解决一个问题更重要”。因此，科学研究选题是关系到科学研究成败和成果大小的关键。提出研究的问题主要靠实践观察和文献资料启发。

（2）研究设计：是对科学研究内容与方法的设想和计划安排，是研究过程的纲领。在研究设计时，除应用必要的专业知识外，还必须应用医学统计设计的基本原理进行周密考虑，以保证研究的结果能够回答研究目的中提出的问题，使用较少的人力、物力和时间取得较好的效果。研究设计主要有调查设计和实验设计。

（3）预实验：研究设计完成后，为了使设计方案更完善、合理，应选择少量研究对象进行实验或调查，以摸索研究条件，修正研究方案。

（4）科学研究实施：根据设计要求获取可靠、完整的资料。收集资料的方法有三种：统计报表、日常性工作、专题调查或实验。

（5）统计分析：分析计算有关指标，揭示事物内在的规律。

（6）总结：样本推断总体，应用分析、综合、归纳等方法，把感性认识上升为理性概念。

第三节　科学研究工作者应具备的素养

工欲善其事，必先利其器，这一法则当然也适用于科学研究工作及科学研究工作者。21 世纪对人才的要求，不仅要有坚实的基础知识和专业知识，更重要的是具备创新精神和创新能力。而一个优秀的科学研究工作者应该具备以下必要的科学研究基本素质。

（1）文献检索能力：科学研究工作具有继承性和创造性两重性。其中，继承性就是掌握前人的工作，是创造性的基础。现代科学发展到今天，任何一个学科方向都积累了大量的经验和教训，只有站在前人的肩膀上，才能做出创造性的研究工作。这就要求科学研究工作者在从事研究前，尽可能多地获取与之相关的信息。

（2）科学研究方法的把握：一些科学家之所以能够取得成功，是因为他们除了具有敏锐的灵感、强烈的好奇心、丰富的想象力、透彻的观察力等个人素质和难得的机遇等客观条件外，还与他们能很好地运用和掌握科学的研究方法及技巧有关。科学研究是一种难以预料的事，但不是一种不可预料的事，是有一定规律和方法可循的。当然这主要是一些技巧、经验和教训的总成。

另外，对待数据必须有严谨的态度。试验和调查、测试的一些数据是第一手研究资料，但是往往很多人对这些数据没有很好地重视起来，并没有利用严谨的科学手段对数据进行处理，从而使得结果的科学性大大降低。数据的分析处理技术对于科学研究人员是必须扎实掌握的。

（3）创新思维：现代科技发展迅猛，出现了大量新的学科、方向，专业越来越多、越来越细。传统思维方式已不能适应现代科技的迅猛发展，创新是对传统的一种挑战，作为科学研究工作者，一定要有创新的思维方式。不论是科学发现还是技术发明，创造活动都离不开创造者的创造性思维。因此，认识创造性思维的规律，学会创造性思维，对于致力于科学研究活动的人来说都是极其重要的。

创造性思维是人类开拓新领域、开创新成果的思维活动，它往往表现为发明新技术、形成新观念、提出新方案、创建新理论等，是以感知、记忆、思考、联想、理解等能力为基础，以综合性、探索性和求新性为特征的高级心理活动。创造性思维有如下特点。

① 求实性：体现在善于发现社会的需求，发现人们在理想与现实之间的差距。从满足社会的需求出发，拓展思维的空间。

② 批判性：首先体现在敢于用科学的怀疑精神，对待自己和他人的原有知识，包括权威的论断。敢于独立地发现问题、分析问题、解决问题。

③ 连贯性：日常勤于思考的人，就易于进入创造思维的状态，就易于激活潜意识，从而产生灵感。

④ 灵活性：创造性思维思路开阔，善于从全方位思考，思路若遇到阻碍，不拘泥于一种模式，能灵活变换某种因素，从新角度去思考，善于巧妙地转变思维方向，随机应变，产生适合时宜的办法。

⑤ 综合性：体现了对已有智慧、知识的融汇和升华，不是简单地相加、拼凑。综合后的整体大于原来各部分之和，综合可以变不利因素为有利因素，变平凡为神奇。

（4）科学研究设计能力：科学实验是每个科学研究工作者必须进

行的一项工作，尤其是应用研究。科学合理地规划一个实验，可以使实验目的明确，实验进程清晰；可以节省时间，提高实验效率；节约成本，提高实验的效益……

有了很好的科学研究课题，如果没有科学的研究设计，即使获得了国家重点课题的资助，也很难达到预期的目标，甚至可能造成人力、物力和财力，特别是宝贵时间的浪费。抽样调查显示，有较高比例的论文存在科学研究设计问题。据有关国家重点临床科学研究课题的不完全评价与分析，科学研究设计的缺陷率达 30%左右。这些问题的存在严重阻碍着我国医学研究水平的提高，对临床医学的进步也有重要的负面影响。因此，科学研究设计思维和方法的掌握，对于科学研究工作者来讲是必须具备的条件之一。

第二章

科学研究中的假说

科学假说，是科学研究人员根据一定的科学原理和科学事实，对科学研究中的未知问题做出的假设性说明。是科学研究中一种重要的思维方法，也是科学研究得以发展的一种重要形式与手段。

科学研究活动是一种目的性很强的创造性过程，是人类认识世界和改造世界的重要手段，是产生“第一生产力”的重要途径。在科学研究中，科学研究人员不是简单地对客观世界进行消极的反应，而是积极主动的创造性活动。科学研究人员在真正准确地认识任何新事物之前，都要进行一系列的创造性思维活动，其中首先是要做出有关于某种新事物的猜测或预言，这就是假说。对此，恩格斯曾十分精辟地指出：“只要自然科学在思维着，它的发展形式就是假说。一个新的事实被观察到了，它使得过去用来说明和它同类的事实的方式不中用了。从这一瞬间起，就需要新的说明方式了——它最初仅仅以有限数量的事实和观察为基础。进一步的观察材料会使这些假说纯化，取消一些，修正一些，直到最后纯粹地构成定律。如果要等待构成定律的材料纯粹化起来，那么这就是在此以前要把运用思维的研究停下来，而定律也就永远不会出现。”

第一节　假说的意义与特点

一、假说的意义

在进行科学研究时，常常要在一定的查阅资料感性认识的基础上，再对所研究的问题提出一些有关的设想。这些设想实质上就是一种我们最常见的假说。可以说科学研究实质上是一个提出假说，验证假说的过程。提出假说是科学研究的首要步骤。

假说在科学研究中的重要作用具体表现为以下几个方面。

（一）探求科学真理的中间环节

科学研究活动往往是对未知领域的探索。这种探索常常需要解决大量充满目的性和盲目性、主观与客观的矛盾，以达到认识科学真理或取得科学研究成就的目的。在这一过程中，往往要运用假设的方法。实际上，任何科学研究课题确定后，必须首先根据已经掌握的知识和材料对将要进行研究的课题从步骤、方法、手段、目标等各个方面有所猜测，并据此有所计划。虽然这种猜测最初有很大的试探性和不确定性，但是它是使科学研究人员的认识达到科学真理的中间环节和必经桥梁，是科学发展的一般形式和途径。

例如，著名的“大陆漂移学说”就是一个十分典型的例子。1910年，法国气象学家魏格纳在养病期间，发现墙上挂的世界地图上非洲西海岸同南美洲东海岸十分吻合，以致像一张撕破了的纸，可以把它们重新拼合起来。这难道是偶然的巧合吗？不！魏格纳脑海里闪现出一个念头：这两块大陆原来是否在同一块大陆，它们之间从前并没有大西洋相隔？是否由于地壳等变化的原因，造成后来的破裂、漂移而分开，以致形成现在的分隔位置？当时，魏格纳只是产生了一种对大西洋两岸吻合的直觉印象，形成了大陆漂移的初步想法，但是由于依据不足，他以为这是不可能的，并未引起足够的重视。直到1911年秋天，他偶然看到一份有关巴西和非洲之间以前曾存在陆地通道的古生物学研究报告，才促使他毅然决定把自己的专业与兴趣从天文学、气象学领域转到地质学和古生物学领域，并且开始了有关大陆漂移学说方面的研究。经过大量的文献搜集和分析研究，他获得了证明大陆漂移方面的许多重要依据，确立了有关大陆漂移的假说。1912年，魏格纳发表了第一篇关于大陆漂移假说的论文——《大陆漂移说》。从此以后，他一发不可收拾，不懈地深入开展这方面的研究，就是第一次世界大战的炮火也没有使之中断。到1915年，他终于完成了标志着完整的大陆漂移假说诞生的代表作——《海陆的起源》。这本著作从地层构造、古生物地理、古气候等方面全面研究和论述了大陆漂移假说，从而一度成为风靡全球的科学巨著。

大陆漂移假说的问世，不仅给“上帝造世说”以沉重打击，而且打破了当时地质学界的“海陆固定论”和地壳“唯垂直运动论”一统天下的状态，为地质学研究开拓出崭新的科学局面。同时，这种新的假说引起了全世界学者的极大关注和激烈争论。尽管褒贬兼有，贬多褒少，但魏格纳对自己创立的大陆漂移假说深信不疑，并且百折不挠，坚持深入研究，直到1930年为获得准确的大地测量佐证，他在冰天雪地的格陵兰岛进行实地考察中，不幸因心脏病猝死于零下 65℃的狗拖雪橇上。此后，传统的保守势力曾一度甚嚣尘上，把大陆漂移假说斥责为“大诗人的梦”而棒杀至消沉许久。

终究，“凡是合理的都是现实的”。到20世纪60年代初期，沉默了近30年之久的大陆漂移假说又焕发青春，重新活跃在世界科学论坛上。第二次世界大战后，由于海洋科学和地球物理探测手段的发展，相继产生了“海底扩张说”和“板块构造说”。这些科学假说都是对大陆漂移假说的继承和发展。尤其是1968年美国科学家伊萨克斯等把大陆漂移说、海底扩张说、板块构造说三者结合起来，创立了“新全球构造论”，宣布了新的地质学革命的到来。许多科学史家认为，这场革命同哥白尼的太阳中心说、达尔文的生物进化论同样重要。1974年，国际大陆测量地球物理协会莫斯科年会接受了以板块构造为基础的大陆漂移说。从此这个假说成为世界公认的一个科学理论学说。

（二）确定进一步研究的方向

一项科学研究研究什么，如何研究，需要根据有关信息，对研究的问题进行猜测或可能状况的设想，即假说。其是引导科学研究活动逐步开展和深入的必要环节，确定进一步观察或实验的内容和方向。

在猜测或假说引导科学研究活动逐步开展和深入的过程中，其自身也得到科学研究实践的不断检验和修正。正是这种过程的不断进行，才使得科学研究活动有更大的目的性，更少的盲目性，最终实现主观与客观的统一，取得认识真理或科学研究成就的目的。有时，一个伟大的假说从诞生到实现，要经历十分长久的年代，其间所受到的种种不理解或非难常常令后人叹息不已。

例如，生物进化的假说是2500多年前古希腊哲学家阿那克西曼德首先提出来的。他说：“人是由鱼变成，是从水中到陆地上来的。”当时，尽管没有多少科学的依据，让人难以接受。但是，这种假说却引导后人开展进一步的研究和探讨。直到19世纪，德国著名生物学家海克尔深入研究了生物系统发育与个体发育的关系问题，提出了“生物发生律”。他认为，生物个体胚胎发育过程反映了物种的发育过程，个体发育是系统发育的简要重演，从胚胎发育各阶段可以看出生物进化的历史。如人的胚胎早期有肋裂、尾椎和颚间骨等，经过“十月怀胎”，最后完全发育成人形。这就简要地重演了鱼类—两栖类—爬行类—哺乳类—人类的历史发展过程。

（三）促进科学研究的发展

不同假说间的争论有助于促进科学研究的发展，推进认识的深入。由于假说的假定性和猜测性特点，在它提出之时必然会引起众多的争论，这种不同学说的争论有利于人们提出问题，揭露矛盾，开阔思路，克服不足，趋于完善，促进科学研究的深入和人们认识的深化，从而带来学科的繁荣和发展。

例如，“大陆漂移说”的提出从一开始就招致了许多争论甚至非议，由此，激励着魏格纳和后人的进一步深入研究。对大陆漂移的方式和动力等问题，魏格纳难以自圆其说，在他直言不讳地承认的同时，开展了进一步的深入研究。后人在此基础上，经过不断的努力和完善，才先后提出了“海底扩张说”“板块构造说”和“新全球构造论”等更为科学准确的学说。

二、假说的特点

（一）科学性

假说不是随意的幻想和毫无根据的空想，而是人们根据已经认识或掌握的有关科学知识或经验，对有一定事实基础的研究或认识对象进行的科学逻辑推理和解释。

例如，板块构造说的提出得到了海洋地质、地球物理、深海钻探等方面的有力支持，特别是地震和古地磁的研究被公认为板块构造学说的两大支柱。它将地球表面分成六大基本板块，认为板块与板块之间通常以海岭（中脊）、海沟等分界。一般在每一个板块的内部，地壳都是比较稳定的。板块与板块交界的地方则是地壳比较活跃的地带，这里常有火山、地震活动以及地壳的断裂、下沉和挤压褶皱等发生。现在，大量资料表明，地球表面板块的构成及相应关系大致如此。实践证明，该假说的科学性依据是正确的，假说的解释也是科学的。

（二）推测性

假说是在不完全或不充分的经验和事实的基础上推导出来的，是尚未经过实践的检验和仍有疑问的不准确的思维状态。假说的这种推测性决定了其在未来实践中的两种截然不同的命运，要么被实践证明全部或部分是正确的，要么被证明是错误的。对于后者，放弃才是唯一科学的态度。

例如，威廉·赫歇尔是 18 世纪和 19 世纪之交最杰出的天文学家。1785 年，他为了判别英国的赖特和德国的康德关于所有恒星组成一个银河系的推测的准确性，进行了大量的天文观测和统计计算，在天文史上第一次提出了银河系结构模型。这个模型建立在三个基本假设之上：第一，恒星的光度相等；第二，空间透明；第三，恒星均匀分布。但是，这三个假设随着实践的发展，证明与事实并不相符。1796 年，他对第三个假设提出怀疑。1817 年，他明确表示第一个假设和第二个假设是错误的，进而否定了自己多年来苦心研究的银河系结构模型。

（三）抽象性和逻辑性

假说并不是经验和事实的简单堆砌，而是经过一定的科学概念、判断、推理过程形成的抽象的逻辑体系。这种抽象的逻辑体系往往是不成熟的，有待进一步修正与完善。

例如，1869 年，门捷列夫根据人们已经掌握的 60 多种天然元素的原子量以及其他性质等资料，进行了大量分类归纳研究，提出了化学元素周期律，指出元素的性质随着它们的原子量以周期性的方式变化，即元素的化学性质是原子量的周期性函数。当然，后来在科学实践中得到了进一步修正，完善为元素的化学性质是原子序数的周期性函数。

（四）预见性

假说是对事物的本质、事实的内在联系、事物的规律性的推断，具有一定的预见性。但是由于假说的抽象性和逻辑性的不成熟，这种预见性也带有一定的不准确性。

例如，1870 年，门捷列夫根据化学元素周期律预见到三种未知的新元素，并且具体指明了它们各自的性质和在元素周期表中的位置。后来，这三种未知的新元素相继被他国的科学家发现，这就是我们现在所称的“镓”“钪”“锗”。可见，门捷列大的预见性是多么科学和准确。正是这种预见的证实使得门捷列夫的元素周期律从科学假说上升为科学理论，得到了普遍的承认。原来将门捷列夫责难为“研究鬼怪——世界上不存在的元素，想象出它的性质和特征。这不是化学而是魔术！等于呓人说梦”的人，也哑口无言了。

（五）多样性

在科学研究中，往往会对同一现象或事物产生两种或多种不同的认识，特别是在人们没有真正认识其科学本质之前，各种假说的多样性是显而易见的。

例如，核酸是生命的最基本物质之一，对生物的生长、遗传、变异等现象起着决定性作用。可是人们对它的认识却经历了一个漫长曲折的过程。早在 19 世纪末，科学家米歇尔从脓细胞中分离出一种从未见过的酸性物质，其中含有大量的磷，于是他把这种物质称为“核素”。之后，他用鲑鱼的精细胞作材料进行研究，发现精细胞中核素特别丰富，并发现核素是多碱基酸，在核内同精蛋白结合形成不可溶性盐。据此，米歇尔提出了一种假说，认为“如果要假定有一种物质是受精作用的特定原因，无疑地首先应想到核素”。遗憾的是，他并没有能够坚持下去。随后的 30 年中，尽管赫尔维希、威尔逊等又先后提出过类似的假说，但是都受到了当时生物学界和化学界大多数人的反对而未得到进一步的发展。直到 20 世纪 40 年代初，关于生物体内遗传物质问题的认识，存在两种截然不同的假说。一种假说认为，蛋白质具有高度的特异性，是遗传物质；另一种假说认为，每一物种中核酸的含量及组成是十分稳定的，核酸是遗传物质。这两种不同假说的存在与争论引发了对生物遗传物质的进一步深入研究。到 1944 年，艾弗里等用提取出来的、纯化了的 DNA 做转化实验，证明 DNA 是转化肺炎球菌的遗传物质，为核酸是遗传物质的假说提供了有力的证据。1952 年，赫尔胥和蔡斯在大肠杆菌的 T2 噬菌体内用放射性同位素进行标记实验，为核酸是遗传物质假说提供了进一步的证据。至此，核酸是遗传的物质基础才成为举世公认的科学事实。

第二节　假说形成的过程与条件

一、假说形成的过程

一般来说，提出假说的过程实际上就是一个假说形成与发展的过程。它大体上可以分为以下三个阶段。

（1）孕育阶段：即假说的雏形，是根据已有的事实材料和科学理论，对认识对象提出的初步猜测。假说的孕育阶段是最富有创造性的阶段，它需要充分发挥想象力，巧妙地运用各种科学思维方法，进行创造性思维活动。实际上，它就是一个“科学发现”的初步过程。

（2）形成阶段：是在初步推测的基础上，经过进一步搜集资料、观察实验和理论论证，对孕育阶段产生的猜测加以充实和修正，最终使猜测发展成为更为合理和完整的假说。假说的形成阶段是对猜测的深加工阶段，即经过充实、修正等一系列科学加工过程。实际上，它就是一个“科学研究”的主要过程。

（3）检验阶段：就是假说的确立。由于假说毕竟是一种不确定的推测，必须经过实践的全面检验，才能真正成为科学的假说并上升为科学理论。实际上，它是一个“科学鉴定”的过程，也就是将假说上升为科学规律的过程。

二、假说形成的前提

（一）以唯物辩证法为指导

由于假说的提出和运用主要是通过思维进行的，因此用什么方法来指导思维是一个极其重要的问题。因为方法是人们达到认识客观真理的手段，它直接影响着思维活动进行的正确与否。正如恩格斯所说：

“对缺乏逻辑和辩证法修养的自然科学家来说，互相排挤的假说的数目之多和替换之快，很容易引起这样一种观念：我们不可能认识事物的本质。”“然而恰好辩证法对今天的自然科学来说是最重要的思维形式，因为只有它才能为自然界中所发生的发展过程，为自然界中的普遍联系，为从一个研究领域到另一个研究领域的过渡提供类比，并从而提供说明方法。”

在科学发展的过程中，无数的实例证明，一些提出和运用错误假说的人完全是由于他们坚持了错误的世界观和方法论。例如，19 世纪后半叶，唯心主义和形而上学的机械观几乎统治了整个自然科学界，它们把电磁学、光学、化学、生物学的千千万万的现象和变化过程，都生搬硬套地运用力学规律进行解释，因而，致使许多自然现象看不到它们的本质和规律。

（二）以事实作为基础

任何假说必须有事实材料为根据，绝不能让主观臆断来影响对客观现象的解释和判断。一方面，事实根据是提出和运用假说的基础与出发点；另一方面，不能等待事实材料达到全面系统的程度才去提出和运用假说。之所以是假说，是因为它以一定的事实材料为基础，并加以大胆猜测和科学推断，其中有所虚构事实或虚设结果而最终所产生的思维活动成果。因此，假说要以事实作为基础，但不能等待事实材料达到全面系统。

要真正做到以事实为基础，必须十分注意保持客观的态度，防止主观臆断。一旦提出和运用假说，就不要因某种偏爱影响对事物的观察和对结果的解释与判断。法国生物学家贝尔纳曾说：“过于相信自己的理论或设想的人，不仅不适于做出新发现，而且会做出很坏的观察。”防止这种倾向的最好办法是养成使自己的主观意见和愿望服从于客观事实的思想习惯以及尊重事物本来面目的的习惯，时刻牢记假说只是一种假定而已。当然，对正确的假说必须抱着坚定的信念和坚韧不拔的精神，才能达到由假说上升为理论的成功彼岸。例如，法拉第尽管屡遭失败，还是坚信自己的设想，坚持不懈地进行试验研究，终于用磁铁产生了电流。

（三）解释已有，预见未来

即假说能够综合解释已有的事实，预见未来的事件。1875 年，法国化学家布瓦博德朗发现了一个新元素并命名为“镓”。在发表该成果后，他收到一封信，信中明确指出：“镓就是我所预言的亚铝。”而且它的相对密度不应该是 4.7，而应该是 5.9 左右。所以，“请再实验测定一下，也许您那块物质还不纯”。因此，布瓦博德朗重新做了实验，果然相对密度是 5.96。原来这个神机妙算的来信人就是门捷列夫。早在四年前，门捷列夫根据元素周期律的规律就预言了这个元素及其性质。这个预言的证实使门捷列夫的元素周期律由假说上升为理论，得到了普遍的承认。同时正确地解释了布瓦博德朗的实验事实，并对其实验错误进行了必要的纠正。

（四）遵循科学原理，不被传统观念束缚

1669 年，德国化学家贝歇尔首先提出了燃素的假说，认为任何可燃物质内部都含有一种燃素，燃烧过程就是可燃物质放出燃素的过程。这种错误的假说已经成为一种错误的观念长时间盛行，顽固地妨碍着人们对于燃烧、氧化和还原过程的科学认识，阻碍化学的发展。直到 1778 年，法国化学家拉瓦锡才摆脱了燃素假说的束缚，创立了科学的燃烧理论——氧化学说。拉瓦锡的成功是在借助于燃素假说近百年实验工作提供的大量研究材料和成果的基础上取得的。正如恩格斯所说：“燃素说经过近百年的实验工作提供了这样一些材料，借助于这些材料，拉瓦锡才能在普利斯特列制出的氧中发现幻想的燃素的真实对立物，因而推翻了全部的燃素说。但是燃素说者的实验结果并不因此而完全被排除。相反地，这些实验结果仍然存在，只是它们的公式被倒过来了，从燃素说的语言翻译成了现今通用的化学语言，因此它们还保持着自己的有效性。”

（五）正确对待不同的假说

假说的错误率是很高的。正如法拉第所说，他每提出十个假说中，正确的还不到一个。一般而言，对于正确的假说，就要坚持并最终得到验证和使之上升为理论。对于几种一时难以判别的不同假说，可以先选择把握较大的假说进行验证，如果证明有所欠缺，再转向其他假说。例如，在医疗上，对于复杂病例的诊断，往往一时难以做出明确的判断。于是，医生就根据症状特征，提出几种假说，并通过化验等各种检查手段，逐步排除错误的假说，逼近正确的假说而做出最后诊断。对于错误的假说，要予以放弃。但要注意有些错误的假说虽有消极作用，但可在某些情况下有一定的积极意义。包括以下几种情况。

（1）一些错误的假说，在当时的历史条件下不失为一种进步，并对科学的发展有一定的推动作用。

（2）有的错误假说，与科学的认识有着同一方向的意义，有助于发现正确理论的线索。

（3）有的错误假说，在别的领域内，由于改变了条件或增加了新的因素，有利于正确学说的产生。

（4）有的错误假说，限于当时的认识水平，只属于解释上的错误。对于这些假说，还是要进行必要的探索，以便得出正确的结论。

三、假说形成的原则

（1）理性原则：理性原则的本质就是要求假说必须符合对世界总的看法，符合普遍的哲学原理和普遍的科学原理。这个原则对选择科学的假说、淘汰不科学的假说有着准则的作用。

（2）可检验原则：科学假说在原则上应当是可检验的。如果它不但在技术上无法接受观测实验或一般实验的检验，而且也不能在原则上得到检验，那么它就不能称为科学假说。值得注意的是，可检验只是相对的，并不是绝对的。

（3）对应原则：对应原则是指任何一个新的假说在更替原有假说

（或理论）时，都应该满足两个基本要求：

① 新的假说比原有假说具有更丰富的检验蕴涵。

② 新的假说在原有假说得到充分确证的那个领域以渐近线的形式与之相一致。

（4）简单性原则：其基本点就是以尽可能少的和包含检验蕴涵的假说来解释一定领域内所有的已知事实。

第三节　提出假说的方法

研究提出假说的科学方法，是研究科学研究方法的重要内容。提出假说的过程，就是应用科学方法解决实际问题的过程。科学史表明，古代人提出假说，常用演绎法，近代人则是多用归纳法和类比法。这里仅介绍一些常用的方法。

一、归纳法

归纳法是一种概括性的方法，也就是从个别、特殊到一般的方法。归纳法是概括由经验获得的事实，与概括和加工事实有关，并且总是以观测和实验的结果为根据。用这种方法提出的假说，是一种概括性的假说。归纳法主要有三种：简单枚举归纳法，直觉归纳法，科学归纳法。其中科学归纳法又称为“穆勒五法”，在科学研究中应用最广，尤其是在科学研究中探求事物的因果关系。其包括如下五种方法。

（1）契合法：也称为求同法，在两种或两种以上的场合，每种场合由若干情况和若干现象组成，如果某种情况出现，相应的现象也出现，那就可以根据契合法的“格”推论：在这种情况和这种现象之间存在因果关系。如人们用石蕊试纸对醋、柠檬汁、碳酸矿泉水和盐酸进行实验，发现试纸变红。由此得出酸性这种情况与石蕊试纸变红这种现象之间可能有因果关系。

（2）差异法：也称为求异法，是在正反两种场合下进行比较，比较这两个不同的场合会产生什么结果。如人们发现在以稻米为主食的人群中，经常食用去壳稻米的人易生脚气病，而吃不去壳稻米的人则不易生脚气病。由此得出在稻米壳中可能含有某种物质，人若缺少它就会得脚气病。现代科学证明，这种物质就是维生素。

（3）契合差异法：就是把契合法与差异法相结合的产物。达尔文在研究动物形态与环境之间的关系时，曾运用了这种方法。他注意到，不同的动物如果生活在相同的环境里，常常呈现相同的形态；反之，同类动物如果生活在不同的环境中，就有不同的形态。由此他得出动物形态构造与其生活条件和环境之间存在因果关系的结论。

（4）剩余法：在普遍的定律或一般规律的前提下，对观测和实验的结果进行选择：或者放弃原来的定律、改变已知的一般规律，或者找出新的事实，它们正是表面上偏离已确立的定律或规律的原因。海王星的发现就是运用剩余法的著名例子。根据各已知天体对天王星的引力作用，可以运用万有引力定律从理论上计算出天王星的运动轨道。但天文观测发现天王星的实际运行轨道与理论计算轨道有所偏离。原因何在？英国科学家亚当斯和法国科学家勒维烈各自独立断言：这种偏离现象是某个尚未发现的天体的引力影响，并计算出这个尚未发现的天体的可能位置。后来果然在这个位置上发现了一颗新的行星——海王星。

（5）共变法：是大多数定量实验采用的一种归纳法，它的特点是设法保持其他现象（因素）不变，而让一个现象（因素）发生变化，由此观测另一个现象随之变化的情况。例如，上海市地面沉降原因的发现就是运用共变法，调查了全市地下水使用的历史和现实情况，得出了地下水和地面沉降的函数关系，即深井越多，抽的地下水越多，地面沉降就越快。

总之，运用科学归纳法提出假说，可以为人们提供深入探索的阶梯。但是，它们的不足在于往往会以偏概全。正如列宁所说：“以最简单的归纳方法所得到的最简单的真理，总是不完全的，因为经验总是未完成的。”

二、演绎法

演绎法就是建立逻辑必然的知识体系，要从一些作为原理的判断形式，推导出一个判断体系，推导程序完全依据所采用的逻辑系统的规则。它与运用归纳法提出假说有着密切的关系，没有用演绎法提出的假说，用归纳法提出的假说就没有意义。因为一切演绎的一般原理和所研究的特殊事物的属性都是以归纳法提出的一种假说，只是把两者运用逻辑联系起来。运用演绎法提出假说，主要是三段论法，即包括三个不可缺少的段：①大前提段，提出假说的一般原理；②小前提段，提出假说的研究对象；③结论段，提出假说所取得的基本观点。三段论法根据条件的不同，分为直言三段论式、假言三段论式和选言三段论式。

（1）直言三段论式：运用直言三段论式提出假说其大前提是无条件的，把三段联系成一个系统，就是中词，也就是大、小前提段共有的概念。这样，直言三段论式形成的三段分别为：大前提段由大词和中词两要素构成；小前提段由小词和中词两要素构成；结论段由小词和大词分别构成主词和宾词。可见，在假说赖以提出的原理是已被肯定的前提下，只要所研究的对象的本质是真实的，并且与大前提的原理有本质的联系，就可构成一个假说。例如，门捷列夫在运用归纳法提出元素周期律假说的基础上，又运用直言三段论式提出了新的假说，即预言几种尚未发现的元素的原子量和化学性质。运用这种方法提出假说成功的关键在于两个前提必须是正确的，中词是同一的和有一个是周延的，大词和小词在前提和结论中必须是在同一意义上使用的。

（2）假言三段论式：运用假言三段论式提出假说是在承认某种假说的基础上研究某种具体对象而提出一种假说。例如，哥白尼的日心说的提出，推导出三个结论，其中之一就是地球绕太阳公转。运用这种方法提出假说，只有一条思维路线，这就是只能由肯定前件而肯定后件，或者否定后件而否定前件，不能相反。

（3）选言三段论式：运用选言三段论式提出假说，三段分别为大前提段是提出几种逻辑的设想，小前提段是通过研究对象对这些设想做出肯定或否定的选择，结论段是用这种方法得到的。苏联苏切托夫1982年提出木星是未来恒星的假说，就是用大前提选言肢不相容关系为出发点提出的。他通过观察发现，木星向外放射的能量大于来自太阳的能量。那么这些多余的能量是从哪里来的呢？是来自大气层还是木星表层或内部？于是，他经过具体研究并提出，来自大气层是不可能的，因为木星大气层的成分已经清楚了，那里不可能有这种能源；来自木星表层也是不可能的，因为木星离太阳太远，它坚硬的表面不能被太阳晒得极热而发生化学反应。因此，得出了这些多余的能量是来自其内部，而一部分能源明显来自内部的星都是具有恒星性质的星的结论。

在运用演绎法提出假说时，既可以三种方式单独使用，也可以联合使用。运用这种方法提出假说，关键是大前提的选言肢必须是全面的，小前提对大前提的设想的考察必须是具体的，否则就会导致假说的失败。

三、类比法

类比法是一种由已知知识推出新知识的方法，也是由两个或两类对象的某种属性相同而推出在别的属性上也相同的方法。常用的类比法有以下三种。

（1）性质类比法。它是一种从性质上进行类比的方法，是经常使用的方法。例如，1678年，惠更斯提出光的波动说，就是运用性质类比法提出的。他发现声音的传播具有直线性、反射性、折射性和波动性，光的传播也具有直线性、反射性、折射性，因此光也具有波动性。

（2）结构类比法。它是一种从结构上进行类比的方法，是成功率较大的方法。例如，1908年，物理学家卢瑟福把他的原子结构实验与太阳系作了类比。他用α粒子轰击金属箔，发现绝大多数粒子都能顺利通过，有少量α粒子发生反射和折射，这说明原子有着广阔的空间被轻的电子所占领，有一个极小的空间被极重的原子核所占据。由此建立了原子结构的行星模型。

（3）关系类比法。它是一种从关系上进行类比的方法，是成功率较小的方法。例如，关于火星上有生命的假说就是运用关系类比法提出的。一些科学家发现地球与火星有许多相似之处：两者与太阳的距离相近，在太阳系居适中的位置；两者自转一周的时间相近；地球有季节变化，火星有极冠变化；两者的大气平均温度都在 15～150℃；地球上有生命物质和人类，那么火星上也会有生命物质和人类。1976年，美国海盗式飞船在火星上登陆证实，火星上尚无任何生命的痕迹，从而否定了火星上有生命物质的假说。

四、历史法

它是一种从历史上进行比较而提出假说的方法。常用的历史法有以下三种。

（1）现象还原法。它是一种从现象还原到原本的方法。例如，法国气象学家魏格纳在养病期间，发现墙上挂的世界地图上非洲西海岸同南美洲东海岸非常吻合，因而形成了这两块大陆原来是否在同一个大陆，是否由于什么原因造成破裂漂移而分开的念头。后来他偶然看到一份有关巴西和非洲之间以前曾存在过陆地通道的古生物学研究报告，才为其完成大陆漂移说的现象还原提供了重要线索。在他后来发表的著作中的大部分内容，就是为解决现象还原问题的，都是为这种现象找根据的。

（2）时空转换法。它是把空间上的并列关系，通过比较转换成时间上的过程关系。例如，达尔文的《物种起源》把一个共存的生物系统，通过比较而变成变异过程的，变成了时间的历史演化序列的纽带。正是运用这种方法，达尔文把空间并列于全球的物种，变成了悠久的自然史的年代里生物演化的记录。他的《动物和植物在家养下的变异》更把这时空转换缩小到了人类可以直接观察到的范围。

（3）以果溯因法。它是一种从结果回溯起因的方法。法国的拉普拉斯在《宇宙系统论》一书的附录中提出的太阳系起源的星云假说，也是从物质的这种固有矛盾中去追溯太阳系起源和演化的原因的。恩格斯赞扬这个假说，认为是在形而上学自然观上打开的第一个缺口，核心是找到了太阳系起源和演化的原因——吸引和排斥。

五、特征法

它是一种就个体对象进行科学研究而提出假说的方法。常用的特征法有以下三种。

（1）外貌特征法。这是一种以研究对象外表特征而解释其本质的方法。例如，李四光的地质力学，其中的一些内容就是运用了外貌特征法构成的假说。他的《地球表面形象变迁之主因》，可以说是用此方法提出假说的一个典型。

（2）结构特征法。这是一种以研究对象结构而揭示其经历的方法。例如，普林铁斯在其《行星系统的形成》一文中，运用结构特征法揭示了太阳系的形成。此文一开始就从探索太阳系的主要特征为出发点，探讨了历史上形成的太阳系起源理论，评价其得失，吸收各家的合理内核，以现代科学成果为内容，进一步提出了更能解释太阳系主要特征的理论。

（3）动态特征法。这是一种以处理观察的各种关系的特征而导致间接结构论的方法。例如，上述卢瑟福在运用结构类比法建立原子结构的行星模型时，曾首先运用了动态特征法。他用 α 粒子轰击金属箔，α 粒子大致出现三种动态：一是绝大多数 α 粒子顺利通过；二是极少数 α 粒子反射回来；三是少数 α 粒子折射出去。他正是抓住了这个动态特征，才建立了原子结构假说。

六、想象法

这是一种借助于想象力提出假说的方法。常用的想象法有以下三种。

（1）形象构想法。它是以形象构想提出假说的方法。例如，德国有机化学家凯库勒很长时间为苯（C_6H_6）的结构而苦思冥想，在一次半睡眠状态中，进行了形象构想才得以提出苯环的结构式。对此，他曾十分生动地描写道：“我把座椅转向炉边，进入半睡眠状态，原子在我眼前飞动，长长的队伍，变化多姿，靠近了，连接起来了，一个一个扭动着，回旋着，像蛇一样。看，那是什么？一条蛇咬住了自己的尾巴，在我眼前轻蔑地旋转，我从电掣中惊醒。那晚我为这个假说的结果工作了整夜。”

（2）过程构想法。它是以过程构想提出假说的方法。例如，1894年，俄国科学家齐奥柯夫斯基运用过程构想法提出了人类征服宇宙的假说。当时还没有飞机，更没有火箭，唯一可供想象的只有各种飞鸟和中国的火箭（一种古代用的兵器）。他提出征服宇宙的15个步骤的假说，前几个步骤现在已经基本实现了，包括：创造带翅膀和一般操作机构的火箭式飞机；以后飞机的翅膀略有缩小，牵引力和速度增加；穿入稀薄的大气层；飞至大气层外及滑翔降落；建立大气层外的活动站（人造地球卫星）；登月；制造太空衣，以便安全地从火箭进入太空等。这个假说不到100年就大部分实现了，不能不说这个假说是人类进行过程构想的天才之作。

（3）理想构想法。它是包括理想模拟和抽象实验两个内容的假想方法。例如，爱因斯坦在创立相对论时就运用了这种方法。早在16岁时，他曾设想：“如果我以光速C（真空中的光速）追随一条光线运动，那么我就应当看到，这样一条光线就好像是在空间里振荡而停滞不前的电磁场。”后来他所做的时间相对性的理想化实验，就是其设想的发展。正是这种理想性的想象力，他为人类提供了一种认识世界的新思维。如果没有这种理想化实验，他无论如何也不可能在现实中做出这种实验，更不可能提出时间的相对性原理。

上述各种提出假说的方法，各有所长，各有所短，必须视不同的科学研究项目进行妥善选择和正确运用，有时不需要合理组合，各尽其用。

第三章
科学研究中的逻辑方法

医学科学研究不仅要进行观察、实验、群体调查和心理测验等，而且要善于进行科学的理论思维。“经过思考作用，将丰富的感性材料加以去粗取精、去伪存真、由此及彼、由表及里的加工整理，形成概念和理论。”这一加工整理的方法就是逻辑思维方法，是形成科学概念、科学理论的重要方法。“一个民族要想站在科学的最高峰，就一刻也不能没有理论思维。”科学正是理论思维的产物。正确认识和掌握这些思维形式，对于提高思维能力、搞好科学研究是十分重要的。

一、比较、分类与类比

比较、分类与类比是医学科学研究中最简单的却又最常用、最基本的方法。在比较、分类和类比中，比较是分类的前提，分类是比较的结果；比较又是类比的基础，类比是比较的推演。

（一）比较

一般来说，人们对客观事物的认识是从对事物进行区分开始的，而要区分事物，首先就要对它们进行比较。所以比较是人们最常用的思维方法之一。

比较的基本含义就是确定对象间的共同点和不同点，可表现为各种不同形式，如宏观比较和微观比较、综合比较和专项比较等。在医学科学研究中主要是横向比较和纵向比较，横向比较是事物空间联系的比较，纵向比较是事物时间顺序上的比较。瑞典科学家林奈在生物学研究中，通过横向比较，确定了生物学门、纲、目、科、属、种的分类系统。而达尔文对生物进化规律的揭示，主要是利用纵向比较的方法。

为了正确反映客观事物及其关系，必须采用比较方法，这是医学科学研究中采用比较方法的必要性，而任何事物在一定范围又是可比较的，这是采用比较方法的可能性。临床工作中对疾病的鉴别诊断，对药物疗效的判定，对治疗方法的优劣衡量，对科学研究成果的评价等都应用了比较方法。

虽然在医学科学研究中广泛应用了比较方法，但并不是任何情况都可以运用比较方法，运用比较方法应有一定的原则条件，这些原则可归纳为以下几点。

（1）可比性原则：任何事物都与其周围事物相联系，即任何一事物都存在于其他事物的关系之中，而任何事物在它的关系中都可以准确地找出其与相关事物的共同点和不同点。有关系是可利用比较方法的前提之一，只有在具有相应关系的事物中才能使用比较方法，完全无关的事物是不可比的，就是说比较方法只能在具有某些可比关系的事物中应用。比较必须在同一层次、同一角度或同一属性上进行。

（2）同一标准原则：对事物某方面或某属性的比较必须按相同的标准进行，否则得不出正确的结论。医学科学研究的比较一般要求同时、同地、同等的条件，这样所测结果无论是量的方面还是质的方面，都由这同一标准联系起来，只有用同一标准测得的结果，相互间才有可比性。

（3）比较完全性原则：对比较对象的比较必须进行完全，即对其各个与要探讨的问题有关的方面进行完全的比较，不应只比较某一方面而不比较其他方面，只比较事物间表面的差异而不就事物的实质方面进行比较，否则就会得出错误的比较结果。例如，人的生命现象和疾病变化千差万别，存在各种复杂的关系，如果在比较过程中，只比较现象间的某一个别属性就得出结论，这种结论往往是不可靠的，只有抓住生命现象或疾病变化的主要的、一贯的、内在的本质进行全面比较，才能揭示出事物的本质区别。

比较方法虽然在医学科学研究中应用广泛，但不是唯一的、万能的方法，不能把它孤立化、绝对化。在医学科学研究中，更多的是比较与其他方法的综合运用。

（二）分类

分类是在比较的基础上根据研究对象的共性和异性进行归类。具有相同属性的归入一类，具有不同属性的归入不同的类。这一过程可逐步进行下去，把对象分为不同等级的具有从属关系的不同系统。

分类可以使大量杂乱无章的材料得以整理，使其系统化和条理化；认识事物首先就在于区分事物，区分的结果就是分类。所以分类是认识科学对象所具有的特殊矛盾性的主要步骤。只有在分类的基础上才能认识客观现象的本质特征；分类也是揭示事物内部规律的重要方法，对科学体系结构的研究主要是对科学分类的研究，每一次分类的尝试都是对科学发展规律的探索。最著名的例子就是门捷列夫依据原子量和化学性质对化学元素进行分类，得到元素周期表，从而发现元素间的普遍规律，一些科学家在此基础上又顺利地相继发现了新的元素。分类应遵循以下原则。

（1）同一标准准则：每一次分类必须按同一标准进行，否则就会出现分类重叠和分类过宽的逻辑错误。如有人根据成文与否和法律的适用范围把法律分为成文法、不成文法、国际法和国内法，就犯了重叠的错误。其中成文法可以是国际法和国内法，国内法可以是成文法和不成文法。又如把生物只划分为动物和植物，就是分类过窄，因为还有微生物也是一类生物，但若把人类也划为生物，那就是分类过宽，因为人类已经是比生物更高级的物质形态了。

（2）完全分类准则：指必须完全，无重叠亦无空缺，即分类所得子类之和必须等于原来的母类，且各个子类无交叉。

（3）同一层次准则：分类应按一定层次进行，并在同一层次内进行，不可越级。例如，在病理学中把人体的代谢障碍性形态改变直接分成营养不良性萎缩、神经性萎缩、水变性、脂肪变性、凝固性坏死、液化性坏死等就是越级分类。正确的分类应当是先把人体的代谢障碍性形态改变分成萎缩性、变性和坏死三类，然后再逐级分下去。

（三）类比

异类对象的比较叫作类比。类比旨在确定对象的相同点和不同点，然后以此为根据，把其中某一类对象的有关知识或结论推移到另一类对象中。

类比是一个由特殊到特殊的思维方式，即从已知的特殊推出未知的特殊。因而在既没有掌握一般的结论或已知的结论解释不了而又没有更多的个例可供参考时就可选用类比。它既不受已有的一般结论的束缚，又不受个别知识不多的限制，可以大胆地从已知个别的知识中推导出新的个别结论来，而这种结论可能是正确的，因而类比通常被誉为“发现法”或“创造性方法”。

类比方法在科学研究中具有启发思路、提供线索、举一反三、触类旁通的作用。在科学史上，许多科学理论、科学假说就是应用类比方法建立起来的。例如，在生物学研究过程中动物与植物的细胞结构几乎是同时被发现的，但首先在植物细胞中发现了细胞核。生物学家根据动物与植物的某些相似之处，运用类比的方法推理出动物细胞也可能有核。后来的研究结果也证实了这一类比的正确性。类比在现代交叉科学、边缘科学中时常应用，如信息工程学、信息经济学等都是类比于信息论而建立的。

类比所依据的是异类事物的相同点，实际上只是关系上的相似，这种相似不完全相同，而在本质上是否具有相似关系也不一定；同时，不同的对象即使真的有相似的关系，也未必能推出必然的结论。所以类比得出的结论是或然性的，可靠性比较低，一般不能单独用类比方法作为论证方法，常要与其他科学方法一起运用。

二、归纳与演绎

（一）归纳

归纳一般来说是从个别、特殊对象的知识概括得出一般性知识的方法，也就是从个别中认识一般的方法。例如，人们通过对一个三角形的内角和都是 180° 的事实，归纳得出“凡三角形的内角和都是 180° 的结论”。归纳法包括完全归纳法、不完全归纳法和探求因果归纳法。

（1）完全归纳法：是由某类事物中每一个事物都具有某种共同属性，进而推出这类事物都具有某种共同属性的一种方法。这是一种必然性的推理，其结论确凿可靠，之所以可靠，就在于归纳的完全，无一遗漏。完全归纳必须注意：其一，所研究的对象的数目有一定限度，而且条件许可，能够全面考察；其二，对所研究的某类事物中任何一个对象都要无遗漏地考察。在医学和生物学领域中，研究的对象极为复杂，有时无法穷尽某一类事物的所有对象，运用完全归纳法会有很大困难。

（2）不完全归纳法：是由某类事物中某些事物具有的共同属性推出整类事物都具有这种共同属性的一种方法。因为它只是在没有遇到矛盾的情况下，根据一些同类事物的量的积累所做出的结论，然而没有遇到矛盾并非就一定没有矛盾，只是我们没有发现罢了。因而它所概括的结论具有一定的或然性。不完全归纳之所以不一定可靠，就在于其归纳不完全。如人们在观察多种多样的细胞都有细胞核的基础上概括出“一切真核细胞都有细胞核”结论，然而这个结论对于正常哺乳动物（包括人类）的成熟红细胞就是例外。因此，运用不完全归纳法必须慎重，不能绝对化。

（3）探求因果归纳法：是根据前后相随的现象在特定条件下存在同一性或差异性的关系，归纳出它们之间具有因果联系的推理方法。比如血栓在扩张无力的心脏内、静脉曲张的病人的下肢静脉以及长期卧床病人的下肢静脉内都容易形成。这些病人所患的疾病各不相同，而血流缓慢是共同因素。由此推理，血流缓慢与血栓形成之间有因果关系。

探求因果关系是非常复杂的问题，在医学科学研究中，往往要综合运用好几种方法。穆勒提供了一套比较成熟的方法，即契合法、差异法、契合差异法、剩余法、共变法，称为“穆勒五法”。

掌握归纳法就要从现象中抽出其新的概念、规律或原理，再用最基本、最深刻的原理来验证，建立新的概念、规律或原理。虽然归纳法常常要走弯路，但它是鼓励创造性的一种思维方式。

归纳法也有一定的局限性。第一，归纳时所依据的是直接的感性经验材料，而感性经验材料常常是不甚精确的，具有一定的误差性，归纳本身又不能觉察这些误差。同时从静止中认识事物，只能反映同类事物的共同表面特征。因此，归纳不能充分证明事物规律的必然性。第二，由于归纳没有分析现象和本质之间的内在联系，因此，归纳出来的结论有的虽然已经联系到了事物的本质，但还不能帮助人们理解这个本质。第三，事物的本质和规律总是和无限多的现象相联系的，而归纳法又无法穷尽所有的对象以及对象的所有属性，只能从同类事物的部分对象概括出某一规律，特别是生物学和医学领域情况复杂，个体差异性较大，仅仅用归纳法得出的结论难免带有或然性。因此，归纳法必须与其他逻辑思维方法结合起来，才能成为真正科学的思维方法，发挥其应有的作用。

（二）演绎

演绎是一种从一般到个别、由普遍到特殊的推理方法。主要逻辑特征是前提蕴涵结论，具有解释、论证的功能，也有助于认识发现的作用。它与归纳的思维活动方向是相反的，从前提和结论之间的关系来看，归纳法前提与结论之间存在或然联系，而演绎法在原理正确的情况下，前提和结论之间存在必然联系。马克思的《资本论》就是运用演绎法的典范。他在引入《资本论》的多数主要范畴时都采用了演绎法。《资本论》的每一个经济范畴都包含了丰富的内容，但后继的范畴较之先行的范畴则包含了更为丰富的内容。如商品范畴是使用价值和价值两个对立规定的综合，而其后继范畴“货币”却包含了比它更为丰富的内容。货币范畴的后继是资本范畴，它比货币具有更多的规定性。由商品到货币，由货币到资本，由资本到剩余价值的过程，是由一般认识到特殊的过程，是演绎法。

演绎推理在认识事物、科学研究和发现、建立科学理论中有着非常重要的作用，但它也存在局限性，这主要表现在两个方面。一方面，演绎推理所得到的结论是否正确，取决于前提是否真实。而前提的真实性是演绎本身所不能解决的问题，必须靠其他方法来检验。另一方面，即使演绎的前提是完全可靠的，演绎的正确性有了保证，但如果只停留于演绎范围，对新的情况不作具体分析研究，演绎结论的意义还是极为有限的。比如，只从理论上推理应该如何，而不把一般原理、理论和具体对象结合起来分析，这种结论是没有多大意义的。因此演绎推理必须与其他方法结合起来，才能成为真正的科学思维方法。

三、分析与综合

分析法与综合法是人类最基本的思维方法之一，人们借助分析与综合揭示事物的本质和内在联系，它们既渗透在各种逻辑方法之中，又是对各种逻辑方法的概括。现代科学的重大成就与科学体系的构建无不倚重于分析与综合。从一定意义上说，任何逻辑方法都是在运用分析与综合，任何科学研究都在一定范围内进行分析和综合。

（一）分析

分析是一种把整体分解为部分，把复杂的事物分解为简单要素分别加以深入考察和研究的思维方法。分析之所以成为逻辑思维的基本方法，就在于任何思维的对象是一个由各种要素、部分、环节、阶段构成的事物系统或过程。例如，自然界从性质上看，有各种物理的、化学的、生命的现象和物质存在；从空间上看，则区分总星系、星系团、恒星系、行星、宏观物体、分子、原子、基本粒子等若干层次；从时间上看，则可区分为各种各样的进化、分化过程。

分析有很多类型，从总体上看，可分为横向分析和纵向分析两大类。世界上的各种事物可分为系统与过程两种状态，系统是横向表现，过程则是纵向表现，于是就形成横向的系统分析方法和纵向的过程分析方法。

系统分析就是把事物从横向的系统剖析为相互并存的各种要素和部分，从事物的内部联系、外部表现以及事物与环境之间的相互联系和相互作用上把握事物。如果要认识人体的整体统一性，就必须对组成人体的各个系统、器官、组织分别进行分析，考察它们各自的结构、功能、特点，各在整体中的特殊地位和作用、活动规律，以及它们之间如何相互联系、相互制约、协调一致，构成统一的有机整体。

过程分析则是把事物从纵向的过程剖析为前后相继的阶段和环节，从事物的运动变化中把握它。以疾病为例，任何一种疾病都有一个发展过程，症状、体征的出现及病理、生理、生化的变化也有一个过程。在疾病的早期，症状、体征和有关的检验都处于量变到质变的阶段，因而症状、体征和理化检验结果可以不典型、不完整，症候群也不典型。有的疾病早期可以没有症状。因此，不同阶段应采取不同的治疗方法。在疾病初期，必须注意分析机体代偿机能、心理及社会因素；在疾病治疗中，必须注意分析疗效、疗程、不良反应等，鼓励病人主动战胜疾病。

系统分析和过程分析还可划分为多种多样的具体分析方法。不同的思维对象有不同的特点，分析不同的特点就需要不同的方法。医学科学研究中常用的具体分析方法主要有定性分析法、定量分析法、因果分析法、层次分析法等。

（二）综合

综合是一种把研究对象的各个方面、要素、环节和阶段有机地结合成整体进行思考的思维方法，是从分析的结果开始的。分析使人们把事物整体分解为各个部分来把握，并从中揭示出事物的本质，但如果思维停留在分析阶段就难以形成全面的认识，因此，就需要进一步把分析开来的各个方面联结成一个整体，这就是综合。正如恩格斯所说，综合就是思维“把相互联系的要素联合成一个统一体”。综合有系统综合与过程综合之分。

系统综合就是把各种要素作横向结合，使之成为一个诸要素相互并存的事物系统。如对人体的认识，经过分析可以发现，机体各个组织、器官、系统以及整体与部分、部分与部分、结构与功能之间存在错综复杂的联系和作用。它们在神经、体液作用下，形成一个高度严密的自动控制系统，经过综合以后，我们头脑中呈现的人体就不只是一个感性具体，而且是在中枢神经控制下，具有多种规定性的理性具体，如同对疾病的认识一样，我们对人体才能有整体的认识。

过程综合是把事物的各环节作纵向结合，使之成为一个前后相继的过程。过程因素不同于系统因素并存于事物中，而是相继出现在事物中，即事物发展变化的环节、步骤、阶段。如我们单独分析细胞质就不可能发现蛋白质合成的全过程，只有把细胞质内蛋白质的合成过程，包括蛋白质合成的各个环节、阶段综合起来，才能揭示蛋白质合成的全过程。

综合对科学研究认识事物有着极为重要的作用。搞科学研究、认识事物、积累丰富的感性材料，但如果不善于驾驭这些材料，通观全面分析综合，得出科学结论，做出有价值的发现，材料再多也是一堆废纸。当前医学已发展成为十分庞杂的有着许多网络和分支的体系，对这些分支和网络进行整理并从全貌上加以认识，就需要运用综合思维。从当代医学许多分支学科和重大专题研究进展看，只有从总体上加强对医学的研究，才能更好地促进医学的深入发展。因此，医学科学工作者必须加强综合思维的训练，提高综合素质，提高综合分析能力。

四、论证和反驳

（一）论证

依据一个或一些真实的判断，进而断定另一判断的真实性的思维活动就是论证。论证由论题、论据和论证方式组成。论题就是需要加以确立的判断，即需要论证的主题，它指出论证什么。论据是指用来确立论题的那些判断依据，是证明论点真实性的充足理由。论证方式则是论据与论题之间的联系方式。

论证的规则：①论题必须明确，不得含糊。论题确定后，在论证过程中要保持同一与稳定，不能缩小和转移论题。②论据必须真实可靠，不能以虚假判断充当论据或把有条件的真实判断绝对化，论据与论题之间必须联系，论证要有充足的依据。

论证是富有创造性的思维活动，是综合运用概念、判断和推理的思维形态。人们在实践中产生概念、判断和推理，进而用概念、判断和推理进行论证，证实一些新知识的真实性。这种论证并不是轻而易举的，论据和论题之间的联系并不明显，而是要通过思索，进行创造性的思维才能获得。著名的哥德巴赫猜想的论证足以证明论证是一种创造性的思维活动。

论证在探索真理方面有着重要作用。论证常使我们先于实践而探求得真理，在建立新的理论体系过程中，判断把概念连接起来，推理把判断连接起来；利用概念、判断、推理这些思维形式，根据确凿充分的事实、材料和已确定的科学原理推出科学结论，这就是证明或论证。它是建立一切科学理论体系的根本方法。科学上应用逻辑论证而获得重大发现的例子屡见不鲜。美国遗传学专家麦克林托克因创立的“活动遗传基因”理论而获 1983 年诺贝尔医学奖；巴斯德注意到细菌与动物、人类疾病之间的关系，从而创立了具有重大意义的病菌学；等等。

（二）反驳

反驳和论证的目的正相反，论证是用确实可靠的判断证实某一个判断的真实性，反驳则是用确实可靠的判断证实某一个判断的虚假性。

反驳在科学研究中的作用主要表现是，在科学的自由讨论中维护真理和驳斥谬误，从而推动科学前进。在理论研究与基础研究中，反驳可以通过对错误的揭露，避免谬见充斥于科学之中，以确保科学的纯洁性；在应用科学研究中，反驳可以防止那些未经充分质疑的构想被人们匆匆加以接受变成决策，从而造成严重的经济或社会后果。谬误在科学研究中的出现几乎是难以避免的，所以有人说，在科学史上，对严重谬误的揭露与反驳的价值不亚于创造性的发现。

论证包括论题、论据和论证方式三个方面，反驳则可从这三个方面入手，即驳论题、论据和论证方式。反驳在争论性的科学著作中应用很多，如书评、商榷意见等。反驳的方式主要有以下三种。

（1）直接反驳：用事实直接反驳，提出与对方论题相反的事实，从正面证明对方论题的错误。

（2）间接反驳：先证明一个与对方论题相反的题目是正确的，根据矛盾规律证明对方的论题是错误的。间接反驳由证明而反驳，用真理驳斥谬误很有说服力。

（3）归谬法：先假定对方的论题是正确的、真实的，然后从中推出显然荒谬的结论，构成一个具有充分条件的假言判断驳倒对方。归谬法是由事实的反面根据对方的虚假论断引出荒谬结果，而事实和事实的反面、真理和谬误有着鲜明的区别，不能混淆。因此，对论断的荒谬性暴露得愈充分，愈能有力证明结论的虚假和荒谬。

在应用反驳这一逻辑方法时，要选准弱点，是针对论题还是论据或是论证方式，都必须十分明确。反驳要有充分的事实根据，遵守逻辑规则，不可闹意见、泄私愤，否则就不能达到探求真理的目的。

第四章 科学研究中的辩证思维

科学发展的历史表明，在科学研究中，探索的成败，收获的多寡，不仅取决于探索者知识储备的丰富程度和是否有献身科学的精神，还取决于是否具有科学、正确的思维方式。

随着医学科学的发展，当原有思维方式面对复杂的生命奥秘无法奏效时，科学研究工作者往往要对传统思维方式进行必要的淘汰，运用、探索乃至创新适应新情况、新问题的思维方式。因而，一个科学工作者要想在科学上有所发现，有所建树，必须学会选择和运用各种辩证思维方式的艺术。科学研究过程中的科学研究选题、科学研究设计、实验设计、提出假说、研究成果的理论分析等都有赖于科学研究工作者的辩证思维能力。

一、对立统一思维

正确的科学认识离不开对立统一思维律的指导，对立统一是科学认识的根本方法，贯穿于科学认识的始终，是科学研究中思维方法的一条主线。

要想正确把握对立和统一的关系，首先必须了解什么是对立和统一的关系。

恩格斯指出："辩证法根据我们研究自然界的实验的结果，证明了所有的两极对立，总是决定于相互对立的两极的相互作用；这两极的分立和对立，只存在于它们的相互依存和相互联系之中；反过来说，它们的相互联系，只存在于它们的相互分离之中，它们的相互依存，只存在于它们的相互对立之中。”世界上的一切事物都是对立统一的，都是矛盾的统一体，只有从对立统一观点出发去认识事物，才能认识事物的本质和规律。具体地说，正确把握对立和统一的关系应注意以下几个问题。

（1）理解对立面转化和统一性的实质。对立和统一关系中的统一性问题是很重要的。这个问题的关键在于正确理解统一性的实质。为什么对立面能够在一定条件下相互转化？为什么对立面能够互为前提共处于一个统一体中？彻底弄清楚这些问题必须了解统一性的实质问题。

大家知道，对立面双方互相联结、互相渗透，这是矛盾的统一性，那么现在要进一步问：这种联结、渗透、贯通、依存等又是依据什么呢？也就是说，对立面双方的联结既构成统一体，又能互相转化，必然有根据，否则双方毫无联系，各自孤立，就没有什么统一性可言，当然更谈不上互相转化。那么这个依据是什么？这个依据就是对立双方的连接点（或中介、共有点、共同点），这个连接点是把握对立统一关系的根本点，它就是我们理解矛盾统一性的钥匙。

顾名思义，连接点就是对立双方相互连接之点，或共有之点，对立双方通过这一点才能联系起来，有了连接点双方才能由此达彼、相互渗透、互相转化。同样，也正因为有了连接点，对立双方才能构成一个统一体，从而长期以来在解释对立统一关系时，所沿用的“由此及彼”的“桥梁”“中介”等概念的含义，就把握得更加准确了。

（2）把握对立双方的连接点：对立双方的连接点是双方的共有点，它具有双重性格，你中有我，我中有你。人与计算机能构成人-机统一体，是由于计算机有专门的软件设备，能把人的语言翻译成机器懂得的语言，也能把机器的语言翻译成人懂得的语言。这套翻译系统就是人机对立双方的连接点，没有这个连接点就没有人机的统一性。可见，正确把握对立和统一的关系必须掌握统一性的实质，而对立双方的连接点就是把握统一性的实质及其相互转化关系的关键。

（3）把握对立与统一的本质联系。对立与统一的关系是事物最本质的联系，是事物发展变化的根本原因。“对立只存在于它们的相互联系之中，它们的相互联系只存在于它们的相互对立之中。”因此，对立关系有辩证统一性，二者是不可分割的。世界上的事物正是由于这种对立统一关系（通过连接点）相互联系起来，构成了事物的普遍联系。也正是通过中介，事物或者发生“链条式”的联系，或者发生“网络式”的联系，形成立体的错综复杂的关系。

世界上有没有彼此毫无关系的孤立事物呢？没有。只有彼此间联系的具体形式不同，而无彼此间不联系的事物。石头与鸡蛋有什么联系，有什么统一性？对这样的问题要作具体分析，石头与鸡蛋也并不是毫无联系的。诚然，石头不能孵出小鸡，鸡蛋也不能变成石头。但是，正如恩格斯指出的：“如我们拿两种极不相同的物体——例如一块陨石和一个人来比较，那么我们由此得到的共同点便很少，至多只有重量和其他一般物体属性是二者共有的。但是，在此二者之间还有一个无限系列的其他自然物和自然过程，它们使我们有可能把从陨石到人的这个系列填补起来，并指出每一物体在自然系统中的地位。”可见，即使是极不相同的两件物体之间也有连接点，只不过中间环节多，联系显得疏远些而已。因此，掌握事物之间的本质联系也是正确地把握对立和统一关系的重要一环。在科学认识中，我们所运用的根本方法是对立统一方法，只有正确把握对立和统一的关系，才能在科学认识中正确地贯彻和应用这一根本方法，取得成果。

二、纵向思维与横向思维

纵向思维与横向思维都是以比较、分析、综合为特点的思维。由于其思维的方向或角度不同，因此形成了纵向与横向两种不同的思维活动。

纵向思维，亦称历时性思维。它是把事物放在自己的过去、现在和将来的对比中进行分析与综合，揭示事物在不同时期或阶段上的特点及其前后联系，从而把握事物及其本质规律性的思维过程。

由于事物从过去到现在乃至将来的发展，呈现从低级向高级状态发展变化的基本趋势和道路，因此我们把事物的这种发展状态称为纵向发展，把人们跟踪事物的纵向发展进行思维称为纵向思维。

纵向思维的特点：其一，历时性，按时间的先后顺序考察事物，再现事物的发展过程，揭示事物发展的规律性；其二，稳定性，指在历时性的比较中，所考察的对象必须是同一的；其三，预测性，从过去与现在的比较中推断将来，用对事物将来的推断指导未来的行动。

横向思维，亦称共时性思维。它揭示历史上的某一横断面，从并存事物现象及其内部诸要素间的相互依存、相互作用、相互转化等空间关系及系统结构方面，揭示事物的发展变化及规律性，寻找事物在不同环境中的异同的一种思维活动。由于任何事物都处在极其广泛的空间联系之中，因此我们把事物的这种联系称为横向联系，根据这种联系进行的思维是横向思维。

横向思维的特点：其一，共同性，是指把历时性确定下来以后，研究在同一时间，事物在空间上各个方面的相互联系；其二，横断性，在对事物的横向比较中，把研究的个体放在事物的普遍联系中，充分展现事物各方面的相互联系，从而揭示纵向思维过程中不易察觉到的问题，发现自己的优势或弱点；其三，开放性或广阔的空间性，指把事物置于广阔的空间，置于丰富多彩的复杂关系中，在周围不断开放的环境中，经常不断地输入和输出转换信息，增强与外部联系，吸收他方长处，增强活力。

两种思维方式各有特点。纵向思维是较为封闭的思维活动，横向思维又不能解决认识的目的性和方向性，因此，把两种思维方式紧密结合，才能发挥各自所长，克服不足。

任何一项科学研究和重大的发明、发现，无不运用了纵向思维与横向思维。例如，遗传物质——脱氧核糖核酸研究，就来自许多科学家多年对细胞本身的纵向研究，以及与其他物质横向比较。约在1869年，有的科学家在实验中发现，细胞中含有一种与蛋白质、脂肪或碳水化合物都不一样的物质，称为“核素”。后来，有人根据它能用碱性染料着色，将核素命名为“染色体”。20 世纪初，了解到染色体与遗传性的密切关系，它的活动服从于孟德尔找出的遗传定律。1909 年，将这些与遗传有关的物质起名为“基因”。次年，美国摩尔根提出基因在“染色体”中成直线排列，一些相连的基因有共同传送遗传信息的倾向，这就使寻找遗传信息载体的研究从染色体缩小到基因。1944 年，实验证明了 DNA 是遗传信息的载体。后来，又发现 DNA 的双螺旋（向右）结构，人工合成 DNA。目前，DNA 的研究以前所未有的速度取得进展。从对细胞研究到 DNA 的发现，不难看出，科学家把对 DNA 的纵向研究与其他物质横向比较结合起来，发现了 DNA 是遗传信息的载体。这种方法正是纵向思维与横向思维结合的结果。

三、求异思维与求同思维

求异思维，亦称同中求异，是对熟悉的事物有意识地把它看成陌生的，按照新的理论来加以研究，即在相同、相似的事物之间看出不同之处。

求同思维，亦称异中求同，是对陌生事物持熟悉它的态度，采用对熟悉的事物的态度衡量比较，即发现不同事物之间相似之处。

科学或技术的产生是求异和求同的产物。那些最基本的学科如物理、哲学等主要是求同的产物，而那些交叉学科或边缘学科，如物理化学、有机化学、断裂力学、科学哲学则是在那些最基本学科基础上求异而得。爱因斯坦求异，在牛顿力学之后建立相对论；罗巴切夫斯基等人求异，形成了非欧几里得几何。可以这样说，任何一门学科，如果不能经常异中求同，就不能吸收新的养料，丰富充实；如果不能同中求异，则不能突破旧的规范，向前发展。因而，求同与求异思维应该密切配合使用。

人们在解决问题时，一般先用老方法、老理论去解释新现象、新问题，如果用老方法、旧理论不能解决，则应另辟蹊径，寻找新方法，扩展旧理论，或者根本抛弃旧理论。也就是先求同，不得已才求异，遵循情感阻力最小原则。伽利略、爱因斯坦都是在不同程度上继承了前人的成果（求同）后，才通过求异思维导致物理学变革的。

四、精确思维与模糊思维

精确思维是指思维中关于对象类属边界和性态的确定性，或者是指思维中关于事物相对独立和相对静止时所显示出来的“非此即彼”的现象。模糊思维则是指思维中关于对象类属边界和性态的不确定性，或者是指思维中关于客观事物相互联系和相互过渡所显示出来的“亦此亦彼”的现象。

模糊思维和精确思维是两种不同的思维形式，它们既有区别，又有联系，在一定条件下还可以转化。这种转化，既表现在人类思维发展史上，如人类思维大体经历了从古代朴素模糊性思维到近代精确性思维再到现代科学的模糊性思维；又表现在具体认识过程的不同阶段上，如具体认识过程中的不同阶段，模糊性思维和精确性思维的主次地位会互相转化；还表现在思维参照系的变化上，如测量中精确性与模糊性转化取决于单位的取舍，同一对象的某一属性，用大单位测量其结果比较模糊，用小单位测量其结果比较精确。

模糊思维是人类自古以来就存在的思维形式，但是一直没有引起人们的重视。到了近代，人们崇拜科学和理性，崇拜思维活动的严格性、确定性和精确性，而把模糊思维当作生产力和社会意识落后的标志，当作民族文化结构和知识形态落后的象征。从 20 世纪 20 年代开始，人们才着手模糊性思维研究。其原因主要是基于现代化科学技术发展的需要。随着科学技术的不断发展，人们在追求精确性思维时，遇到了越来越多的矛盾和困难。这表现在：其一，科学研究的目的是准确地反映客观事物的面貌。精确思维常采用的非此即彼的二值逻辑的描述方法，有时能准确地反映事物的真实面貌，但对于那种亦此亦彼的情况，就不能恰当地反映事物的本来面貌，倒是模糊性思维更能逼真地反映事物的本来面目。其二，科学研究的重要方法是抓住主要矛盾，可是在不少情况下一味地追求精确，反而掩盖了主要矛盾，倒是模糊性思维能撇开枝节，抓住主要矛盾。因而，科学的思维方式，应该是建立在对客观事物还原分析的基础上，模糊性和精确性相统一的思维方式。

五、发散思维与集中思维

发散性思维是指沿着各种不同的方面去思考，重组眼前和记忆系统中的信息，产生新的信息。集中性思维则是利用已有信息，达到某一正确结论。事实上，两种思维过程多水平的结合才是科学的、具有创造性的思维方式，其原因有以下几点。

（1）只有集中了才能扩散：问题的产生是集中思维的产物，问题是集中了现象、价值观、原有的理论规范等方面内容的产物。另外，集中思维是为了更好地发散，因为不是任何发散思维的结果都是正确的，对于那些违背自然界最基本原理的内容应该舍弃。

（2）只有发散了才能集中：首先，集中要有东西可集，才谈得上集中；其次，只有发散，才能在每次集中后产生新物质，向最佳方案接近，这样的集中才有意义。

（3）发散度高，集中性好，创造水平才会高：发散度高是指一个人发散思维的普遍性和独创性的高低；集中性好，则指的是人善于判断，勇于判断。科学研究中某一问题的解决，一方面往往是这个人的思维沿着一些不同的道路扩散；另一方面又必须应用个人的知识和逻辑规律严密地集中到最相应的解决办法。

六、正向思维与逆向思维

人们的思维总是借助一定的概念或命题而开始，遵循一定的规则、步骤，沿着一定的方向、路线而展开的。其中，思维所依据和采用的起始概念、前提命题，所欲达到的终极目标，运行的方向、路线，运作规则或程序、步骤，等等，都具有相互对立、相互排斥的正反两个方面，由此导致了在思维的整个过程及其各个阶段或环节上普遍存在的、可以从正反两个方向切入的思维运动。如果把其中的一种思维运动称作正向思维，那么构成相反方向的思维运动可称作逆向（逆反）思维。这正是唯物辩证法的对立统一规律在思维运动中的体现。在科学研究中，反证法、归谬法、溯因法、证伪法等均属于对逆反思维的运用。

与从矛盾的单方面出发的正向思维方式相伴相随，逆反思维在思维运动中的意义至关重要。如果没有逆反思维而单凭正向思维，绝不可能产生思维的辩证运动，也不可能导致问题的发现、提出和解决，而只能导致思维的刻板和僵化。当然，正向思维如果作为一种成熟的关于某类问题的解题方式，对于某些问题的提出和解决，通常会起到类比或模型之类的方法论指导和启发作用。然而，它最初的确立仍然离不开逆反思维，并且曾经是作为一种解决问题的逆反思维而被确定和保留下来的，并且在应用于新问题时，仍离不开逆反思维来发现差异、变化等特殊性。

如果说正向思维具有一定的创造性，那么逆向思维的创造性就更为显著。正向、逆向思维在科学研究中交织使用，它们对创造性思维活动的完成有着重要作用。

七、抽象思维与形象思维

抽象思维是人们在认识活动中运用概念、判断、推理等思维形式，对客观现实进行间接的、概括的反映的过程。属于理性认识阶段。抽象思维凭借科学的抽象概念对事物的本质和客观世界发展的深远过程进行反映，使人们通过认识活动获得远远超出靠感觉器官直接感知的知识。科学的抽象是在概念中反映自然界或社会物质过程的内在本质的思想，它是在对事物的本质属性进行分析、综合、比较的基础上，抽取出事物的本质属性，撇开其非本质属性，使认识从感性的具体进入抽象的规定，形成概念。空洞的、臆造的、不可捉摸的抽象是不科学的抽象。科学的、合乎逻辑的抽象思维是在社会实践的基础上形成的。

形象思维就是以记忆中的事物的形象表象为载体进行的思维，形象思维是表象的运动，是各种表象之间的联结。各种表象之间的联结靠的是想象和逻辑。想象是形象思维中最活跃、最重要的因素。这里的逻辑是指事物发展的规律性，也就是人们常说的“客观的逻辑”“事物的逻辑”“生活的逻辑”。正是由于形象思维中想象和逻辑的综合作用，使形象思维的过程和结果很不同于抽象思维。

形象思维的过程始终依靠感性形象，它的思维过程不靠概念思维，而是始终依靠想象、情感等多种感性心理功能。尤其是想象和联想是形象思维进行过程中所使用的主要手段。形象思维具有整体性的特点，强调从整体上去把握事物，通过事物的整体形象来把握其内在的本质和规律。而抽象思维的过程始终是依靠概念进行的，就如同形象思维始终离不开感性形象一样。所谓抽象，实质上就是人类将自身对事物的认识去伪存真，保留合理的普遍共识，丢掉表面琐碎的个别形式，经过理性的分析、判断、分类综合等手段，加以提炼与升华。

形象（直感）思维是凭借表象或形象进行的思维，它具有思维的概括性和间接性的一般特征。形象思维与抽象思维的根本区别在于它不是凭借抽象的概念而是凭借具体的表象来思维。但是，形象思维并不是头脑中原有表象的简单再现，而是通过形象的概括来反映客观事物的本质。因而形象思维的产物既是具体的、生动的，又是高度概括的，反映了事物内在的本质和规律。形象思维主要包括表象、回想、联想、想象、情感等因素。形象思维与抽象思维在人类的思维活动中，往往是相互关联、交融并用的。它们既有一定的特殊性，也存在一定的普遍性。

抽象思维分为形式逻辑思维和辩证逻辑思维。形式逻辑思维是抽象思维的初级形态，它的概念具有确定性和抽象性，它从事物的相对稳定性出发，反对事物的自相矛盾。辩证逻辑思维是抽象思维发展的高级形态，它的概念具有灵活性和具体性，它从事物对立统一的辩证关系出发，强调思维反映事物的内在矛盾。

八、逻辑思维与直觉思维

逻辑是一种严格遵守思维规律的规则，逻辑思维是运用一系列逻辑推导的方法来提示和把握事物的本质及其相互关系的一种思维方式。它具有严密性、间接性、自觉性、必然性等特点。而直觉思维是一种非逻辑化的思维方式，它对其思维对象做出迅速直接的理解和判断，完全不受逻辑规则的制约，它有时是一种原有逻辑程序的简化和压缩，有时又是一种逻辑程序的“违反”。所以它具有直接性、突然性、瞬时性、或然性等特点。古今一切科学发现表明，科学创造并不是某种单一的思维过程，它是各种思维形式综合作用的结果。在这里，逻辑思维因素和非逻辑思维因素相互依赖、相互渗透、相互作用。

（1）科学创造基于逻辑思维，始于直觉思维：科学创造是逻辑思维在学习、接受、研究前人的背景知识的时候陷入困境，并且在逻辑思维本身的程式化的局限性使之不会产生思维跃迁，改由富有自由度的直觉思维加以把握而开始的。

科学创造的过程实际上是一个提出问题和解决问题的过程。毋庸置疑，提出问题和解决问题需要创造性直觉，是灵感的闪现。但灵感绝不会凭空产生，“灵感只垂青于有准备的大脑”。诚如彭加勒所说：“出其不意的灵感只是经过了一些日子仿佛是无效的有意识的努力后才产生的。在做出这些努力的时候，你往往以为没有做出任何有益的事情，似乎觉得选择了完全错误的道路。其实正相反，这些努力并不像原来认为的那样是无益的，它们推动了无意识的机器，没有它们，机器不会开动，也不会产生出任何东西来。”所以，在提出问题和解决问题之前的准备、酝酿期，研究者首先必须对经验材料进行广泛的思考和研究，而这个长期艰苦的探索过程正是以逻辑思维为主线的。

（2）直觉思维是逻辑思维的“飞跃”，逻辑思维是直觉思维的验证：辩证法认为，事物的变化是一个由量变到质变的过程。在科学研究活动中，研究者针对某一问题进行有意识的探索。由于对问题长期的思索，其思维活动达到某种临界状态，或因外界某一因素刺激而受到启发，或因某种联想，顷刻间把研究者的潜在观念、智能充分激发出来。于是，长期紧张工作的逻辑思维的渐进过程突然中断，久思不解的问题在突然闪现的触发信息指导下迎刃而解。正如恩格斯所说的“在一定的关节点上就引起质的飞跃”。所以，综观科学创造史，许多科学问题的解决往往不是在研究者有意识地苦苦思考中，而是在长期思索之后的某一出其不意的瞬间，在散步时、在闲谈中，甚至在梦境里实现的。例如，门捷列夫在即将乘坐火车之际，突然闪现一个新思想，解决了他二十年来未能解决的难题，终于发现了化学元素周期律；阿基米德浸入浴盆之时，豁然开朗，解开了使他困惑已久的“王冠之谜”；美国发明家赫威想发明缝纫机，不知试验了多少次都失败了，却在一天晚上的睡梦之中得到启示，解决了缝纫机的针眼设计问题，获得了成功。这类例子举不胜举。

（3）科学创造是逻辑思维与直觉思维的对立统一过程：科学创造不是逻辑思维与直觉思维的机械相加，而是在整个运动过程中互相依存、互相交替、互相作用，“你中有我，我中有你”。突然的顿悟，是一种创造性直觉，是非逻辑化的“跳跃”。然而，这种科学的直觉认识事后往往能得到逻辑的证明，在其过程的阐析中，就会显露出其中的逻辑细节和推论的合理性。这就不能不承认顿悟阶段中的逻辑因素存在。正因为这一点，有人甚至强调创造性直觉是逻辑过程的压缩、内化，具有逻辑思维的浓缩性。

再就科学创造验证阶段而言，它是一个以逻辑思维为主导的过程，但也不能没有直觉思维的参与。因为论证方式、实验方法的选择并不具有必然性，它既受到主体的知识结构和认识能力等因素的制约，又必须依赖直觉思维的直接把握。

九、分析性思维与整体性思维

分析性思维的目的在于认识事物构成的要素及其静态结构的秩序；整体性思维的目的在于认识事物的演变过程及其动态系统的秩序。这两种方法本来是相互联系、相互补充的，但在人类思维中却经常处于分离甚至对立状态，现代科学的发展促使人们去解决这两者的结合。

在古代，人们习惯采用整体性思维方法，根据少量的直观材料，依靠直觉对世界形成一些猜测性的总体的原则（笼统）的叵识，然后再从这些总原则去演绎推论出对万事万物的看法，即以综合法为主。

到了近代，这种方法已经同科学发展不相适应，人们已经不满足于仅仅从总体上去了解世界的大致轮廓，不仅要求分门别类地去研究世界上的各种对象，而且要求深入对象内部，对其中的各部分做出精确的刻画。适应这种需要，就形成了近代的以分析为主的分析和综合法。

所谓分析法，就是把一个整体分解为各个部分，然后对各个部分分别独立地加以研究。这种分析的特点是“分解”“分割”。

所谓综合法，就是把分解出来的各部分再“组合”在一起，各部分机械地相加。这种综合的特点是整体各部分相加的总和等于整体。近代的分析法与综合法是各自分离的、对立的。直到现在还有深刻影响。正如阿尔托夫勒在《混沌到有序》中所说：“在当代西方文明中得到最高发展的技巧之一就是拆零，即把问题分解成尽可能小的一部分。我们非常擅长此技，以致我们竟时常忘记把这些细部重新装到一起。”

现代科学的理论思维，是分析性思维与整体性思维的结合。分析不能离开整体的目的和指导，整体也不能离开分析的前提和基础，是相互依存和相互补充的。分析是从整体出发，对研究对象进行分解，研究分解出的每一部分，但不停留于此，重要的是分析各部分在整体中的不同地位与联系，抽取出在整体中占主导地位的具有普遍性的东西。分析是为了综合，为了认识整体。整体性思维是以分析性思维的精确性为基石的。

十、二分法思维与系统法思维

辩证思维的二分法是揭示矛盾的对立双方及其关系，以认识该矛盾的思维方法。唯物辩证法告诉我们，事物或问题即矛盾。任何统一物都包含矛盾着的两方面，这两个方面既对立又统一，这就是辩证法两点论。运用两点论去思考和认识事物或问题，就是二分法。因此，二分法是认识任何矛盾的辩证思维方法。这种方法既把矛盾双方分解开来，即“一分为二”，又把矛盾双方联结起来，即“合二为一”，在矛盾双方的对立和统一中把握矛盾的本质。

系统法是以系统观为依据把对象作为系统加以考察的一种方法，就是从系统观点出发，始终着重从整体与部分（要素）、整体与外部环境之间的相互联系、相互制约、相互作用的关系中综合地、精确地考察对象，以达到最佳地认识和处理问题的一种方法。在认识事物时注意两种思维的关系。

（1）二分法和系统法相结合是认识客观矛盾的必然要求　辩证思维的二分法和系统法有着内在的联系，它们相互规定、相互作用，构成一对相互结合的辩证思维方法。在客观现实中，任何事物、过程都不是单一的矛盾，而是包含许多矛盾。这些矛盾有机联系构成复杂的矛盾群体，一种矛盾群体又处于与其他矛盾群体相互联系之中。在这里，如果把矛盾群体看作矛盾系统，那么每一种矛盾就是构成矛盾系统的一个要素。或者说，每一种矛盾都成了复杂矛盾整体的一个部分。人们认识客观对象，既要认识矛盾系统，也要把握构成矛盾系统的各个要素（矛盾）以及它们的相互联系。当人们认识矛盾系统中的各个单一矛盾（子系统），或单一矛盾各个构成要素（规定性）时，就必须运用二分法；而当人们认识矛盾系统或子系统时，就必须运用系统法。因此，二分法和系统法相结合是思维反映客观矛盾的必然要求。

（2）认识客观事物时两种思维相互渗透：辩证思维的二分法和系统法各自蕴含着对方。二分法是以认识矛盾双方及其统一的辩证思维方法。在客观现实中，不仅矛盾自身包含两个对立面的统一，而且矛盾之间也具有对立统一的关系。根本矛盾与非根本矛盾、主要矛盾和次要矛盾、内部矛盾和外部矛盾等之间都既对立又统一。认识矛盾自身双方的关系要应用二分法，研究矛盾之间关系也要应用二分法。当从矛盾系统出发连续运用二分法认识一种又一种矛盾以及两种矛盾的对立统一关系，直到把握矛盾系统的本质规律时，实际上就运用了系统方法。

（3）两种思维在认识活动中发挥不同的功能：辩证思维的二分法和系统法的辩证统一，也是它们充分发挥认识功能的需要。二分法以揭示矛盾双方的本质特征以及它们之间的内在联系为己任，它的职能就是深入认识某种矛盾的本质。因此，运用二分法有助人们深刻地认识对象。但是，要正确理解一种矛盾的性质、特征、地位和作用，必须联系其他矛盾加以思考，这就需要运用系统法参与分析。而且要认识矛盾双方的对立和统一，也要联系其他的有关情况加以考察，否则，就不能获得全面的理解。

总而言之，在医学科学研究中人们正确地认识客观世界以及研究中的发明创造，是借助已知的认识、经验和科学的思维方法进行的。认识事物是已有知识的类化，即寻找事物的类似，发明创造是已有知识的叠铸，即旧知识的重组。显然，知识和方法是认识事物、发明创造的两个必备条件，但知识经验本身还不是智慧，它必须通过科学思维方法的调制才能转化为智慧。而科学的思维方法，必须是思维方法的多元互补构成的辩证思维。突破一般常规思维的惯性，摆脱“思维定式”的负效应，提高辩证思维能力，才能不断产生新思想、新观点、新方法，提出新问题，解决新问题，推动科学的进步。

第五章 医学科学研究中的道德

社会的有序运行离不开社会的道德规范。医学科学研究道德是在长期的医学科学研究活动中逐步形成的一系列调整研究者之间，研究者与研究对象及社会之间关系的一种行为规范。

医学科学研究不仅需要科学研究工作者的聪明、才智以及机遇，还需要具备忠诚于这一伟大事业的献身精神，具备忠诚于事实，敢于迎着困难上的刚毅品德，具备科学研究的道德意识和道德行为。

第一节 科学研究道德的内涵和意义

一、科学研究道德的内涵

医学科学研究道德是医学科学研究工作者在医学科学研究活动中应遵循的道德原则和行为规范。其具有思想性、社会性和科学性。

（1）思想性：医学科学研究是一种职业行为，医学科学研究道德是一种职业道德，它从属于社会道德，是在一定思想支配下，带有明确的人类共同动机的理性活动。著名的科学家往往也是伟大的思想家，是优秀品格的典范，我国科学家“杂交水稻之父”袁隆平，正是怀着解决人类吃饭和生存问题的伟大思想和责任，以坚韧的毅力从20世纪

60年代开始研究杂交水稻，历时几十年创造出人类农业史上的奇迹，被誉为“第二次绿色革命”。医学科学研究道德的思想性内涵是医学科学研究的动力源泉。

（2）社会性：科学推动了人类社会的进步，同时也是社会发展的产物。医学科学的服务领域和研究领域是人类自身。在我国，随着经济的发展，医疗服务水平的提高，基本医疗保障制度、医疗消费以及医疗机构的运作机制等问题已成为社会的热点问题和改革的重点内容，充分体现了医学科学研究的社会性。

医学科学研究道德的社会性在我国社会经济迅速发展的条件下显得更为突出。医学科学研究的成果能否迅速适应保障广大人民群众健康的要求，医学科学研究的方式、方法、途径和价值是否与我国经济文化发展的现实相适应，能否在现有的资源条件下，获得更大的社会价值，这一切都是医学科学研究工作者所不能忽视的。

医学是人的科学，是充满人性的科学，是至爱至仁的科学。因此，道德问题在医学领域，包括医学科学研究中显得尤为突出。

（3）科学性：医学科学研究是一种理性的社会行为，没有道德内涵的科学研究行为是危险的；科学研究和道德是相辅相成的，道德是科学研究的重要支撑。医学科学研究道德的科学性内涵本身就是尊重科学、尊重事实，以严谨的科学态度从事医学科学研究工作，否则必然受到世人的唾弃和历史的谴责。

医学科学研究道德的科学性内涵要求医学科学研究工作者崇尚道德，尊重科学，唾弃虚假和急功近利，以严谨的科学态度和坚韧不拔的毅力从事医学科学研究工作。科学虽然可以始于猜想，但最终要求实证，这也是科学研究道德的核心。

二、科学研究道德的意义

科学研究道德是医学科学研究工作者共同遵循的原则和行为规范，因此，对促进医学科学的发展、规范医学科学研究工作者的行为、引领科学研究方向、取得科学研究成功、处理科学研究活动中的关系具有重要意义。

（1）促进医学科学的发展：道德是科学进步的重要动力，道德水平与科学水平是相一致的，不科学的东西必然是不道德的。崇高的道德理想对医学科学研究工作者的激励作用是一种永恒的内在动力，它比任何一种时尚的、片面的激励措施更持久。急功近利者在任何社会条件下都是存在的、不可避免的，但真正意义上的科学家，是拥有科学精神，为了人类的健康、幸福和发展医学事业而坚韧不拔、勇于献身的人。

事实证明，只有那些具备崇高道德理想和道德情操的人，才能在医学科学研究中勤于实践、实事求是、不断创新。医学科学的发展需要医学科学研究人员对道德、义务和良心有深层次的理解和身体力行；有更强的团结协作精神和集体攻关实力；有置身科技发展前沿的超前意识和时代精神。

（2）规范医学科学研究工作者的行为：在现代社会中，人们的思想和行为是靠道德、法律和社会意识形态共同调节的。法律是道德的表现形式和实现途径，二者不能相互替代，医学科学领域也是如此。虽然各国对医学科学研究和医疗有许多法律方面的公约和规定，但医学科学的复杂性决定了仅靠这些条文是不能完全解决医学科学研究的方向和价值问题的，它在很大程度上依赖于道德的规范作用。道德不良的人可以钻法律的空子，但逃不过社会道德的谴责。

在社会发展中，医学科学研究工作也不可避免地受到一些社会思潮的冲击，在一定程度上影响了部分医学科学研究工作者的思想和行为。由于关系到职称晋升、经济收入、社会名望等利益，极少数人不能以严谨的科学态度对待科学研究工作的现象时有发生。因此，医学科学研究工作者应注重科学研究道德，努力提高道德修养，用当代社会的科研道德规范科学研究行为。医学科学研究的根本目的在于揭示生命活动的本质和规律，认识疾病的发生、发展过程，寻求同疾病做斗争，增进人类健康的方法和途径。

（3）引领科学研究方向：医学科学研究是一个复杂的过程，需要通过实验研究、临床观察、调查分析等途径，对收集到的信息进行综合分析和验证。随着科技的进步，人类对自身的认识也进入了一个新的时期，但也使人类面临医学伦理、社会伦理等一系列复杂问题和挑战。如果人类不全面、综合地看待这些问题，必将面临新的危机。因此，要坚持医学科学研究的正确方向，不仅需要发挥医务人员的聪明才智，而且需要有高尚的医德修养和伦理学要求。

医学科学研究的内在动力是为人类的健康、幸福而献身的崇高精神和坚强毅力，而这种崇高精神来自医学道德、科学理念、时代精神和社会责任。一个真正的科学家绝不会把科学研究作为个人沽名钓誉和满足好奇心而去标新立异的手段。

（4）取得科学研究成功的前提：医学科学研究成果的取得，每一步都是医学先辈的聪明才智、高尚品格、崇高献身精神和坚强毅力综合发挥的结晶。1900 年，美国医生拉奇尔（Lazear）为了研究黄热病的传播媒介，专门到了黄热病流行猖獗的古巴并用自己的身体做实验，让蚊子叮咬自己，结果染上了黄热病，在古巴献出了自己年轻的生命。

高尚的道德品格能激励人们树立为人类造福的崇高理想，正确的科学研究动机和目的激励人们不怕困难、勇于探索。医学科学研究人员只有抱着对人民健康高度负责的态度，才能在新技术、新药物的研制和临床应用中，勇于探索，忠于客观事实。

（5）处理科学研究活动中的关系：在现代科学迅速发展的年代，学科之间的交叉相融和整体化日趋明显，因此在科学研究活动中仅靠个人的力量难完成所研究的课题，必须依靠多学科、多专业人员的互相配合，共同努力。在多学科、多专业人员的协作中，只有保持良好的道德规范，才能处理好个人与他人、个人与集体、个人与社会 、个人与国家等多方面的关系，减少“内耗”，提高效率。可见，道德在科学研究活动中的作用是多么重要。

第二节 科学研究中的基本道德准则

崇高的科学研究道德是开展科学研究的重要动力，是保证科学研究工作获得预期目的的重要条件，可以激励科学工作者为了事业而献身。只有具备了崇高的科学研究道德理想和道德情操的人，才能在科学研究中坚持实事求是，以国家利益为重，尊重他人的劳动成果，处理好科学研究活动中的各种关系，团结协作。医学科学研究中基本道德准则主要包括如下几方面。

一、动机高尚，勇于奉献

动机（motive）的原意是引起动作。将行为导向某一目标的过程就是动机。动机是推动并维持一个人从事某种活动的心理倾向或心理因素，是促使人们为达到某种目的而从事一种活动的内在原因和直接动力，是科学研究道德的核心。

科学研究作为一种社会职业，在 19 世纪下半叶，特别是进入 20 世纪以后迅速发展起来。到今天已经成为社会发展的中坚力量。科学研究队伍占全社会劳动力的比重越来越高，是因为国民经济发展越来越多地取决于科学技术。因此，科学研究人员高尚、积极的科学研究动机至关重要。

（一）动机的决定因素

对于每一名科学研究工作者，产生动机的表现是不尽相同的，其中以下三种因素有决定性影响。

（1）性格特点：性格是行为特征的构成因素，也是动机模式的决定因素之一。例如，科学研究人员在选择课题、环境、条件时，总是选择适合于自己性格特点的目标，有的侧重于基础研究，有的侧重于应用研究，有的善于开发工作；有的宜于实验室工作，有的喜欢调查研究等。说明性格对动机的选择有时起支配作用。

（2）价值观：指人们对客观事物的评估标准与态度体系。集中反映一个人对客观事物的是与非、善与恶、美与丑、重要程度、价值大小总的看法和采取的相应态度。在同样的环境中，由于人们的价值观不同，对各种事物产生的观点和态度不同，从而影响着人们的动机与行为。如有的科学研究人员为了探索未知世界，为了发展医学科学不顾一切，忘我劳动，对他们来说乐在其中，但也有人以名利为重，这都是价值观在起作用。

（3）抱负水平：指一种使工作能够达到某种质量或取得成果的心理因素，抱负水平高的科学研究人员敢于面对困难，战胜困难，有创新精神，其动机及行为标准都达到高水平；反之，抱负水平低者，则无进取心，见困难就退却，做一天和尚撞一天钟。因此，具有科学发现的抱负及自信心的科学研究人员，其从事的研究工作必将取得成就。

（二）崇高动机的意义

（1）科学研究工作者的基本修养：作为医学科学研究工作者应该具备的道德修养，最基本、最首要的就是科学研究的动机和目的。如果一个科学研究工作者是为了发展医疗卫生事业，为防病治病，增进人类的身心健康，造福于民而进行科学研究工作，那就是道德的；反之，如果是为了个人的名利，那就是不道德的。

科学工作者的楷模居里夫人就具备很高的科学道德修养，著名的科学家爱因斯坦曾做出这样的评论：“在像居里夫人这样一位崇高的人物结束她的一生的时候，我们不要仅仅满足于回忆她的工作成果对人类已经做出的贡献，第一流人物对于时代和历史的意义在其道德品质方面，也许比单纯的才智成就方面还要大。即使是后者，它们取决于品格的程度，也远超过通常所认为的那样。”可见科学研究道德在科学研究中的重要性。

对于从事医学科学研究的工作者，要明确的一点就是科学研究道德的动机和目的是发展医学科学，救死扶伤，实行人道主义，增进人民的健康。一位卓越的科学研究人员，是以能力加品德，二者相结合发挥作用的。

（2）科学研究道德的灵魂：一名医学科学研究人员只有具备较高水平的抱负及价值观，崇高的科学研究动机和目的，才能保证所从事的科学研究工作是为了推动医学事业的发展、造福于人类，为社会的进步而服务。一名正直的医学科学研究人员必须要求他的科学研究工作服务于这个崇高的目标。

20 世纪 40 年代，摩尔根的基因学说曾遭到苏联等国一些人的全面讨伐，要把它“从科学中消灭掉”。面对巨大压力，支持这一学说的科学家顾及的不是自己的名誉，而是科学和真理，始终坚持自己的观点，不肯迎合权威而放弃自己的学说。如今，人类基因组计划的重大突破不能不使我们怀念这些伟大的奠基者。1900 年，居里夫人为了研究镭对人体的影响，把氯化镭包在自己的前臂上，以了解它对皮肤的烧伤情况，经过认真观察，取得了第一手数据。她一生献身于放射性元素的研究，最终死于放射线引起的恶性贫血。

（3）科学研究人员聪明才智的前提：科学研究人员只有具备崇高的动机，才能有知难而进的优秀品格，才能在工作中忘我地为医学事业献出毕生的精力。只有崇高的科学研究动机，才能在浩瀚的医学科学探索中，坚持实事求是、善于思考、善于提出问题，发挥应有的聪明才智，才能在工作中谦虚谨慎，尊重他人的劳动成果，善于同他人团结协作，取得良好的科学研究成果。

（4）科学研究工作的潜在动力：科学研究具有很大的风险性，研究人员只有具备崇高的动机和目的，才能敢于面对挫折，战胜挫折。在现实社会生活中，引起挫折的客观因素很多，其中包括管理体制的弊端，人际关系不协调，开展科学研究工作的环境不良，实验仪器设备不配套，提升晋级，职称评定等诸多的客观因素以及个人生理、心理、智力、能力，个人欲望与集体需要，理想与现实，集体中的协作与竞争等。总之，具备崇高的科学研究动机的研究人员，有信心战胜挫折，才有可能取得科学研究成就；反之，则一事无成。

琴纳经过认真观察发现，挤牛奶的女工从未有人患过天花，总结出了牛痘和不患天花之间一种内在的必然关系，提出了接种牛痘预防天花的大胆设想并在自己的家人中做实验。当时“医学会”中有人污蔑他“神智不正常”，嘲笑他是“牛医生”，有的人则说“接种牛痘，会让天真无邪的儿孙身上显出母牛的特征”。他所在的“医学会”居然把他开除会籍。但这并没有动摇琴纳的意志和决心，最终使这一方法被世人所接受，开创了人类免疫接种的先河，为攻克许多严重危害人类健康的传染病奠定了基础。这是医学史上的一次思想革命，一座里程碑。1987 年，世界卫生组织宣布天花在全世界已经绝迹，这一伟大功绩凝结着琴纳造福人类的汗水、心血和高尚品质。

二、实事求是，严谨治学

实事求是，严谨治学就是在尊重科学、尊重事实的前提下，以严肃的态度、严谨的作风、严格的要求、严密的方法，探索事物发展变化的客观规律，反映客观事物的本质。科学容不得丝毫虚假，是一种实事求是的学问，而作为科学工作者必备的品德之一就是做老实人，忠诚于研究事实。世界上有名的“着色老鼠事件”就是一个违背实事求是的典型例子。1969 年，美国某肿瘤研究所的研究人员宣布：他们在延长移植皮肤的存活方面有了新的突破，已经完全克服了皮肤移植中的排斥反应。可是到了 1974 年，人们戳穿了这一骗局。原来，老鼠身上的有色皮肤不是移植上去的，而是涂上了一层颜色，结果这些研究人员声名狼藉，终被世人逐出科学的殿堂。

医学科学研究中的实事求是主要有以下几点。

（1）科学研究设计必须有事实或理论根据。科学理论在它适用的范围内是对客观事物的本质及其规律的正确反映，以科学理论为依据，说到底，就是以客观事实为根据，按客观规律办事。苏联科学家巴甫洛夫曾对青年人说过：“事实就是科学家的空气，没有事实，你们永远也飞不起来，没有事实，你们的‘理论’就是枉费了苦心。”强调科学研究的诚实性，就是科学研究工作要从实际出发和坚持实事求是的态度，只有遵循这一原则，才能保证科学研究选题及实验设计的正确方向。在完成已确定的科学研究工作的过程中，必须按照实验设计的合理要求，认真完成全部实验项目，不能任意取消其中的任何项目，以保证实验的质量。尤其强调的是临床科学研究，是以人体为试验对象，采用任何药物或治疗措施必须符合公认的科学原则，并有实验检测、动物实验和科学文献知识的理论根据。新药研究则要按照国家颁布的药政管理办法实施。进行人体试验应取得受试者或家属的同意，并将有关试验的目的、方法、预期效果、潜在的危险告知受试者和家属，尊重受试者的意愿。

（2）收集资料实事求是。医学科学研究的独特性在于直接对人的健康和生命负责，因此坚持诚实的态度更为重要。科学研究人员在记录、收集资料的过程中，要用科学的方法对所进行的科学研究活动过程进行观察，应做到以下几点。

① 科学观察是一种有意观察，它有着明确的观察目的和观察对象，是为揭示现象背后的原因及其规律性而有意识地对现象加以考察。

② 科学观察常通过仪器进行，这就要求研究者了解仪器的性能并准确地使用仪器。

③ 科学观察总是力求全面地把握研究对象的各种属性，并以科学理论知识去判断和理解观察结果，避免以经验及主观意愿去判断和理解观察结果。

严谨治学，实事求是是历代医学家所遵循的道德原则。唐代孙思邈“博极医源，悉心钻研，广采各方”。明代李时珍一部《本草纲目》耗尽心血，他遍访名医宿儒，搜求民间验方，亲尝药性，参阅古书八百种，三易其稿，历时二十六载，为世人留下了宝贵的医学遗产。

④ 准确而实事求是地记录。科学研究人员必须做到客观地记录阴性和阳性的全部结果，不能按预想的结果记录，甚至捏造结果。对于临床的研究，科学研究人员不能对实验对象有任何暗示而去反映研

究者所希望的情况，不能将似是而非的症状、体征一律划归为“有效的阳性反应”。凡是失败或发现错误必须重做实验，以保证实验结果的重复性和可靠性。要培养严肃、严格、严谨的作风。

（3）资料分析科学求实。首先要认真核实全部原始资料的正确性和完整性，如实估计影响实验结果的各种主客观因素，不能有丝毫隐瞒伪造。正确选用卫生统计学方法进行统计学处理，统计分析时不能先入为主，将数据资料做数字游戏来验证自己的主观想象。研究总结要经综合、分析、归纳、类比、演绎等科学方法进行概括和推理，要符合客观事实。做出结论时要尊重事实，不能任意夸大或缩小，甚至抹杀与期望相反的结论。撰写科学研究论文要科学求实，不能凭主观想象杜撰论文，甚至假报成果。

（4）论文发表、成果推广实事求是。在发表论文、申报成果时，署名同样要实事求是，通常将科学研究成果或论文完成的主要从事者和指导者排在首位，其他合作者应根据在研究工作中贡献大小或按实际工作情况来确定排列顺序，反对争名、挂名、借名等不良行为。

实践是检验真理的标准，科学研究成果的推广有一个过程，需要在社会实践中验证。科学研究人员对于认为是正确的科学研究成果要敢于坚持真理，积极推广，要为维护真理，发展科学而不向任何压力屈服；反之，如果科学研究人员发现自己的科学研究成果不完善，甚至是错误的，则要敢于承认错误，公开失误的原因，主动及时更正，以免他人将谬误当成真理，给医学事业带来危害。

1987 年的英国《自然》杂志上发表的美国国家卫生研究所的一篇研究报告中指出，“年轻的心脏病研究者约翰·达西博士，截至 1981 年被揭露的 12 年间，共编造假论文 100 篇以上”，成为国际上臭名昭著的“达西事件”。

（5）对待他人实事求是。即正确区别、看待前人的结论与自己的贡献。科学研究人员要将前人已做出的结论或已公布的成果与研究者得到的新进展区分开，不能将他人之功据为己有。剽窃别人的科学研究计划或科学研究成果是不道德行为，或者在自己的研究工作尚未完成就剽窃他人成果，抢先发表论文，抢先公布成果或者抄袭他人的论文，改头换面重复发表科学研究成果，或弄虚作假，将非随机科学研究设计更名为随机科学研究设计，再去获取科学研究成果，也是不道德的。

（6）正确对待成功与失败。科学研究是无止境的，在成功面前要谦虚谨慎、戒骄戒躁。同样，科学研究工作中的失败也是难免的，在失败面前不可灰心丧气，而是要认真总结经验教训，继续前进。应该看到，许多科学研究的成功往往曾经屡遭失败，不少科学研究成果的问世曾历经磨难。一名献身科学的科学研究工作者，应该胜不骄，败不馁，永远保持高尚的医学科研情操。

总之，医学科学研究人员一生都要尊重科学，提倡忠于客观事实的道德风尚，坚持真理，修正谬误，用崇高的医德指导自己。

三、团结协作，尊重他人

科学研究工作大多是靠合作、协作完成的。美国女社会学家哈里特·朱克曼曾报道："1951—1972 年的 21 年中，因协作研究而获得诺贝尔奖奖金人数占获奖人数的 79%。"合作研究可谓科学研究的"主导力量"。团结协作是现代科学技术向前发展的一个重要条件。现代科学研究，尤其是医学研究，是多个学科、多种技术协作的结果，离开了团结协作，很难取得重大成就。因此，能否与他人很好地协作完成科学研究课题，成为衡量一名科学研究工作者的科学研究道德好坏的一个标准。在实际工作中，团结协作，尊重他人主要注意如下几方面。

（1）统一部署，相互配合。反对各自为政，各行其是。参与合作的人员可能因对信息掌握的程度不同，科学研究经历不同，知识水平及科学研究能力的差别而做出不同贡献，但彼此之间是平等的，要做到共同对参与的课题负责，增强团体之间的相互依赖。"人类基因组计划"是在世界范围内协作完成的，我国只承担了 1%的部分，就这 1%也需要多学科、多领域的科学研究人员共同完成。因此，一个医学科学研究工作者必须具备谦虚谨慎、团结协作的道德素养和优良品格。这一素养集中体现在正确对待他人和尊重他人的劳动、正确评价自己和自己的成就、正确处理不同学科间的关系上。

（2）局部服从整体。在科学研究合作中，应注意保持团体之间、个人之间、个人与团体之间利害的一致性，强调局部利益服从整体利益，眼前利益服从长远利益，个人利益服从国家利益。应彼此互通信息、统一认识、增进友谊，反对互相封锁信息、各怀心事。要创造合作共事的气氛。

科学研究工作需要有他人的协作及鼓励才能取得成就，任何个人的精力都是有限的。英国细菌学家弗莱明虽然在1929年就描述了青霉素的粗制剂，但离制成药物还相去甚远，至于青霉素的药用价值则更不清楚，如果没有弗洛里和钱恩等人协助和进一步的中间研究，他的研究早已中断，也不会因此而获诺贝尔奖。

（3）明确工作关系。要遵守所建立的研究工作的规章制度，强调科学研究纪律，反对利用协作单位或协作人的科学研究成果搞单项研究。

（4）互相提供方便。仪器、设备的使用应互相提供方便，图书资料等应公开，互相使用，反对协作组中个人或协作单位将设备、资料占为己有。

（5）成果共享。科学研究论文及成果应以贡献大小排列名次，反对协作组中任何单位或个人使用共同的科学研究成果发表论文。科学研究成果的获奖或转让费用应按协作中贡献大小及有关规则进行分配，反对搞平均主义。

（6）负责人尊重协作者的劳动。科学研究目标和任务的实现与科学研究协作中群体凝聚力的高低及课题负责人的素质、能力有直接关系。领导者的个人信念、价值观、道德标准及文化素养等，对研究协作组确立什么样的共同目标产生举足轻重的影响，因此要求领导者具备良好的科学研究素质及品质，具有更高的知识水平、研究能力、表达能力、组织能力、思维能力及创造能力。

具有良好科学研究道德的领导应具备下列素质。

① 具有广博的知识、高超的创造能力和组织能力。“知识，百科全书可以代替，可是，考虑出的新思想、新方案，却是任何东西也代替不了的。”而作为现代科学研究结构中的领导者，其智能就更重要了，要知道自己的所长所短，扬长避短。

② 要有不断创新的进取心。唯有创新，并及时抓住实践感觉到而还没有明确意识到的东西，及时捕捉信息，注重工作效率和效能，才能带动研究人员在工作中取得成就。墨守成规不是好的科学研究型领导。

③ 要有宽容精神，敢于承担风险，尊重科学研究人员的求实精神，积极创造良好的科学研究环境。

④ 在论文发表及科学研究成果发布中，不能以领导自居，争名夺利或抢先发表。

（7）相互尊重。首先，要尊重前人的劳动。科学是人类劳动和智慧的结晶，科学是有继承性的，任何一项科学研究都是以前人研究成果为起点的。只有承认前辈的努力，才能有未来自己的辉煌。因此，要尊重前人或与自己在做的同一研究课题领域中的成果，任何时候都不能把他人的成果或共同的成果盗为己有，论文及成果中要把自己的认识与他人的东西区分开。

达尔文在其学术专著《物种起源》出版前夕，接到了华莱士的论文，其内容、观点和他的研究成果不谋而合，达尔文决定发表华莱士的论文，而把自己已著成的书稿收起来。他曾说：“我宁愿把我的书全部烧掉，也不让别人说我是市侩气。”后经人劝说，达尔文才同意与华莱士联合发表。华莱士得知这一情况后，谦逊地说：“由于自己的幸运，才沾了达尔文独到的光。”这种相互尊重的品格，值得后人学习和效仿。爱因斯坦说：“一个获得成功的人，从他同胞那里所取得的，总是无可比拟地超过对他们所做的贡献。”

在学术领域，有时出现一种相互轻视，甚至贬低的倾向，理论研究与应用研究、基础学科与专业学科、宏观研究与微观研究以及学科间相互轻视，强调自己研究的意义与价值，突出自己成果的科学性或实用性，这也是一种不道德的行为。任何领域的研究都是探索未知世界的活动，都有助于社会的发展，其意义大小取决于具体内容，而不是决定于学科类别。只有研究目标、内容、手段的不同，没有学科间的高低之分。

（8）建立良好师生关系。在科学研究中，青年工作者要尊重师长及所有给予自己指导和帮助者的劳动，在发表的论文及成果中所有曾在科学研究工作中予以帮助的老师，按贡献的大小给予致谢。作为老师或有关领导，也要爱护、支持和充分尊重学生的劳动，要有充当“人梯”的勇气和精神，鼓励学生在科学研究中超过自己，反对以权威自居，垄断一切，有意压制年轻科技工作者，甚至无偿占有别人劳动成果。老一辈科学研究工作者要爱护和支持年轻同志，积极给他们创造良好的科学研究环境及条件。

团结是在尊重科学的前提下实现的，科学观点的争论并不违背团结的原则；协作是在平等合作的原则下建立起来的，贡献有多少之分，水平高低往往表现在不同的研究领域，博采众家之长才是科学研究协作的根本内涵。

四、关爱健康，造福人类

医学科学研究的根本目的是发展医学科学，更好地为防病治病，增进人类的身心健康服务。因此，医学科学研究的基本道德准则是关爱健康，造福人类。其具体内涵主要包括如下几方面。

（1）不损害受试者健康。任何药物或治疗措施进行人体实验，必须符合公认的科学原则，有充分的动物实验依据，保证受试者的安全，同时主持实验者必须具备相当丰富的临床经验。

（2）受试者自愿。当以人为研究对象时，应将有关实验的目的、方法、预期效果、存在的潜在危险，都如实告知受试者和家属，要尊重受试者的意愿，取得受试者或其家属的同意，签订必要的自愿受试合同书。而且允许受试者在任何时候有权撤销承诺。

（3）慎用安慰剂。需要用安慰剂作对照的研究，应根据受试者病情区别给予。对于病情较轻，在规定的观察期中不影响受试者病情，或施用安慰剂不会给对照组受试者带来不良后果，或某些疾病目前尚无有效疗法者，方可在对照组中给予安慰剂，即设立空白对照；反之，对患有严重疾病，停用常规治疗后病情会恶化，或需要给予有效治疗，停用治疗可致病人病情加重，甚至危及生命，对这类病人在实验中必须维持有效治疗，即标准对照。

（4）制定应急措施。临床研究一般要严格按照科学研究设计进行，并要预料发生的风险，将受试者的利益放在首位，不能受任何社会因素的影响。要制定应急措施，防止意外事件发生。实验中一旦出现对健康不利的情况，应及时组织有关人员分析原因，区分是病情本身发展所致，还是由科学研究药物所引起的。一旦出现意外，应该立即停止实验，保证病人的安全，因此，在实验过程中必须提供充分的安全措施，保证对受试者的影响降到最低限度。

（5）正确对待不依从性。临床医学科学研究强调病人依从性，病人自行减量、间断用药或完全停药等均是不依从性的表现。因此，研究人员应加强对病人的关心爱护，采取说服解释等促进依从性的措施，使病人依从性好。在研究过程中如果出现病人依从性差或不依从，研究人员应了解其原因，区分是由于药物疗效不佳，还是服药后出现严重的反应致使病人不能忍受，或是由于病人未充分了解所参加研究的意义而表现出的不在乎。对于出现严重反应的病人要注意观察病情的发展，及时停药并给予相应的治疗措施。经过耐心说服解释后病人仍不依从，则科学研究人员应尊重病人的意愿，反对强迫服药依从。如果病人拒绝参与实验，医务人员仍应同样地给予关心，不应该对他们冷漠或歧视，更不能因此而影响病人的合理治疗。

（6）不影响受试者正常生活。在实验研究工作中，应该注意不影响受试者正常生活，不对受试者的生理、心理、社会等方面造成损害。片面地从个人兴趣出发，凭主观臆造选择研究课题，甚至从事有害于人类的研究行为，都是违背医学科学研究道德原则的。马克思曾经指出:“科学不是一种自私的享乐，有志于科学研究的人应该拿出自己的学识为人类服务。”

（7）坚持诚实的态度。在发表或公布结果时，忠于事实，反对任意夸大或缩小，甚至任意捏造结论。发现自己的科学研究成果不全面，甚至是错误的，要敢于承认错误，主动及时更正，避免同行或后人将谬误当真理，造成经费、人力的浪费，甚至危害健康和生命。

（8）注意盲法的应用。盲法的应用在医学科学研究工作中有重要意义，目的是排除主观心理因素的干扰，较为准确地判断药物的实际疗效，科学地评价药物的实际价值。盲法应用的不足是在受试者有意外事件发生时，不知其接受何种处理因素。因此，在实验中，要求在经过严格训练、有丰富经验的临床医生监督下进行，并在实验设计中预料发生的风险并有充分的安全治疗措施，保证对受试者的影响降到最低限度。

任何科学研究行为都不应该是唯个人行为，科学研究工作者应有社会责任感，根据国家、社会和人民需要，根据主客观条件进行选题、设计、研究。医学科学研究不是研究者个人随心所欲的行为，在一定程度上它表现为整个社会行为，因此，作为科学研究工作者必须对此高度重视。

第三节　人体实验的道德要求

医学科学研究离不开人体实验，这也是医学科学研究中一个特殊的道德问题。人体实验的需要是由医学科学研究的特殊性所决定的，因为任何一项新的诊断与治疗技术及药物，无论动物实验重复几次，在人体推广应用之前必须经过有目的、有计划的人体实验。这是由人与动物存在一定差异这一客观事实所决定的。这就要求科学研究设计及采用的研究方法更加科学、严谨、严肃，有科学文献知识的根据，熟练掌握实验条件，使实验的损失降到最小限度。

一、人体实验的概念

（1）人体实验的含义：人体实验是指直接以人体作为受试对象，用人为的实验手段，有控制地对受试对象进行观察和研究，以判断假说真理性的实践活动。其中受试者既可能是病人，也可能是健康人。

（2）人体实验的类型：根据是否以临床为直接目的，人体实验可分为临床性实验和非临床性实验两大类。前者直接与治疗疾病有关，后者多为医学基础理论研究。

按受试者是否自愿可分为：自愿实验和非自愿实验。自愿实验是受试者在一定社会和经济目的支配下自愿参加的实验。自体实验是自愿实验的一种特殊形式。非自愿实验又包括强迫实验和欺骗实验。

按照实验手段的不同可分为科学的人体实验和非科学的人体实验。科学的人体实验有明确的实验目标、充分的动物实验依据，并且实验程序设计科学，充分估计到潜在的危险并做好相应的预防措施。非科学的人体实验则相反，是草率、不负责任的实验，是应该被坚决禁止的行为。

按得失代价不同可分为得大于失的实验、得失不明的实验、得不偿失的实验。

二、人体实验的意义

（1）医学的发展手段：医学史表明，医学发端于人体实验。在人类与疾病做斗争的起始阶段，人们就是通过亲身的尝试、体验来研究各种针药的治病效果的。中国古书《淮南子·修务训》上说："神农氏尝百草之滋味，一日而遭七十毒。"现代医学的发展，无论是基础医学研究，还是临床医学研究，同样依赖于人体实验。从某种意义上来说，没有人体实验，就不会有医学的进步。

（2）医学科学研究的必要环节：人体实验是医学基础理论研究和动物实验之后，常规临床应用之前不可缺少的中间环节。这是因为动物实验的结果不能直接推广应用到人身上。另外，有些疾病是人所特有的，不能用动物来复制疾病模型，对这类疾病的研究，只能做人体实验。

三、人体实验的道德原则

由于人体实验中存在上述诸多内在复杂的伦理矛盾，所以必须确立医学道德解决这些矛盾，对人体实验行为加以规范。根据国际公认的 1946 年颁布的《纽伦堡法典》和 1964 年颁布的《赫尔辛基宣言》，人体实验道德原则如下。

（1）维护受试者利益原则。维护受试者的利益应在实验的全过程得以遵循和体现。第一，必须坚持安全第一；第二，对于特殊的受试者，有特殊的要求：对于以病人为受试者的人体实验，研究人员必须以更加负责的态度对待实验和受试病人，要将实验严格限制在病人所患疾病的范围，任何离开或扩大实验的做法都是不道德的；在某些国家，研制新药通常是在囚犯中物色受试者，许多医药公司与囚犯还签订实验合同；在毒理学实验当中，犯人约占受试者的 80%～90%。以犯人为受试者，因其所处的依附地位，很难说是自愿的，其健康权利势必受到侵犯。有人因此提出进行额外的安全审查以保护特殊脆弱人群的利益。

有些实验（如某些儿童预防药物实验）只有在儿童身上进行才能取得有意义的结果，而儿童正处于身心发育时期，还不能做出理智、全面的判断，因此，以儿童为受试者必须得到其监护人的同意，而且事先必须经过动物或成人实验证明其有益无害。国外以儿科医师巴索洛米为代表提出以下伦理准则：实验方案经有关部门审核批准，实验有重要价值或提供有用知识，只有在儿童身上实验才能取得有意义的结果，不会有危害性或使其家庭生活引起不快，已在成年人身上进行过同样的实验，确定无害，父母同意，实验者和受试者各保存一份同意书，实验在伦理道德监督机构的监督下执行。这对维护儿童健康权益是非常必要的。

在实验过程中必须采取有效的措施，以保证受试者在身心方面受到的不良影响减少到最低限度，不可冒风险片面追求实验的价值；实验必须由有相当学术水平、胜任此工作的医学科学研究人员执行，并在有医疗经验的医生监督下实施。

（2）科学性原则。人体实验是客观需要。任何一项新的诊疗技术，无论动物实验重复多少次，其结果不能直接外推至人体，在正式用于临床前，必须经过人体实验。但要避免使更多人成为无计划、无目的的实验品。人体实验从设计到实施都必须遵循普遍认可的科学原理、实验方法和分析方法。实验设计必须严谨，实验前必须充分了解有关资料，实验程序的设计应得到科学的说明；人体实验必须以动物实验为基础，经动物实验获得了充分科学依据之后，确认某种新药、新技术对治疗某种疾病有效，并对动物无毒无害，方可在人体上实验。对于不治之症或垂危病人，在没有有效疗法的情况下，为了挽救病人的生命，在病人或家属同意的前提下，可考虑用未经动物实验的新药、新技术进行实验性治疗。人体实验的过程要适当，一般经过如下过程：理论探讨→动物实验→健康人实验→临床病人实验。

在利益的权衡和分配方面，要遵循相应的法律、法规和规范。例如，在方法的选择上应遵循随机化、实验对照、双盲法、可重复做出等原则。

科学性、规范性是现代医学科学研究的突出特点，人体实验作为医学科学研究的必经阶段，势必更加科学，更加规范。因此，医学科学研究工作者在人体实验过程中应信守科学规范的道德原则。

（3）有利于医学发展的原则。《赫尔辛基宣言》指出：“以人作为受实验者的生物医学研究的目的，必须是旨在用以增进诊断、治疗和预防等方面的措施，以及为了针对疾病病因学和发生机理的了解。”人体实验的目的必须是促进医学科学的发展，改善人类的生存环境、造福人类。因此，开展人体实验之前，必须严格审查其是否符合医学目的。

（4）知情同意的原则。知情同意包括“知情”和“同意”两方面：一方面，实验者在实施实验之前，应尽可能详细地向受试者报告实验目的、方法、预期效果、潜在危险和应急措施等，让受试者或其家属真正知情；另一方面，要尊重受试者的意愿，包括受试者同意后又要求停止实验，甚至反复变更。同意，以知情为前提，以自主为条件，受试者应保证受试者的选择是理性的决定，也应考虑到受试者的文化程度和自主权。

《纽伦堡法典》指出："受试者的自愿同意绝对必要。"人体实验作为医学发展的必经阶段是医学伦理道德认可的必然现实，但就社会伦理道德来说，人的权利和尊严是不可侵犯的。知情同意原则，为医学伦理和社会伦理的统一提供了条件。知情同意的根本在于充分体现实验者和受实验者的平等合作关系，通过隐瞒、欺骗、诱惑或强迫的手段取得的所谓同意，是违背知情同意原则的。

第四节　尸体解剖的道德要求

一、尸体解剖的类型

尸体解剖主要分为普通解剖、法医解剖和病理解剖三种。

（1）普通解剖：限于医药院校和其他有关教学、科学研究单位的人体学科在教学和科学研究时施行。死者生前有遗嘱或家属自愿供解剖者，无主认领的尸体可收集作普通解剖之用。

（2）法医解剖：限于各级人民法院、人民检察院、公安局以及医学院校附设的法医科（室）施行。凡符合下列条件之一者应进行法医解剖：涉及刑事案，必须经过尸体解剖始能判明死因的尸体和无名尸体需查明死因及性质者；急死或突然死亡，有他杀或自杀嫌疑者；因工、农业中毒或烈性传染病死亡涉及法律问题的尸体。

（3）病理解剖：限于教学、医疗、医学科学研究和医疗预防机构的病理科（室）施行。凡符合下列条件之一者应进行病理解剖：死因不清楚者；有科学研究价值者；死者生前有遗嘱或家属愿供解剖者；

疑似职业中毒、烈性传染病或集体中毒死亡者。

二、尸体解剖的意义

（1）促进医学发展。尸体解剖是医学发展的重要条件和基础。医务人员对病人进行诊疗，首先必须清楚人体的结构，而搞清人体的结构需要尸体解剖；搞清人体结构与功能的关系也需要尸体解剖；搞清药物的作用机制和其他一些治疗方法及治疗作用，也需要尸体解剖；病人出乎意料地死亡，为查明原因，吸取教训，改进诊断和治疗方法，也需要借助尸体解剖。可见，在一定意义上讲，没有人体解剖学的发展，就没有医学的发展。

（2）验证疾病诊断。临床诊断是对病人进行合理有效治疗的依据，但能否做到诊断正确无误，需要医务人员通过总结大量的经验教训才能做到，其中尸体解剖就是一个重要的手段，不少病例只有通过尸体解剖才能最终确定。

据国内外报道，临床诊断和病理解剖诊断的完全符合率一般只能达到75%左右，大约有25%的临床诊断不完全准确，甚至误诊，而病理解剖诊断一般是准确的，因此，通过病理解剖，可以使医生不断积累临床经验，提高诊疗水平。

（3）妥善解决医患纠纷。尸体解剖有助于查明临床上病人暴死或猝死的原因，以妥善解决医患之间的矛盾。《医疗事故处理条例》第十八条规定："病人死亡，医患双方当事人不能确定死因或者对死因有异议的，应当在病人死亡后48小时内进行尸检；具备尸体冻存条件的，可以延长至7日。尸检应当经死者近亲属同意并签字。尸检应当由按照国家有关规定取得相应资格的机构和病理解剖专业技术人员进行。承担尸检任务的机构和病理解剖专业技术人员有进行尸检的义务。医疗事故争议双方当事人可以请法医病理学人员参加尸检，也可以委派代表观察尸检过程。拒绝或者拖延尸检，超过规定时间，影响对死因判定的，由拒绝或者拖延的一方承担责任。"

（4）发现新疾病。在医学发展史上，许多医学科学的新发现是通过尸体解剖才获得的。在我国，血吸虫病曾在长江流域广泛流行，在病因未搞清之前，长期被误诊为“长江热”。直到1922年在长沙首次发现了犬血吸虫病的病理变化，后经大量尸检和动物实验研究，才认识到血吸虫病在我国的流行和危害性。此外，尸体解剖可以发现或认识由于使用药物等引起的各种医源性疾病，如大剂量皮质激素的应用可导致肾上腺皮质萎缩。

（5）促进科学研究活动。尸体解剖本身就是一项重要的科学研究活动，所以，尸体解剖既可以促进科学研究活动进一步深入开展，又可以加速人才的培养，使医学生和医务工作者通过尸体解剖学到许多知识。同时，尸体解剖可获得人体生命与疾病规律性信息，为研究和防治疾病提供依据。

三、尸体解剖的道德要求

尸体解剖是解剖学本身和相关学科发展的基础，是确定死亡原因、验证临床诊断、积累医疗经验、司法鉴定的基本途径，是保证医学教育和提高医疗水平的必要手段。但尸体解剖应遵循相应的道德原则。

（1）目的纯正。尸体解剖必须用于医学目的或司法目的。普通尸体解剖为教学服务，有助于培养医学生和促进教学研究，符合社会道德要求；病理解剖为医疗和临床研究服务，查清疾病发生发展的规律，总结疾病的病理变化、死亡机理，有利于深化对疾病的认识，具有广泛的道德价值；法医解剖为社会司法服务，自古以来就成为社会习俗，如今对维护法律严肃性和社会秩序的安定，判断死者的死因、性质、身份等都有重要意义，且涉及法律上的量刑定罪，符合社会道德要求。

尸体解剖只能用于发展医学和医学教学的需要，只能用于弄清死亡原因的病理学和法医学的需要，否则是不道德的。

（2）知情同意。尸体，虽然失去了作为社会人的一些生理特征，但仍然有它的社会属性，仍然与社会、群体或个人保持着联系。因此，尸体解剖应当在征得死者生前或亲属同意并办理了合法手续后再进行。卫生部 1979 年发布的《解剖尸体规则》第三条规定：解剖尸体必须经过医师进行死亡鉴定，签署死亡证明后，方可进行；反之，如果不经死者生前或死后亲属同意且又未办理合法手续或经特定部门批准，而进行的尸体解剖或摘取器官的行为，是不合乎道德的。

（3）严格操作：这既是尸体解剖的技术规范，也是道德要求。在具体操作上要保持科学性，切口要规范，留取标本要考虑到保持尸体外形完整，缝合符合要求；操作中严肃，不可随便摆弄、乱切乱放尸体，不可有嬉闹言行；尸检术毕要给尸体着装，佩戴好原饰物，对其贵重物品登记保管并向死者家属移交。遵循这些道德要求进行尸体解剖，是人类认识自身的有效途径，是人类文明进步的标志。

（4）爱护尸体：从尸体本身的价值来说，作为一种特殊的研究材料，应得到爱护和珍惜，以便在有限资源的情况下发挥更大的效用。从社会学角度来说，不论死者生前的身份和地位如何，应得到同等的尊重和爱护。尸解完毕要缝好洗净，尽可能恢复原貌，这不仅是对死者的尊重，也是对家属乃至生命的尊重。

第六章

科学研究选题

科学研究选题就是从战略上选择科学研究的主攻方向、确定研究课题的过程和方法。

科学研究的起点，就是选题。选题正确与否，直接关系到科学研究的方向和路线是否正确。形象地比喻，选题如同航海时选择航程，登山时选择路线，冲破包围圈时选择突破口。科学研究题目的确定是科学研究工作者思维能力与认识水平、专业知识广度、深度的集中体现，是指导科学研究设计和科学研究实施的主题思想。可以这样认为：选题不当，就是科学研究方向和路线上的失误，这种失误会造成无可挽回的损失，所以这种科学研究注定要失败。因此，必须以极其严肃认真的态度，高瞻远瞩的眼光，科学地、实事求是地认真对待选题。

第一节　科学研究选题意义和程序

一、选题的意义

（1）推动科学技术的进步。科学研究选题是科学研究首要的战略性环节。20 世纪伟大的物理学家爱因斯坦曾说过：“提出一个问题往往比解决一个问题更重要，因为解决一个问题也许仅是一个数学上的或实验上的技能而已。而提出新的问题，却需要有创造性的想象力，而且标志着科学的真正进步。”这是这位伟大的科学家科学生涯的经验总结。一方面，提出开创性的科学研究课题，对于科学技术本身发展与进步有着巨大而深远的意义；另一方面，科学工作者能否恰当地选择有创见的科学研究课题，对于科学研究获取有意义和有价值的成果具有关键作用。

（2）明确科学研究目标和任务。科学研究首先应该确定研究方向和主攻目标。没有明确的方向和目标，不知道研究什么，也就谈不到怎么去研究。从科学研究的一般程序来看，科学研究要搜集资料，要进行观察和实验，科学抽象和逻辑加工，最后提出科学假说和形成科学理论，然而，所有这些都是针对某个特定的目标去做的。没有明确科学研究课题，就谈不到有意识地搜集资料，进行观察和实验，就绝不可能成为有所造诣的科学家。

（3）有计划地调整科学研究人员的知识结构。研究人员进行科学研究，必须有一定的知识结构，包括两个方面：一是科学研究人员的知识储备量，二是科学研究人员现有知识要素之间的组织方式。

科学研究人员的知识储备越丰富、越雄厚，他日后进行科学研究的潜在能力就越大。这就要求科学研究人员必须不断地学习和补充新的知识。一般人们积累知识的方式有两种：其一是非定向积累，即在没有明确具体任务之前，循着知识的普遍适用程度按由大到小的方式进行；其二是定向积累，即在明确了具体科学研究方向和确定了课题之后，根据课题需要，学习新知识。对于已具备了一定基础知识的科学研究人员来说，主要是采取定向积累。因此，只有明确了研究方向，确定了科学研究课题，才能进行定向积累，有目的地改变研究人员的知识结构，适应科学研究工作的实际需要。

进行科学研究，不仅要有丰富的知识，而且要有从事研究工作所需要的知识结构。不同的科学研究课题要求具有不同的知识。相对于某一具体的研究课题来说，知识要素结构的最佳性是科学研究工作顺利进行的必要条件和重要基础。因此，科学研究人员的知识要素的结构需要经常调整，而究竟朝什么方向调整，则取决于选择什么样的课题。一般地，科学研究课题确定之后知识要素结构的调整，是将原来储存在头脑中的知识要素，按照课题要求进行重新组合和变换，形成适应于课题的最佳知识结构，以保证完成一定科学研究任务。

科学研究是探索未知的一种创造性活动。在一般情况下，单凭原有的知识结构很难成功。这是因为，一方面人们不能等到知识完全成熟之后再去选题；另一方面即使原来认为知识已经够用了，但由于碰到了新问题也可能会感到原有知识结构的不足。因此，必须定向丰富知识，调整知识的组织方式，以达到最佳的知识结构。

（4）决定科学研究工作的成败。在科学研究中，最困难和最关键的是选择合适的课题。如果能把问题提明确，有办法入手，问题就解决了一半。开题开好了，有了明确的、创造性的思路，加上恰当而精确的方法技术或实验设计，仔细严谨地分析，就容易得到正确的结论而成功。在科学研究中，科学研究课题选择的是否恰当，决定着科学研究工作的成败。科学巨匠牛顿青年时代选择了天上物体同地上物体是否遵循同样的力学规律这一课题，在伽利略、开普勒等人开创的动力学工作的基础上，总结出了运动三定律和万有引力定律，奠定了经典力学的基础，成为近代物理学的奠基人。但是在后半生他却选择了一个纯属迷信的研究课题，即埋头于约翰启示录的研究，试图论证上帝的存在，结果白白地浪费了二十多年的光阴。由此可见，正确地确定科学研究课题，是科学研究的战略起点，它决定着科学研究工作的成败。正如弗兰西斯•培根所说：“如果目标本身没有摆对，就不可能把路跑对。”

（5）决定科学研究所使用的方法和手段。科学研究就是达到一定的目标，完成一定的任务，然而，实现一定的目标和完成一定的任务必须采用一定的方法和手段。方法和手段是为目标和任务服务的。不同的研究课题所使用的方法也不相同。在生理解剖学问题的研究上需要用解剖法；在天文学、气象学问题的研究上需要用观察法、比较法；在生物进化问题的研究上需要用分类法；在生命起源问题的研究上需要用理论思维方法和模拟的方法；等等。由此可见，只有科学研究课题选定后，才能决定采用哪种研究方法，而正确的方法和手段是科学研究成功的必要条件。

二、立题的程序

（1）提出问题。科学始于问题，应用观察或理性思维，通过对日常工作中的一些现象仔细观察，发现问题、提出问题，形成了自己的初始意念，作为选题的起点。一个完整的、严谨的科学研究题目，需要一个相当长的过程。但是，无论是医学实践的需要，还是文献资料的提示，问题都是在脑海里先显现出来的，这种瞬息的灵感在哲学上叫作初始意念。这个意念可能是不完善的，但是非常可贵，历史上许多重大的科学研究课题、重大的发现与创造，无不出于初始意念。

科学研究是不断地提出问题和解决问题的探索过程。每一个科学研究课题首先必须是一个“问题”。所谓“问题”，就是一种科学上的疑问或矛盾，就是人们想要解决而没有解决的难点，是知和不知的对立统一。它体现了人们对事物的已有认识和未知认识之间的矛盾。如果对事物一无所知，就形不成问题；如果对事物都已基本上认识了，那也就无所谓问题了。前者人们暂时无法探索，后者则是人们已经完成了的认识，是基本上没有疑问的知识。因此，作为科学研究的课题必须是一个问题或者矛盾，否则就不能形成和作为一个科学研究课题。

（2）查阅文献。有了初始意念，是否具有科学性，一定要系统地查阅文献，寻找理论依据，使初始意念系统化、深刻化、完善化，形成创新点。其主要工作就是查阅与本题有关的重要文献，从中了解在这个问题上前人已经做过哪些重要工作？问题的关键在哪里？哪些问题已经解决了？哪些尚待解决？他人采用什么研究方法？结论的科学性如何？只有弄清以上诸问题，才能开始新的研究工作。

除查阅文献外，还要通过调查、访问及观察等手段对有关问题的实际情况进行初步了解，目的是对这一问题研究的价值及可能性进一步摸底，做到心中有数。

在查阅文献的过程中，如果有了新的发现，可以扩充新的内容，甚至拟定新的题目。

（3）形成假说。选题初始意念的形成，只是提出了问题，将这种初始意念系统化、深刻化、完善化，变成系统的理论认识，形成科学的假说，是整理选题的过程。所谓科学的假说，就是对科学上某一领域提出新问题，并对这个问题提出未证实或未完全证实的答案和解释。假说是理论思维的一种重要形式，是检索自然科学理论过程中的一个不可缺少的重要阶段。

假说有两个显著特点：假定性和科学性，即假说是根据已有的科学理论推测出来的，但同时又有一定的事实作为依据，绝不是胡思乱想，主观臆造的。在整理选题时，首先要证实假说的科学成分，即是否以一定科学实践和事实根据提出来的，或者已有文献记载同种问题作为类比，还要通过查阅文献寻找恰当的手段证实这种假说。

假说的建立，可以使研究者根据假说确立的研究方向进行主动的、有计划的观察或实验，避免研究上的盲目性。

（4）制订研究计划。科学研究本质是一个提出假说、验证假说的过程。上述形成的假说必须通过一定的方法来检验和证实，而检验和证实假说需要一个具体的实施步骤和计划安排，这就是制订研究计划。其包括两个方面：一是根据学科特点进行专业上的设计，二是应用科学研究设计的基本内容、要素、原则等进行设计。

（5）确立课题。对初始意念经查阅文献，使初始意念形成假说成立，就可确立课题，然后实施。课题确定后，应写出研究报告，即对科学研究选定的题目进行全面的文字叙述，这有助于使科学研究思路进一步得到检验，同时也便于同行专家进行综合评价，提出建议与意见，使选题的思路、方案更加完善。

可在原有课题的基础上，不断延伸，使题目不断扩大。不断提出问题→解决问题→提出新问题→解决新问题，推动研究工作不断深入。

第二节　选题的指导思想与原则

一、选题的指导思想

科学研究中选题的指导思想是应该遵循实事求是、客观实际、科学合理的原则，从自己所处时间、空间和科学研究的硬件条件出发，根据国家和社会发展的需要，结合自身的业务能力（范围）、科学研究能力（水平），选择所要研究的关键问题的突破口。选择这一突破口时，必须做到科学合理，符合客观规律。这就要求作者在立题之前尽量多地吸取前人在研究这类问题时的正确经验和失败教训。文献占有量是科学研究选题的理论根据。有的学者形象地把其比喻为“站在巨人的肩膀上”研究世界，就会科学地、高瞻远瞩地寻找到科学研究的理论根据。没有理论根据的课题，是违背科学性、合理性的，结果注定是要失败的。

医学是国家经济建设和社会可持续发展战略中的一个极为重要的方面，这就决定了医学科学研究选题必须而且应该符合与国家经济发展的总战略的需要。在这个大前提下，结合自己的实践，加强医学基础性研究和应用基础性研究，注重引进、消化、吸收、推广国外先进科学技术成就的应用技术性研究。坚持医学科学研究选题为防病治病、为保护人民健康服务。

二、选题的原则

科学研究选题要在科学理论的指导下，紧密结合实际需要，以严肃认真的科学态度，寻找、选择有明确的目的性、较强的科学性、较有远见的课题。选题时，要遵循以下几个原则。

（1）目的性。无目的的研究，犹如在无航标的茫茫大海中游弋的船，只能被大海吞没。所以选题首先应明确目的，即明确要研究、解决、探索什么问题，采用什么方法和手段研究解决这些问题，来不得半点模糊和搪塞。

如有人提出一个题目，即“对疾病的防治研究”，从表面来看，此题很有研究意义，但实际上这个题目存在缺陷：疾病范围浩瀚广大，是针对某一疾病，还是所有疾病，要研究的是预防问题，还是治疗方法，太笼统、太模糊，用什么手段和方法去研究也不明确。因此，这个题目是违背目的性原则的，是不可能实现的。

（2）科学性。遵循科学性，也就是选题方向正确，具有合理性。能否实事求是，符合客观规律地确定选题，取决于研究者是否在尽可能多地占有文献资料的基础上，吸取前人在这类研究领域中的成功经验和失败教训。在这种科学理论指导下，实事求是地结合自己所处环境的硬件条件，科学合理地安排人、财、物的运作，使自己的研究结论符合已经证实、确立的规律、理论、定律、经验事实，使整体研究在手段、方法、人才上有机地配合。

（3）先进性，即创造性、新颖性。人类社会就是在有目的、有计划不断地探索未知事物规律的活动中，创立新理论，认识新知识，发明新技术，不断地发展和前进。科学研究是通过这种复杂、创造性的劳动过程去认识自然界、保护自然界、利用自然界，对已认识和尚未认识的客观存在的事物，经过探索性的研究，进行科学的抽象，标前人尚未发现之新，立前人模糊之异，形成科学的理论。这种理论性研究要求有新见解、新发现，得出新结论。应用技术性研究则要求发明新技术、新材料、新工艺、新产品等，或把已有的技术应用推广到新的领域，这种标新立异的探索研究就是人类更正确、更全面、更深刻地认识和改造客观世界，从自然王国向自由王国过渡时的创造性。这种创造性也是对前人科技成果和理论的修正、补充、发展。

科学研究选题，如何才能达到选题的先进性呢？应考虑以下几点：

① 前人从未研究过的；

② 虽然前人有过研究，但尚不完善、全面，需进一步补充和发

展的；

③ 经过实践证明前人已有的结论，有部分或全部错误的，需要重新认识立说的；

④ 国外虽有类似研究，但研究资料不公开，不能引进来解决我们国内需要的。

（4）实用性。也称为需要性，即根据国家经济建设和社会发展的需要和实际，选择在医药卫生事业中急需解决或有重大意义的关键问题。这是医药卫生科技选题的前提和动力。要依靠医学科学发展的现状与趋势，发挥自己的专业优势和特长，充分利用各种资源，集中解决可待突破的关键问题。最大限度地适应经济建设和社会发展的需要，也就是说要使你选择的课题有较大的社会和经济效益。在考虑实用性方面还应该想到国家或地区科学技术的基本方针，尤其是改革开放以来，党和政府十分重视科学研究，为科学技术制定了一系列方针政策，科技工作者应该了解和掌握这些科技方针。我国科技部提出“抓住一头，放开一片”方针，其意就是抓住基础性研究和应用基础性研究一头，放开应用技术性、开发性研究的一大片，使科学研究成果尽快转化为促进经济建设和社会发展的生产力。因此，在选择立题时，就应该紧紧扣住应用技术性研究的主题，适当地根据应用技术性研究的需要进行应用基础性研究和纯基础性研究。据此来把握课题的水平，应用价值，切实地解决经济建设、社会发展中防病治病的实际需要。

（5）可行性，即具备完成课题的主客观条件。研究者如不从自身的业务能力、学术水平及自身所处环境中的诸如设备、仪器、经费等硬件考虑，一味地追求高、新、尖选题。势必出现在科学研究中的好高骛远，使研究工作陷入无可挽回的境地。

如果没有自信，一味地认为自己水平不高，条件不行，设备落后，无所事事地消极等待，也是不可取的。

把握好可行性原则，需要做到以下几点。

① 正确评价研究者的知识结构、业务水平、研究能力、思维能力及个人的理论研究素质。

② 正确评价客观条件是否具备，包括研究手段、技术条件、设备仪器、动物供应、实验或临床资料、信息文献、经费支持、研究时间、参加研究人员情况、协作条件等。

③ 主、客观条件的互相衔接、结合、补充。

科学研究选题的五个原则既互相联系又互相区别。需要性原则规定着研究的根本方向，为社会和科学发展的需要服务；创造性原则体现了科学研究的特征，即探索未知领域的新规律、新现象；科学性原则体现了科学研究的内在根据，即实践、事实、规律、理论等；可行性原则表达了科学研究的现实条件，即具备完成课题的主客观条件；目的性原则反映了科学研究的期望，是科学研究工作的动力。

第三节　选题的种类

按获取资料的手段分为如下几类。

（1）实验研究类。为揭示某种事物或现象的本质，阐明其运动规律及机理，需要用实验研究的方法和手段来观察、研究受试对象在实验条件下各种必要影响因素所产生的效应、作用、效果等，从中搜集实际资料进行分析、综合、科学演绎、归纳、判断推理，从而获得高度的理论性认识的一类研究。诸如药理学、药物开发性研究，微生物学、病理生理学等方面的研究。

（2）调查研究类。为较全面掌握、了解某些情况，弄清某些问题，采用实地调查、询问、采样、分析的手段和方法，对被调查对象搜集其相关资料，再通过综合、分析、判断、推理，从中概括总结出具有普遍意义的科学结论的一种研究方法。如临床医学中的调查报告，流行病学、卫生学中的调查研究，等等。

（3）新技术、新方法、新材料开发类。主要指新诊断技术、治疗方法、手段的引进、开发和应用，以及原有的技术方法、手段在新业务领域中的应用、推广等。这类研究要求研究者知识广，并与其他学科协作，类似边缘性科学研究。

（4）专著及文献综述类。在对某一专业系统、较长期研究的基础上，对国内外已发表的有关该问题的文献、资料信息有全面的理解、掌握，并就某些问题，经过对上述信息载体中的观点、论点进行认真系统的比较、分析、综合研究，从而科学地总结其规律，形成了一整套对这些问题认识的观点、见解、推理。

（5）医学科学研究管理类。科学研究管理人员在医学科学研究管理工作的实践中，不断地总结经验教训，调查、总结、归纳出科学研究管理工作中具有普遍指导意义的管理经验、规律和方法，调动医学科技人员的积极性，规范科技人员从事科学研究的行为，提高科学研究水平等方面的管理性研究结论。

第四节　选题的方法

一、选题的思维方法

科学研究选题重在发现问题，一般来说，发现问题有如下几种思维方法。

（1）发现疑问。学科发展水平越低，值得怀疑的结论越多；实践越依赖于经验和常识，可信度越低。怀疑并不是随心所欲地猜疑，其依据有两个：一是事实与经验，二是逻辑。作为怀疑依据的事实与经验，总是与现有结论或常规不一致甚至相悖。

逻辑是检验理论合理性的有效工具。对理论的逻辑推敲，可以从推敲概念，尤其是一门学科的基本概念做起。对于一时十分流行的概念也应仔细推敲。在一般情况下，怀疑的产生具有上述两方面的依据，事实与原理相悖引起思索，思索又指向原理的逻辑合理性。

通过怀疑提出的问题，经过研究后，有两种可能的结果。一是部分或完全证实了研究者的怀疑的正确性，提出了使人们对这个问题的认识向真理更接近，科学研究获得成功，出了成果。二是与此相反，研究的结果证明研究者怀疑错了，其维持了原来的结论，科学研究没有成果。当然这是令人遗憾的结果。但怀疑被否决，至少能使我们对自己曾经怀疑的理论的正确性有更深入、更确切的认识。发现自己怀疑不正确的原因，也可以锻炼我们的研究能力。

（2）转换思维。即转换思维的角度，从与原有结论不同的角度进行思考，或从不同的层面上来认识原有的研究对象，以形成关于对象的新的认识。这种认识的产生不以否定原有的结论为前提，它需要摆脱原来的思维定式和已有的知识影响，另辟蹊径。

思维角度的转换是多类型的，常见的有：在同一层次上的转换，从思考问题的一个方面转向另一个方面；在不同的层次上的转换，可以是从较抽象转化到较具体，或是从较具体转向较抽象；把研究的重点放到事物与事物之间，同一事物不同发展阶段之间的结合部。

（3）类比移植。通过与其他科学研究对象类比和借用其他学科的思维方式，来发现本科学研究的新问题。这种思维方式的特点是从别的科学研究中得到启发，找到发现问题的视角。因此，其关键是善于发现不同科学研究对象与思维方法之间的关系，善于借“他山之石”。

（4）深入探究。如果说上述几种思维方法都与对事物的已有认识直接相关，那么，深入探究现象的思维方法则要求直接面向现象，从对现象本身的思考中提出新问题。

当今世界丰富多彩，各种现象变幻无穷，只要我们善于多问几个为什么，就会发现许多值得研究的新课题。我们可以从现代社会的需求出发，去研究新产品、新技术、新工艺的开发利用，去研究解决社会热点问题的方法和途径。

二、选题的具体方法

（1）从文献中选。即从已有理论与事实之间的矛盾中选题。在阅读文献时，常常会发现理论与事实之间的矛盾，这类矛盾表现出来的，不是经验有误就是理论存在问题。一是新事实与旧理论之间的矛盾，二是理论推出的逻辑结论与客观事实之间的矛盾。

（2）从学术争鸣中选。即从目前科技理论体系之间的矛盾中选题。一是同一科技理论体系内部包含的逻辑矛盾，二是同一学科不同理论之间的矛盾，三是不同科技理论体系之间的矛盾。

（3）从医学实践中选。在工作实践中，常常会发现社会需要与现有科技条件之间的矛盾。社会需要是科学研究的动力，经济建设、社会发展、人类生活的需要随时会提出理论上和技术上的各种各样的新需要，这方面是科学研究工作特别是应用性研究最直接、最广泛、最有价值的选题来源。

（4）从科学的交叉区和边缘区中选。在现代，不同科学和技术的交叉区和边缘区往往是科学与技术问题的生长点，常常引出复杂程度、层次性、价值性颇高的科学研究选题和成果。例如，维纳等在数学、物理学、自动控制、电子技术等学科相互渗透的边缘地带开拓了一个崭新的研究领域，取得了控制论研究成果，创立了控制论科学与技术。

（5）从各种机遇中选。在具体的科学研究工作实践中，往往能够出现意外的情况和收获，如可能出现新的发现、新的灵感、新的意识、新的思路、新的线索等各种机遇，对有心人来说，在整个科学研究过程中存在这方面的机会，它往往成为新的科学研究选题，是科学研究选题重要的源泉之一。如19世纪科学大发展中，大量新的科学研究线索是在实验室中开展某项研究时通过实验和观察发现的，最终带来了新的科学理论和技术原理的创造和突破。

（6）从科技项目指南中选。我国各行业、各部门和综合科技管理部门，从国家到省市一般都有一定的经济发展规划和科技发展计划，有的还有专门的科技项目指南，这些都是根据实际发展需要和集合各方面的意见而制定出来的，大多具有现实性，科技计划项目指南不少为一年一换，科学研究工作者既可从中直接选题，也可围绕这些规划和计划选题，如科技部有年度科技计划项目指南、重大科技专项项目申报指南、自然科学基金计划重点项目申报指南等。

（7）从直觉思维和意外发现中选。科学研究人员对其研究方向和研究范围富有浓厚的探索兴趣，在这一过程中，科学研究人员偶然迸发出的想象、灵感、直觉以及意外发现同样是科学研究选题的重要来源，当然，这类选题开始时可能是幼稚的、肤浅的，尚需深入思考和论证。

（8）从正在研究的课题中选。在科学研究实践中，原有的问题可能已解决，但在原有研究的基础上往往会发现新的问题，作为进一步的研究课题。科学研究活动常常是在一项课题的研究过程中，进一步向深度或广度延伸，形成新的课题。

在科学研究选题中，可应用的选题技巧有：模仿和类比，寻找新的生长点；根据已有的选题，寻找细微的差异扩大选题；改变选题的组合因素，编制新题目；借鉴别人的选题，升华自己的构思；在研究中，注意科学领域的空白点；在争论的焦点中选题；结合地区特色选题。

三、选题的注意事项

（1）切忌重复。由于自己的专业限制、知识面窄、文献信息占有量小等种种主观因素的制约，研究者认识问题的眼光短浅，没有高瞻远瞩，产生一种自以为“一览众山小”的感觉，重蹈别人的覆辙。这是科学研究中首先应避免的。

（2）注意事物间的差异。差异就是反映事物间本质特性存在的区别。外部现象的差异往往是事物内部矛盾的集中表现。从量变到质变的观点出发，当两类事物某现象的差异达到一定水平时，很可能就发生了质的变化。因此，科学研究应密切观察、比较事物的特征与区别，首先从事物间的差异入手，抓住差异进行比较、分析、研究，往往会得到意想不到的、有特殊意义的研究结论。

另外，在日常工作、生活中，要密切注意那些不易被人们关注的问题和现象，及时抓住这些偶然的现象、线索，反复观察、探讨，会使科学研究出现“柳暗花明又一村”的奇迹。

（3）注意事物间的横向联系。科学技术是从宏观到微观，多层次、多学科纵横交叉的结构体系。互相交叉、互相渗透是现代科学技术的最大特点。注意加强学科间的横向联系，依靠本学科的科学技术和科学理论，研究开发出周围边缘学科的科学技术，或者应用其他学科的科学技术，开发本学科领域的科学技术，这就叫学科渗透。

（4）注意寻找自己专业领域和相关学科领域的空白点。在检索文献、获取信息时，要注意寻找和发现本专业和相关学科领域中的空白点，这种空白点就是突破科学技术包围的突破口，研究起来一般难度较小，易出成果，也是科技人员最惬意碰到的奇迹之一。注意开发那些最易出成果的领域。

（5）注意利用别人的优势充实和发展自己。在选题时，要注意与相关学科、相关人员和机构开展，资源、设备、方法技术等方面的合作。通常根据研究需要，求得多方面的合作，优势互补，以提高研究的质量和水平，早出成果。

（6）与工作基础、技术条件及经费相结合。

第五节　课题的来源

（1）计划性项目。指根据国家和地区科学技术发展规划所划定的研究任务，结合自己的学科、专业和人才、技术资源优势，从中选择自己能做到的项目。现阶段我国医学科学技术性计划项目分为以下几类。

① 国家级项目：“863”项目、“973”项目；科技攻关项目；自然科学基金项目；攀登项目。

② 部级项目：国家卫生健康委员会、教育部、国家食品药品监督管理总局等下达的计划项目。

③ 省（直辖市、自治区）级项目：省（直辖市、自治区）科学

技术委员会、卫生健康委员会、教育厅、食品药品监督管理局等下达的计划项目。

④ 地区（市、盟）级项目：地区（市、盟）科学技术委员会、卫生处（局）、教育处（局）、卫生和计划生育委员会、医药管理局（处）等下达的计划项目。

（2）单位项目。指根据本单位实际工作需要，为解决一些关键性技术问题并列入本单位的科技计划的项目。

（3）行业和社会性项目。指根据社会有关部门，企事业单位的需要，结合本学科专业和技术、人才优势，以科技服务的方式，进行有偿或赞助性研究课题。此类项目大多有学科、行业交叉，需要多学科联合攻关，优势互补。

（4）自选项目（个人选题）。在实践工作经验基础上，根据个人业务特长、技术水平及信息文献掌握的情况，选择自己感兴趣又符合经济建设和社会发展所需要的研究项目。

选择课题的方式可有三种：主动搜索，即由研究者凭自己的眼力在遇到的事物中发掘和挑选课题；被动接受，从需要解决问题的部门或计划管理部门所提出的课题中，加以取舍；主动搜索与被动接受两种方式相结合。就国家有关部门或国际上有关合作或协调组织所提出的较大范围内或某一领域中的课题，进行搜索和挑选。

第七章

科学研究设计的内容

科学研究设计是关于研究计划、方案的制订。良好的设计是顺利进行科学研究和统计分析数据结果的先决条件，也是使研究获得预期结果的重要保证。科学研究设计是医学科学研究活动的重要组成部分，良好的研究设计是保证科学研究工作多快好省的前提，因为任何科学研究工作都要根据特定的研究目的搜集资料，并经过资料的整理分析才能揭示事物的本质规律。同时，疾病防治的效果及各项实验研究结果受到许多因素的影响，这就要对群体进行观察。一项较好的研究工作应该有合理的设计。如果事先没有经过周密的考虑，在设计上存在较大问题就不可能得出较为可靠、科学的结论。

第一节　科学研究设计的基本内容

为了能以较少的人力、物力得到明确可靠的科学结论，在进行研究之前，应针对研究目的经过深思熟虑后制订出包括研究内容、方法、观察指标等在内的能指导研究工作整个过程的工作计划。虽然在研究过程中有时需要对计划作必要的修改，但是，如果没有一个全盘计划，做了上一步再考虑下一步，则容易导致研究工作进展不理想甚至失败，这在研究工作中必须避免。

一、明确研究目的

研究目的是进行研究的前提，因为在研究中所采用的研究方法、范围、对象等都由研究目的来确定，如果没有明确的研究目的势必事倍功半，造成人力、物力的浪费，成功的可能性很小。

凡是有益于增强人们体质，防治疾病，有利于医学科学发展的都可作为研究课题。但对于某一项具体的研究工作来讲，应有明确而具体的目的，有明确的主攻方向；明确本研究要解决什么问题；近期目标，远期目标是什么；得到何种预期结果；目前国内外关于本研究内容的最新进展等。

一般来讲，一项具体的研究工作只能要求解决一两个问题，不要涉及问题太多，以免影响工作质量。

通常医学科学研究主要目的有如下几个方面：

（1）描述疾病或健康状况的分布现象，了解高危人群或高危环境，以便进行重点防治以及为疾病的诊断提供依据；

（2）疾病病因及影响因素的研究，以便从根本上进行防治；

（3）疾病的社会诊断，如艾滋病发生的社会问题；

（4）疾病的自然史，如寄生虫、微生物生活习性的研究，疾病的发生机理、经过等；

（5）效果评价，包括疾病的诊断、治疗、预防措施效果评价，以筛选最优的方法措施。

二、确定研究方法

根据研究目的，选择恰当的方法，即确定实现研究目的的最佳途径。不同的研究目的可用相同的研究方法，同一研究项目可有不同的研究方法，研究方法大致可分为以下三种。

（1）观察法。在自然条件下通过调查、观察与研究分析认识疾病或健康问题的现象、规律与病因。按观察的内容分为现场观察与临床观察。按观察的方法分为描述性研究与分析性研究。

（2）实验法。在研究者直接控制条件下进行研究，它用人为控制某因素以干扰疾病在人群中的分布状况，或用人工手段采取措施，以探讨某病的危险因素或防治效果。

（3）理论与方法研究。包括医学科学研究所涉及的基本原理、认识，资料收集、分析方法，实验方法等方面的研究。

研究方法对资料收集的可靠性、科学性、时效性影响很大。一项研究可以采用一种研究方法，也可以同时应用几种方法。不同的研究方法各有优缺点，亦有一定的适用范围，运用时应注意。研究方法的确定应根据研究目的、研究内容以及研究者对各类方法的掌握程度而定。

确定研究方法的同时应考虑方法上涉及的理论与技术等问题。

三、确定研究对象

研究对象根据研究目的和方法而定，大致可分为人和动物。

若以动物为对象还要进一步明确什么动物，动物的品系、月龄、雌雄、体重等。注意选择对研究因素敏感的、有代表性的动物。

若以人作为研究对象，需要进一步明确具体条件与要求，以及不适宜作研究对象的排除标准等，做出明确规定。例如，在研究慢性支气管炎时可规定为“每年持续咳嗽两个月，且连续两年或两年以上者，或者持续咳嗽三个月或三个月以上者”为慢性支气管炎病人，其中当然应排除其他原因造成的长期咳嗽病人。

在确定研究对象中应注意：①研究对象要代表总体目标人群；②能够保证从研究对象中获得所需要的研究资料，即能服从研究目的，在研究中予以积极配合；③不妨碍研究对象的正常活动，不侵犯人权；④符合当地的法律规范和道德标准；⑤所比较的两组或组间要具有可比性。

医学科学研究绝大多数是通过样本推断总体，也就是从众多研究对象的总体中抽取部分单位作为样本进行观察研究，来说明总体情况。例如，观察某药治疗高血压的效果，一个地区高血压病人人数众多，不可能全部进行观察，只能是选择部分作为研究对象来说明该药对高血压的治疗效果，这就是随机抽样。在确定研究对象时要随机抽样（具体方法见现况调查）。

随机抽样需要首先确定一个范围，这个范围可以是一个地区、一个团体、一个企业或一所医院。

四、确定样本大小

样本大小即研究对象的数量。医学科学研究绝大多数是以样本推断总体，不可能对总体进行全部观察或实验，因此需要考虑研究对象的数量，即样本大小问题。

疾病的发生原因及防治效果受多种因素的影响，如果只观察几个人，很难得出可靠的结论。在同样的条件下，研究对象越多，所得的结论越可靠。但也不是研究对象越多越好，样本太大，工作量大，增加人力物力，工作不易做得细致，反而可能影响工作质量。

样本大小受多方面因素的影响。究竟需要多少研究对象合适，请读者参阅本书第十一章。

五、确定观察指标

研究结果用什么指标来反映，对研究工作质量有很大影响，是鉴定实验结果的方法与尺度。在确定观察指标时须注意如下几点。

（1）选择反映研究效应实际的指标，即能够确切地反映研究因素的效应。

（2）选择客观指标。体温、心率、血压、白细胞计数等是客观指标，而疼痛、麻木、头昏等则是主观指标，一般来说，主观指标受心理因素、思想情绪等影响较大，误差也较大。

（3）选择特异性指标。特异性高的指标易于揭示事物的本质特点而不易受其他因素的干扰，即要有排他性。例如，对急性肾炎疗效的观察，尿液检查有特异性，而血沉则缺乏特异性。

（4）选择灵敏、精确、稳定、可靠的指标（见本章第二节）。确定观察指标后，还要规定其具体的内涵，测量方法和标准。

六、资料收集方法

资料的收集可大致归纳为如下几个方面。

（1）信访。用通信的方式，调查了解研究对象的有关情况，多尔（Doll）与希尔（Hill）在研究吸烟与肺癌的关系时即运用此法。本法用于流行病学调查及临床对某病病人治疗后的随访。

（2）常规记录资料。如临床记录或病例，疾病报告，死亡报告，人口统计，气象资料，农药及某种药物使用量、销售量、环境监测记录等。这类资料可作为研究的补充资料或相关因素分析资料，可从有关部门获得。

（3）现场调查询问。是对研究对象直接的面对面的调查，主要用于了解调查对象以往的病史，接触致病因素情况及目前状况。

（4）身体检查与检验。对研究对象作身体检查与有关检验，了解病人病情及防治效果等。包括某些常规检查和专项检查。

（5）现场观察与环境因素检查。不同的疾病现场观察与检查的重点不同，如对肠道传染病发病情况的观察重点应该是供水卫生、食堂饮食卫生等；虫媒传染病则要调查有关媒介的孳生条件、密度等；职业有关疾病要了解作业环境有害物质的浓度，排放及工作保护条件等。

七、拟定研究记录

将调查或实验研究的内容、观察指标按照一定的要求与格式制成统一表格，以便在研究实施中方便使用。通常表格中包括一般项目，分析项目与核对项目。

调查表或实验记录的拟定应注意如下几点。

（1）内容要明确。使调查者、被调查者、实验操作及记录者准确理解各项目的内容和实质。

（2）项目记录要简便。使调查者能容易完成，特别是现场调查时切忌以简答问题的方式记录，应采用选择答案式。

（3）要考虑分析时的方便。多用编码表。

（4）多采用一人一表。使整理、分析、核对方便。

八、误差与偏倚的控制

误差是指研究观察结果与真实情况之间的差异，即样本统计量与相应参数间的差异。

偏倚是指在研究或推论过程中所获得的结果系统地偏离真实值。是在研究设计阶段、实施阶段，由于某种或某些因素的影响，研究或推论的结果与真实情况存在差异。产生的原因主要有：研究中由于所用仪器不准或试剂不精，操作人员技术欠佳，采用不恰当的标准等。这类误差的出现一般是有规律的，产生的原因往往是可以掌握的，因而在设计中要尽可能考虑到各种系统误差的具体来源，并通过实验质量的控制消除。具体控制方法参见有关章节。

九、确定统计方法

在研究设计中要考虑好最后用什么方法进行统计分析。因为研究设计中研究内容、观察指标、资料收集方式等均与统计方法密切相关。根据统计方法要求有目标地收集数据，又可对收集资料的方法及内容提出进一步的要求。如果事先不加考虑，就可能会导致资料分析时找不到适当的统计分析方法而影响研究工作，或者是统计分析不需要的东西在研究中调查收集，造成人力、物力的浪费。具体统计方法的选择参见有关章节。

十、确定研究时间

研究时间包括研究期限和具体时间安排。每个研究项目都有一定期限要求。研究期限的长短视研究目的、研究内容、范围、样本量等确定。一般来说，研究的资助方均有期限要求，应根据研究需要和资助方的期限要求，统筹兼顾而定。

研究的具体时间安排指研究时间进度与实施步骤，是完成研究任务的时间保证。在一般情况下，研究时间安排是依据研究要求、范围、内容及主客观条件来确定的，但有些特殊的项目本身有时间要求，错过一定时机，就降低了研究价值。

研究时间的确定，一定要留有余地，以防意料不到的情况出现。

十一、研究组织工作

现代科学的进展，各学科间高度综合，大多数研究课题不是靠一个或两个人所能完成的。需要若干研究人员的协作，甚至是不同学科的联合攻关或国际合作，因此一项研究组织工作十分重要。程序清楚，分工明确，各司其职，组织有序是如期完成研究项目的必要前提。大型研究可分为几个研究组，在即定的研究时间、步骤要求下，各组分工合作，成果分享。

人员的组成取决于研究范围、规模、研究方法、完成时间与经费多少。

在研究设计中还要考虑经费预算问题，据财力安排研究工作，切忌经费不足而研究规模庞大，最后半途而废。

经费预算包括：调查人员的经费开支，购置必要的仪器设备，消耗用品（动物、药品、试剂、调查表格等）开支，交通等后勤开支，研究对象补贴，等等。

第二节　项目申请书的撰写

科学研究课题确定下来以后，接着就是要撰写一份科学研究项目申请书。它是研究经费申请所必备的文字材料，同时也是研究课题的分阶段、分步骤地细化工作，所以也称为项目计划书。撰写医学科学研究计划书对研究者来说是一项必备的基本功，一份完整的医学科学研究设计书应该包含题目、立题依据、研究目的、设计方案、研究对象、研究方法、预期结果、伦理问题、经费计算、进度安排等方面的内容。

由于课题来源的途径不同，侧重点也不完全相同相似。但任何一份科学研究项目计划书都应包括以下内容。

一、一般项目

一般来说，医学科学研究项目计划书的封面及次页包括如下内容，称为一般项目。

（1）研究类型。指申请课题的性质是基础研究、应用基础研究、应用研究、开发研究。

（2）课题的名称。能够确切反映研究特定内容的简洁语言。题目名一般不宜超过 25 个汉字，英文题名应与中文题名含义一致，一般以不超过 10 个实词为宜。

（3）承担单位。指该项研究的主要负责单位。

（4）课题负责人。指承担单位的首位科技人员。有些项目申请书称为“申请者”。

（5）主持部门。指进行招标的主要负责单位。

（6）项目主要成员。指参加项目的主要人员（不含申请者）。

（7）起止年月。该课题进行的周期。

（8）通信地址、电话号码、E-mail 地址。

（9）申请日期。

（10）内容摘要与主题词。

二、立题依据

立题依据是科学研究项目计划书的主要组成部分。在该部分中，申请者应该提供项目的背景资料，阐述该申请项目的研究意义、国内外研究现状、主要存在的问题、本研究的切入点与意义以及主要的参考文献等。

（1）项目的研究意义。在此应该说明所要研究的疾病或健康问题是当前的重要公共卫生问题或目前急需解决的重要问题。研究的意义本身就是选题所考虑的重要内容之一，在此应该使用一些的指标，如发病率、病死率、死亡率以及伤残调整生命年来阐述此问题。

（2）国内外研究现状和存在的主要问题。在阅读了大量同类研究文献的基础上，综述出该研究领域国内外研究现状、发展趋势以及目前存在的主要问题。

（3）本研究的切入点与意义。针对国内外同类研究中存在的问题引出本研究的目的和意义，阐明本研究的重要性和必要性以及理论意义和实际意义。特别要表明与国内外同类研究相比，本项目的特色和创新之处。

（4）列出主要参考书目和近期的参考文献。

三、研究方案

研究方案中包括研究目标、研究内容、拟采用的研究方法、技术路线、可行性分析、项目的创新之处、年度计划及预测进展、预期成果等内容。

（一）研究目标、研究内容和拟解决的关键问题

1. 研究目标

用简洁的文字将本研究的目的写清楚。例如，描述城市社区居民伤害现状及影响因素。原则上，目标要单一、特异。一项研究只能解决 1～2 个问题。研究目的可以分为主要研究目的和次要研究目的。

2. 研究内容

说明用什么方法来研究什么问题。内容应与目标一致，要重点突出，紧扣研究目标，不要写与研究目标无关的内容，亦不要写过多难以实现的内容。

（1）研究现场的选择：研究计划书中应该把进行研究的现场写清楚。包括选择研究现场的标准，研究现场所具备的条件以及研究基础。研究现场可以是医院，可以是社区，也可以是有一定组织的机关和厂矿。

（2）研究对象的选择：医学科学研究研究对象选择的关键是研究对象要有代表性，否则所得结果不能外推。选择研究对象时应考虑几

个问题：病人的来源要有明确的规定，必须规定病人进入的标准和排除标准。

（3）样本量：估计样本量是研究计划书中的一个要点。样本量的估算一般有几种方法，可根据文献报告或按相关统计书上的公式进行计算。一般来说，研究所用的样本量可以在估算好的样本量的基础上增加 10%～15%，以防止因研究过程中的失访所造成的样本量不足。

（4）抽样与分组方法：研究中是否使用随机化的方法来抽取研究对象、是否采取随机分组的方法来分配研究对象以及使用什么样的方法抽样都应该在研究计划书写明。

（5）研究对象的知情同意：任何一项涉及人群或病人个体的研究都必须事先征得病人书面或口头同意才能进行。在研究计划书中也应该写明用什么方法解决研究对象的知情、同意问题。

（6）干预方法：在计划书中对所要采取的干预措施要详细说明。如果是在临床研究中，治疗方案更应该详细、具体。

（7）研究指标：研究因素是指本研究拟达到目标的因素或指标，这是评价研究计划的关键所在。研究因素或研究指标可以是终点指标，如死亡、痊愈、发病；也可以是中间指标，如好转、血液黏稠度下降等。选择特异、客观、可测量的指标是研究计划能否达到研究目的的重要一环。选择指标应该考虑：

① 指标不能太多，应采取最小化的原则来筛选指标；

② 指标要有特异性能且有客观的方法测量；

③ 指标要有时间性；

④ 尽量选用数量指标；

⑤ 指标所反映的现象必须能够重复出现，而不是偶然现象。

（8）研究进程和质量控制：注意研究计划的依从性；对不良反应的处理；研究资料的完整性和准确性；可能出现的偏倚及控制方法。

3. 拟解决的关键问题

阐述本研究在方法和技术上要解决什么难关，其反映研究项目的难点所在。

（二）研究方法、研究技术路线、可行性分析

（1）研究方法。研究者可以根据研究目的和可以利用的条件选择相应的研究方法。

（2）研究技术路线。在研究计划书中，研究者可以用文字、简单的线条或流程图的方式，将研究的过程、路线表述清楚。

（3）可行性分析。在可行性分析部分，应该写明申请者的研究背景、研究能力、申请者及其团队所具有的硬件或软件条件以及研究现场的条件等，再次表明申请者对完成该项目的可行性。

（三）项目的创新之处

用简洁明了的语言说明项目的创新之处。

（四）预期研究成果

对本项目拟达到的目标以及阶段性目标，拟取得的成果或产出给予描述。

（五）年度研究计划与预测进展

在这部分应该按照研究项目的研究期限来设定项目的年度计划，以及在研究过程中的预测进展情况。一般可以分为准备阶段、实施阶段、资料分析阶段和论文撰写阶段。有的项目本身就是科技成果的推广项目，它的研究期限将是年度推广计划或年度成果计划。

四、研究基础

研究基础包括三个方面的内容。

（1）与本项目有关的研究工作积累和已取得的研究工作成绩；

（2）已具备的实验条件，尚缺少的实验条件和拟解决的途径；

（3）申请者和项目组成员的学历和研究简历，已发表的与本项目有关的论文论著，已获得的学术奖励情况以及在本项目中承担的任务等。

五、经费计算

在计划中应明确经费的支出科目、金额、计算的根据及理由，包括科学研究业务费、仪器设备费、实验材料费、实验室改装费、项目实施费等。在分预算的基础上，写明总的申请金额。

六、其他内容

在项目申请书的最后，还有一些其他的项目，包括申请者的承诺、专家推荐意见以及申请者单位和合作单位审查意见等。当这些项目都写清楚或填写完成后，一份完整的医学科学研究项目计划书或项目申请书就告完成。

第八章

实验设计的要素与原则

实验设计是关于实验研究计划、方案的制订。是顺利进行实验和结果分析的先决条件，也是使实验研究获得预期结果的重要保证。

第一节　实验设计的基本要素

实验设计的基本要素包括处理因素、受试对象和实验效应三部分。如用两种降压药治疗高血压病人，观察比较两组病人血压值的下降情况，这里所用的降压药为处理因素，高血压病人为受试对象，血压值为实验效应。基本要素确定的正确与否，会直接影响实验研究的成败。

一、处理因素

处理因素也称为研究因素，是指在实验研究中有目的地加到受试对象身上的因素。与其相对应的还有所谓非处理因素，它是指非有意加到受试对象身上，而在实验中可能起到干扰作用的因素。

（1）处理因素的性质。

① 施加处理因素：分化学性处理因素，如药物、营养素、激素、致毒物、生产性粉尘等；物理性处理因素，如针刺、艾灸、射线、理

疗、外科手术等；生物学因素，如细菌、病毒、真菌、寄生虫等。

② 固有处理因素：如研究成年男女冠心病发病率，则性别就是固有处理因素；研究不同年龄人群血脂含量的差异，则年龄就是固有处理因素。

（2）处理因素的数目及水平。处理因素的数目指研究中人为施加几个因素，如果是一个称为单因素。单因素设计目标明确，简单易行，条件好控制，一目了然，但同一因素在量上可有不同程度。例如，临床观察某药分不同剂量组，该药是单因素，大、中、小不同剂量即所谓水平，这叫单因素多水平实验研究。如欲研究不同年龄组病人采用某种药物治疗的效果，这是两个因素，每个因素又要分为几个剂量水平，这就是多因素多水平实验研究。

（3）多因素间的“相互作用”。多因素之间由于某种影响，能够增强或减弱处理因素原有的效应，称为“相互作用”。如观察两种药物的疗效，看它们是否可能发生相互作用，即两种药物的协同作用和拮抗作用，在设计时分组应包括对照组、甲药组、乙药组和甲药+乙药组，这样才能判明两药间是否存在相互作用。

（4）处理因素的强度：所谓处理因素的强度，实际上就是一个剂量的问题，即施加的因素一定要达到使受试对象能产生效应的剂量，所以强度一定要适宜。

（5）处理因素的标准化：在科学研究设计中，处理因素的标准化应特别注意，如用某抗生素治疗某病，在同一实验研究中要采用同一厂家生产，同一批号，纯度相同，使用时在不同组间还要按同一规程配制。如采用中药治疗观察，应对中药的种属、产地、采取季节、泡制方法、剂量、用法等力求一致，这叫处理因素标准化。

（6）处理因素的实施：在解决处理因素数目、强度等问题的基础上，还需要制定处理因素应用规则、制度及具体方法。在临床试验中，有时由于病情变化，所制定的规则难以实施，因此在设计时应同时规定发现和克服这种情况的方法。

二、受试对象

医学研究的受试对象通常是人和动物，在实验设计时首先要确定实验对象，并对实验对象的条件做出严格的规定。

（1）临床实验对象。临床实验对象通常是病人，病人的特点各有不同，如疾病有先天和后天自然条件下罹患的；患同一种疾病者其具体病情、病程又有不同，过去是否接受治疗情况不同，各个病人合并其他疾病情况以及生活条件不同；等等。这些特点就决定着他们对同一药物可能具有不同的反应。病人之间的这些差异使临床实验研究变得十分复杂，如果不对受试对象加以控制，使受试对象做到标准化，就会造成实验结果的个体差异很大，难以进行统计和得出结论。因此，在临床实验设计时，必须对实验对象做出统一的规定。

① 列为实验对象的病人，必须按统一的诊断标准进行诊断。通常根据国际疾病分类和全国性学术会议规定的诊断标准选择病人，因为其具有权威性，还可与同类的研究结果比较。

② 对病人的年龄、性别、病情轻重、病程和病史做出明确的规定。合乎条件的才可列为实验对象，不合乎条件的一概不能列为实验对象。只有这样才能避免由于条件相差悬殊，个体差异大而影响实验结果的判断。同时还要制定排除标准，例如，年老体弱者同时患另一种影响实验效果的其他疾病，或对实验药物有不良反应的，均应排除在受试对象之外。

（2）动物实验对象。研究内容不同，选择动物的要求也不同，总的原则是选择与人体功能接近的动物，以便使研究结果有更好的外延，推而广之；选择对实验效应敏感的动物，以便得到预期的、可靠的结论。例如，研究循环、神经、消化的生理病理特点，血管吻合术、体外循环、脏器移植等最好选用狗，因为狗在这方面的功能与人很接近。

不论选择人或动物作为受试对象，均要同时考虑所需数量，即样本大小。有关内容参阅相关章节。

三、实验效应

所谓效应即我们通常讲的实验指标，是具体反映处理因素作用、效果的指征，是鉴定实验结果的客观尺度，是实验研究工作的核心内容。指标选的是否恰当，直接关系到实验结果的成败，所以选定指标是实验设计中至关重要的问题。

（1）指标的性质。医学科学研究所用指标性质上可大体分为两类：

① 计数指标：是指处理因素作用于受试对象以后所发生的生理现象或病理现象，只能以清点数目的形式记录下来的指标。如观察疗效时痊愈、显效、好转、无效、恶化等；化验指标（-）、（±）、（+）、（++）、（+++）等；动物实验中的生存与死亡各多少例等。

② 计量指标：是指实验效应所反映的客观现象能以定量数据记录下来的指标。如研究儿童身长（高）用厘米表示，体重用公斤表示，肺活量用升或毫升表示，体温用℃表示，等等。

（2）指标的数目。指标的数目没有统一的规定，一般均按研究目的来确定，绝不要以为指标越多越好，要抓住主要矛盾，对主要指标一定要仔细地观察。主次同抓必将分散精力，浪费人、财、物。

（3）指标的选择。选择观察指标时要注意如下几点。

① 指标的关联性，指观察指标能够准确地反映处理因素的效应本质，与处理因素有本质联系。如痰中结核菌检出率是反映开放性肺结核的本质性指标。

② 指标的特异性，指所选用的指标应能确切地反映疾病本身及处理因素的效应（又称指标的效应性），不受其他因素的干扰。如碳氧血红蛋白（HbCO）就是一氧化碳中毒的特异性指标，而血沉并非急性肾炎的特异性指标。近年来免疫学的发展很快，于是有些研究不分青红皂白地在自己的实验中加进免疫学指标，这是不妥的。

③ 指标的客观性，实验指标有客观与主观之分，医学诊断上常有病人主诉和病人检查所见，主诉即主观感觉，检查所见即客观现象。

主观感觉可受社会因素、心理因素的影响，难以判断；客观指标受心理状态的影响较小，且控制信息偏倚，应用价值较大。

④ 指标的精确性，精确性包括两个意思：准确度与精密度。准确度指观察值与实际的接近程度，也称指标的真实性；精密度指重复观察时，观察结果的一致程度或接近程度，也称指标的可靠性。如果一个指标有几种测定方法，应选择其中最精密的一种。

⑤ 指标的灵敏性，指检出实验效应的微量变化。如观察细胞的亚微结构必须用电镜；欲观察体内微量金属元素，可采用极谱法、原子吸收分光光度法等。

⑥ 指标的标准化，指标应有时间和空间的标准。例如，观察降压，不仅观察降压的时间，还要观察降压的持续时间，就是要统一规定持续多长时间才算有降压效果。

（4）指标的观察。实验效应的观察应避免带有偏性，如实验中医生常偏重于新疗法，从而影响结果的真实性，为了消除和减少这种测量上的偏性，在研究中应采用盲法，多用双盲法。

第二节 实验设计的原则

一、对照原则

（1）对照的意义。有比较才有鉴别，对照是比较的基础，要确定处理因素与实验效应的关系，没有对照不能说明任何问题。因此，在医学科学研究中，除单纯的正常生理指标的调查外，一般都需要进行有对照的比较研究，设立对照可以控制非实验因素的影响，辨别疾病的痊愈是防治效果的作用还是自然痊愈等。故实验设计的对照不是可有可无，实为不可缺少。

（2）对照的应用。主要包括以下几个方面。

① 消除非处理因素的影响：应用对照的目的在于估计各种因素

的影响程度，以便显示处理因素的真正影响。从逻辑学的对比观点来说，欲观察某药是否有效，一种疗法是否可用，某个因素对某个指标是否有影响，都需要以各种形式进行对照研究，在互相对比中辨别因素的效应。

② 找出综合因素的主要矛盾：如验证某个方剂（多味药或多种药）对某种病的疗效，可通过多种对比或去除某几味药（中药方剂）的对照，最终找出起主要作用的某药或某几味药。

③ 验证实验方法的可靠性：通过标准阳性对照获得阳性结果，而标准非阳性对照获得阴性结果，才能证明实验方法可靠，可在实验研究中应用。

另外临床生化检验中常采用对照的方法，用来修正实验数据，寻找实验的最佳条件，分析实验中的问题或差错的原因等。

（3）对照的方式。对照的形式有多种，可根据研究目的和内容加以选择，常用的有以下几种。

① 空白对照：对照组不施加任何处理因素。例如，观察维生素 A 的防癌作用，实验组的石棉矿工人每天口服一定剂量的维生素 A，对照组的石棉矿工人不服维生素 A，处理因素完全空白。追踪观察一定时期后，比较两组工人癌症的发生率。 空白对照简单易行，但容易引起实验组与对照组在心理上的差异，从而影响实验效应的测定。

② 安慰剂对照：对照组采用一种无药理作用，且对受试者无害的制剂，它在剂型或处置上与实验药物相似，不能为受试者识别，称为安慰剂（placebo）。使用安慰剂有助于避免对照组病人产生与实验组病人不同的心理作用，但在使用时一定要慎重，做好“保密工作”。一般来说，适用于小规模的实验研究。

③ 实验对照：对照组不施加处理因素，但施加某种与处理因素有关的实验因素。例如，在赖氨酸添加实验中，实验组儿童的课间餐为加赖氨酸的面包，对照组的为不加赖氨酸的面包。这里面包是与处理有关的实验因素。两组儿童除是否添加赖氨酸外，其他条件一致，

这样才能显示和分析赖氨酸的作用。由此可见，当处理因素的施加需伴随其他因素时（如赖氨酸添加在面包里），若这些因素有可能影响实验结果，应设立实验对照，以保证组间的均衡性。

④ 标准对照：用现有标准方法或常规方法作对照。这种对照在临床试验中用得较多，因为在很多情况下不给病人任何治疗是不符合医德的。另外，还可用于某种新的检验方法是否能代替传统方法的研究。

⑤ 历史对照：以过去的研究结果作对照。例如，某种疾病过去的治愈率为 0，今有一种新药连续治愈 2 例，尽管没有另设对照，仍可认为是一种很好的药,因为过去大量从未治愈的该病病人就是对照。历史对照仅适用于非处理因素影响较小的少数疾病，一般不宜使用，使用时应特别注意资料的可比性。

⑥ 自身对照：对照与实验在同一受试对象进行，比较受试对象接受处理因素前、后实验效应的差别。如以病人用药前、后的血压值作对比。自身对照简单易行，使用广泛，但实验中总是将处理前作为对照，故严格地说，它不是随机分配而成的，有一定局限性。若实验前后某些环境因素或自身因素发生了改变，并且会影响实验结果，这种对照就难以说明任何问题。因此，在实验中常需单独设立一个对照组，比较实验组与对照组处理前、后的效应差值。

⑦ 相互对照：几种处理（或水平）互为对照。例如，三种方案治疗贫血，三个方案组可互为对照，以比较疗效的好坏。

二、重复原则

重复（replication）是指各处理组及对照组的例数（或实验次数）要有一定的数量。如果例数太少，有可能把个别情况误认为普遍情况，把偶然或巧合的现象当作必然的规律性现象，以至于实验结果错误地推广到群体。但例数太多或实验次数太多，又会增加严格控制实验条件的困难，造成不必要的浪费。为此应该在保证实验结果具有一定可靠性的条件下，确定最少的样本例数，以节约人力和经费。

重复的另一含义是研究方法的可重复性，即在相同条件下，采用相同的方法应能得到相同的结果。

三、随机原则

随机是指总体中每个个体均有同等的机会被抽取作为研究观察对象或每个受试对象有同等机会被分配到不同处理组。在实验研究中，不仅要求有对照，还要求各组间除了处理因素外，其他可能产生混杂效应的非处理因素尽可能保持一致，即均衡性要好。贯彻随机化原则是提高组间均衡性的一个重要手段，也是资料分析时进行统计推断的前提。

随机原则包括随机抽样和随机分配，随机抽样见第九章，随机分配是实验设计的重要环节。随机分配方法有完全随机分配、区组随机分配和分层随机分配。

（1）完全随机分配。采用随机排列表直接将受试对象分配到不同组别。具体使用方法见本书第九章。还可利用抽签的方法，如预先规定奇数到实验组，偶数到对照组。当涉及大样本实验时，可利用计算机产生随机数字，如规定随机数字（0 除外）大于 0.5 的受试对象分到实验组，小于 0.5 的受试对象分到对照组。

（2）区组随机分配。先根据实验的分组数，将特征相同或相近的受试对象划分为若干区组，再在每个区组应用随机方法进行分配。这样不仅提高组间的均衡性，而且保证不同组间受试对象数相同。

（3）分层随机分配。先将受试对象按某些特征，例如，年龄、性别或病情轻重程度等分成不同层次，再在各层中进行简单随机分配，其可提高组间的均衡性。

随机分配虽能提高比较组间的均衡性，但并不能保证比较组间具有均衡性。在研究设计及分析中要注意混杂因素的控制。

四、齐同原则

齐同是指除处理因素外，不同比较组研究对象的其他因素或条件相同，即组间要有良好可比性。齐同是进行比较分析的前提，没有齐同就没有分析比较的价值，齐同包括如下几个方面。

（1）比较组间除接受的处理因素不同外，其他条件应相同。例如，在临床疗效分析中，不同组间研究对象的年龄、性别、职业、病程、病情的轻重程度等应相同或相近，保证组间的均衡性。在动物实验中，不同组间动物的品系、月龄、体重、饲养条件应相同。

（2）对实验效应的观察方式要相同。前面已提到实验效应的观察要尽可能选择客观、精确、敏感、特异的指标，但在不同组间要采用相同的观察方式和标准，包括采用相同的仪器设备、测试手段、观察方式等。例如，对胃溃疡治疗效果的比较，不同组间可采用不同的处理因素（中药、西药等不同药物），但对效果观察的方式应一致。绝不能一组用胃镜观察，另一组用 X 射线钡餐造影或其他方式观察。此外，为了克服主观心理因素对观察效应的影响，观察中应采用盲法，多用双盲法。

（3）其他对研究效应有影响的因素也应相同。即其他影响观察效应的各种辅助治疗因素也应齐同。如疗效比较，不同组的观察对象在能否保证良好休息、合理营养、社会心理因素等方面应一致。对发病、治疗效果与多种因素有关的疾病，在进行疗效评价时应特别注意。对于与职业有关疾病，应特别注意不同组间是否脱离了职业致病环境。

例如，比较中西药治疗急性肾炎的治疗效果，除不同组间病人的年龄、性别、病情轻重程度相同，采用相同的疗效观察方式外，两组间病人的休息、饮食等情况也应相似，绝不能一组采用住院方式治疗，另一组门诊接受治疗。再例如，汽车司机是高血压的高发人群，要比较该人群高血压不同药物的治疗效果，除其他方面符合研究要求外，不同组间是否脱离职业环境也要相同。若一组用甲药，为一边工作一边用药治疗；另一组用乙药，为休息治疗，则两组间无可比性，不能说明甲、乙两药效果何者为优。

（4）对两组的观察应同样重视。随访时在询问及标本化验方面，两组均应同样认真对待，更不能在诊断确定或阳性结果成立之后再去调查。

齐同是进行分析比较的前提，许多实验设计内容的目的就是实现齐同，包括合理选择研究对象、随机分配、采用合适的设计方案等。

五、盲法原则

盲法是避免信息偏倚的措施，在实验效应的观察中应使用盲法。

所谓盲法原则，简单讲就是不知道法则。依据不知道对象的类型，盲法分为单盲、双盲及三盲三种。

（1）单盲。单盲（single blind）是指研究者知道分组情况，研究对象不知道自己属于哪一组。这种盲法的优点是研究者可以更好地观察了解研究对象，必要时可以及时处理研究对象可能发生的意外问题，使研究对象的安全得到保障。缺点是避免不了研究者方面所带来的偏倚。因为研究者自觉或不自觉地重视试验组而对对照组观察不够。这样两组的处理就不够均衡。

（2）双盲。双盲（double blind）是指研究者和研究对象都不知道每个受试者被分配到哪一组。需要由第三者来负责安排、控制整个试验。这种盲法主要用于药物临床试验研究。它的优点是可以避免研究者和研究对象的主观因素所带来的偏倚。缺点是方法复杂，较难实行。一旦研究对象在试验过程中发生事先未预料到的意外反应，需要采取紧急医疗措施时，负责此项试验研究的第三者若不能及时查出此对象所在的组别，将耽误对研究对象处理的时机。

（3）三盲。三盲（triple blind）是不仅研究者和研究对象不了解分组情况，而且负责资料搜集和分析的第三者也不了解分组情况。这样可以更客观地评价实验结果。但是，人们对使用三盲试验尚有不同看法。

与上述诸盲法相对应的是开放试验（open trial），即研究者与研究对象都了解分组情况。它的主要优点是容易实行，容易发现实验进行过程中所产生的问题而予以及时处理，并判断试验是否应该继续进行。它的主要缺点是易产生偏倚。有些研究，如比较手术治疗与非手术治疗的效果，或者干预的效果是以测量的数量如血压、血脂、血糖、体重等值来显示的话，可应用开放试验。

第九章 实验设计方法

第一节 随机化方法

前面已经介绍了实验设计中的随机原则，在此介绍实验设计中具体应用的随机化方法。

随机化方法很多，玩扑克牌的洗牌方法是最通常的随机化方法，医学科学研究中常用的随机化方法有如下几种，在实际应用中可供选择。

一、摸球法

（1）将受试对象按某一规定的顺序编号。如 40 只受试动物，雌雄各半，分别编为 1～20 号和 21～40 号。

（2）确定组别及代号。根据实验设计要求，确定受试对象所分组数并取以代号。如将 40 只动物随机分为四组，分别用甲、乙、丙、丁表示。

（3）确定色球代表的组别。用每种色球代表一个组别。如红球代表甲组，黄球代表乙组，蓝球代表丙组，绿球代表丁组。

（4）摸球分组。将数量相等的数种色球装入一个口袋内，充分混匀，每次摸取一个，按受试对象的编号次序，将轮到分组的受试对象编入摸取的色球所代表的组别之中。每次摸取后，应将被摸取的色球重新放入袋中，充分混匀，再继续摸取。如果第一次摸取红球，则将

1 号受试对象编入甲组。如果第二次摸取蓝球，则将 2 号受试对象编入丙组。如果第三次摸取的还是蓝球，则应放回袋内充分混匀后重新再摸。如果第四次摸取绿球，则将 3 号受试对象编入丁组。第 4 号受试对象无机可随，应编入乙组。同样，5～8 号、9～12 号……直至所有受试对象分配完毕，编入各组。

二、抽签法

抽签法是民间日常生活应用较广泛的一种方法，科学研究中可用于随机抽样和随机分配。基本步骤同摸球法，举例如下。

【例 9-1】 研究总体中共有 900 个单位，拟从中抽取 100 个作为研究观察对象。

本例属于随机抽样问题，从 900 个单位的总体中随机抽取 100 个作研究对象。先将 900 个单位按一定标志进行编号 1～900。再根据总数目从 1 到 900 号分别写一个小纸片（签），共 900 个，与研究总体编号相对应，然后把小纸片放在碗中充分混合，从中抽 100 个纸片，与抽中纸片相对应号码的就是抽样的 100 例观察对象。

【例 9-2】 将 20 只动物随机分配到两个组。

这是随机分配问题，将 20 只动物编号 1～20，再写 20 个签，甲、乙各 10 个，按动物编号从中抽签，如第一次抽签为甲，则第 1 号动物到甲组，以此类推。

三、随机数表法

随机数表多在随机抽样中应用。步骤如下。

（1）确定研究总体数，并将其从 1 开始按顺序编号。

（2）确定抽样例数，据样本大小的推算确定研究所需样本例数。

（3）查随机数表，并规定抽样方法。

【例 9-3】 要了解某校 2000 名中学生的视力情况，拟用抽样方法调查 100 人，如何抽样。

先将学生编号，然后在随机数表中任意指定一个数字，向任何一个方向摘录数字，以4个数字为一组（4位数），共取100组，这些四位数中，凡大于2000直至4000者，减2000，大于4000直至6000者减4000……使每一组数字都不大于2000（总体例数），与这些数字相对应号码的学生就列为调查对象，例如，从附表一的第11行第1列开始向右摘录数字，1818，0792，4644，1716，5809，7983，8619，6206，7650……分别减去2000，4000，6000，8000后变成1818，792，644，1716，1809，1983，619，206，1650……被编为这些号码的学生就为研究样本。

四、随机排列表法

随机排列表由4个10×10随机拉丁方和20、30、40、50、100个自然数的随机排列表组成。表中U是每行或每列奇偶数的游程总数，U大表示奇偶数分布均匀。Rs是每行或每列数字顺序的等级相关系数（spearman），Rs小表示数字排列随机化好。附表二（1）是个10×10随机拉丁方，适用于10只动物以内。附表二（2）～（6）是20、30、40、50、100个自然数的随机排列表。适用于20、30、40、50、100个动物之内的分组，应用方法举例如下。

【例9-4】 将10个受试对象随机分为甲、乙两组。

先将受试对象编为1～10号，然后查附表二（1）取任意一方中的一行，如取2号方第2行，将随机数字标于受试对象编号下面，规定随机数字奇数者，与其相对应的受试对象编号者分入甲组，偶数者分入乙组。则第2、4、5、7、8号受试对象编入甲组，第1、3、6、9、10号受试对象编入乙组。表示形式为

受试者编号：	1	2	3	4	5	6	7	8	9	10
随机数字：	6	9	2	7	3	0	1	5	8	4
组别：	乙	甲	乙	甲	甲	乙	甲	甲	乙	乙

【例9-5】 将16个受试对象分为甲、乙两组。

先将受试对象编为1～16号，查附表二（2）任一行列随机数字，如第二行，舍去大于16的数字，标于受试对象编号下面，规定随机数

字单数者，与其相对应的受试对象编号者编入甲组，双数者编入乙组。结果如下：

受试者编号：	1	2	3	4	5	6	7	8
随 机 数 字：	04	03	15	13	10	12	9	16
组　　　别：	乙	甲	甲	甲	乙	乙	甲	乙

受试者编号：	9	10	11	12	13	14	15	16
随 机 数 字：	05	02	06	11	08	07	01	14
组　　　别：	甲	乙	乙	甲	乙	甲	甲	乙

【例 9-6】 将 24 个受试对象随机分入甲、乙、丙三组。

先将 24 个受试对象编为 1～24 号，查附表二（3）任一行、列，取随机数字标于受试对象编号下面，大于 24 的舍去，规定与随机数字 01～08 相对应受试对象编号者分入甲组，09～16 的分入乙组，17～24 的分入丙组。本例取附表二（3）第 4 行随机数字。结果如下：

受试者编号：	1	2	3	4	5	6	7	8	9	10	11	12
随 机 数 字：	08	21	12	10	19	06	17	03	14	13	04	07
组　　　别：	甲	丙	乙	乙	丙	甲	丙	甲	乙	乙	甲	甲

受试者编号：	13	14	15	16	17	18	19	20	21	22	23	24
随 机 数 字：	23	24	11	01	16	20	02	05	22	15	18	09
组　　　别：	丙	丙	乙	甲	乙	丙	甲	甲	丙	乙	内	乙

【例 9-7】 配对设计分组，将 10 对受试对象随机分入甲、乙两组。

先将对子进行编号为 1～10 个对子号，每对编成先后两顺序号，查附表二（1）任一方，任一行列，如 1 号方第 9 行，取随机数字标于受试对象下面，规定遇随机数字为单数者，与其相对应的对子编号中的第一个受试对象编入甲组，第二个受试对象编入乙组；遇随机数字为双数者，与其相对应的对子编号的第一个受试对象编入乙组，第二个编入甲组。随机结果如下：

对子编号：1　2　3　4　5　6　7　8　9　10

随机数字：4　1　3　8　2　9　5　0　7　6

第一个受试对象组别：乙　甲　甲　乙　乙　甲　甲　乙　甲　乙

第二个受试对象组别：甲　乙　乙　甲　甲　乙　乙　甲　乙　甲

第二节　随机分组设计

一、完全随机设计

（1）概念。完全随机设计（completely random design）仅涉及一个处理因素（但可为多水平），故又称为单因素设计。它是将受试对象按随机化的方法分配到各个处理组中，观察实验效应。各个处理组样本例数可以相等，也可以不相等，但相等时效率较高。本设计的优点是简单易行，缺点是只能分析一个因素。可进行两组或多组设计。

（2）设计要点。先将受试对象按一定标志排列编号，然后用随机方法分配组别。

【例 9-8】 分两组设计：试将 10 只动物随机分配到甲、乙两组。

先将动物按体重编号，再从随机排列表中随机指定第三方第 3 行随机数字，依次录于动物号下。按预先规定，将随机数字为单数者分入甲组，双数者分入乙组。

动 物 号：1　2　3　4　5　6　7　8　9　10

随机数字：1　8　2　7　9　4　6　0　3　5

所属组别：甲　乙　乙　甲　甲　乙　乙　乙　甲　甲

结果：第 1、4、5、9、10 号动物编入甲组，第 2、3、6、7、8 号动物编入乙组。

【例 9-9】 分多组设计：试将 18 只动物随机分配到甲、乙、丙三组。

先将动物按体重编号，再从随机排列表，随机指定第 2 行，舍去 19、20，将 1～18 之间的数字依次录于动物号下。预先规定，将随机数字为 1～6 者分入甲组，为 7～12 者分入乙组，为 13～18 者分入丙组。

动 物 号：1　2　3　4　5　6　7　8　9　10　11　12
13　14　15　16　17　18

随机数字：04　03　15　13　10　17　12　09　16　05　02　06
11　08　07　01　14　16

所属组别：甲　甲　丙　丙　乙　丙　乙　乙　丙　甲　甲　甲
乙　乙　乙　甲　丙　丙

结　　果：第 1，2，10，11，12，16 号动物编入甲组，第 5，7，8，13，14，15 号动物编入乙组，第 3，4，6，9，17，18 号动物编入丙组。

（3）资料分析。如果观察指标是计数的，用率的差别的显著性检验；如果观察指标是计量的，两组比较用 t 检验，多组比较用单因素方差分析。

二、配对设计

（1）概念。配对设计（paired design）是将受试对象按一定条件配成对子，再随机分配每对中的两个受试对象到不同处理组。配对的因素是影响实验效应的主要非处理因素。例如，在动物实验中，常将窝别、性别相同，体重相近的两只动物配成对子；在人群实验中，常将性别相同、年龄相近的两个人配成对子，这样可提高各处理组间的均衡性。

（2）设计要点。先将受试者配对，编号，如第一对子中第 1 受试者编号为 1.1，第 2 受试者编号为 1.2，再随机指定随机排列表，并规定取甲、乙两组顺序，将受试者分配到两组中。

【例 9-10】　试将 10 对受试者随机分入甲、乙两组处理。

受试者号：1.1　2.1　3.1　4.1　5.1　6.1　7.1　8.1　9.1　10.1
1.2　2.2　3.2　4.2　5.2　6.2　7.2　8.2　9.2　10.2

随机数字：8　7　6　2　5　9　0　1　4　3

处　理：	乙	甲	乙	乙	甲	甲	乙	甲	乙	甲
	甲	乙	甲	甲	乙	乙	甲	乙	甲	乙

结果：1.2，2.1，3.2，4.2，5.1，6.1，7.2，8.1，9.2，10.1 号受试者编入甲组，1.1，2.2，3.1，4.1，5.2，6.2，7.1，8.2，9.1，10.2 号试者编入乙组。

（3）资料分析。计数资料用配对卡方检验，计量资料用配对 t 检验。

三、随机区组设计

（1）概念：随机区组设计（randomized block design）也称为配伍组设计，它是配对设计的扩大，是将几个受试对象按一定条件划分成配伍组或区组，再将每一配伍组的各受试者随机分配到各个处理组中去。每个配伍组的例数等于处理组个数。

（2）设计要点：先将条件相近的受试者设计为区组，编号，再随机指定随机排列表，确定组别。

【例 9-11】 将 32 个受试者随机分配到 A、B、C、D 四个处理组，作随机区组设计。

先把 32 个受试者编成 8 个区组，即每四个条件相近的受试者为一个区组，并编号，1～4 号为第一配伍组，5～8 号为第二配伍组，以此类推。查表（1），随机指定第一方第 1～8 行，共 8 行，每行只取随机数 1～4，其余数舍去，依次标于各配伍组的受试者编号下。预先规定随机数字为 1 分入 A 组，为 2 分入 B 组，为 3 分入 C 组，为 4 分入 D 组。分配结果如下。

受试者号：	1	2	3	4	5	6	7	8	9	10	11	12	13	14	15	16
随机数字：	1	2	4	3	2	4	3	1	3	1	2	4	4	3	1	2
处　理：	A	B	D	C	B	D	C	A	C	A	B	D	D	C	A	B

受试者号：17　18　19　20　21　22　23　24　25　26　27　28
　　　　　29　30　31　32

随机数字：2　1　3　4　3　4　2　1　1　3　4　2
　　　　　2　4　1　3

处　　理：B　A　C　D　C　D　B　A　A　C　D　B
　　　　　B　D　A　C

结果：1　8　10　15　18　24　25　31 号受试者接受 A 处理；
　　　2　5　11　16　17　23　28　29 号受试者接受 B 处理；
　　　4　7　9　14　19　21　26　32 号受试者接受 C 处理；
　　　3　6　12　13　20　22　27　30 号受试者接受 D 处理。

（3）资料分析。观察指标多用计量方法收集，因此用双因素方差分析。若计数观察则用 1∶M 配对卡方检验。

四、交叉设计

（1）概念。交叉设计（cross tabulation design）是将 A、B 两种处理先后施以同一批试验对象，随机地使半数对象先接受 A 处理，后接受 B 处理；另一半对象先接受 B 处理，后接受 A 处理。两种处理在全部试验过程中“交叉”进行，故称为交叉试验。由于 A 处理和 B 处理处于先后两个试验阶段的机会是相等的，因此平衡了试验顺序的影响，而且能把处理方法之间的差别与时间先后之间的差别分开来分析。如一批某慢性病病人均先后接受两种疗法，比较其疗效，可用此法。

（2）设计要点。

① 提出作比较的 A、B 两种处理。

② 确定受试对象，其例数必为偶数，并编号。尽量使相邻的第 1、2 号条件近似，依次类推。

③ 确定试验顺序，选择一组随机数，指定各单号随机确定接受两种处理的顺序，并规定各双号的顺序与其前一个单号的顺序相反。因此，按 A⟶B 顺序与按 B⟶A 顺序的例数必然相等，达到平衡。

【例 9-12】 为检查 A、B 两台代谢测定器测定耗氧量的结果是否相同，以条件近似的 14 名健康人测试，试作交叉试验设计及分析。

按交叉试验设计，每人都用 A、B 两台仪器各测一次，即每个受试对象接受 A、B 两种处理。先将受试者依第 1、2 号条件近似，第 3、4 号条件近似，……分别编号；然后确定测试顺序，即选一组随机数，写在编号下面。规定随机数为单数时，每组中第一个受试者试验顺序为 A⟶B；随机数为双数时，每组中第二个受试者试验顺序为 A⟶B，余试验顺序相反。

编　号：1　2，3　4，5　6，7　8，9　10，11　12，13　14

随机数：　0　　7　　8　　5　　1　　9　　2

第 2 号随机确定的顺序是 A⟶B，第 1 号为 B⟶A，余依此类推。其中第 2、3、6、7、9、11、14 号的测试顺序是 A⟶B。第 1、4、5、8、10、12、13 号的测试顺序是 B⟶A。

先进行的属于Ⅰ阶段，后进行的属于Ⅱ阶段。A、B 两台仪器的使用在Ⅰ、Ⅱ两阶段达到平衡。测得结果按阶段和仪器两因素列于表中。

（3）资料分析。观察指标多用计量方法收集，用交叉设计的方差分析。

五、拉丁方设计

（一）完整拉丁方设计

（1）概念。用 r 个拉丁字母排成 r 行 r 列的方阵，使每行、每列中每个字母只出现一次，这样的方阵叫 r 阶拉丁方或 $r\times r$ 拉丁方。按拉丁方的字母、行和列安排处理及影响因素的试验设计称为拉丁方设计（Latin square design）。如采用 5×5 拉丁方（r=5），就可安排三个因素，各五个水平的实验。

（2）设计要求。

① 必须是三个因素的试验，且三个因素的水平数相等；

② 行间、列间、处理间均无交互作用；

③ 各行、列、处理的方差齐。

（3）设计方法。

① 根据处理因素水平数选定拉丁方（见本章后各种基本形式的拉丁方）。

② 将拉丁方随机化：使用基本型拉丁方时要加以随机化，用列的重排和（或）行的重排来实现，但交换或移动时必须整列（或行）进行，不能将列或行拆散。例如，5×5 拉丁方的随机化：

ABCDE		ADCBE		DBAEC
BCDEA		BEDCA		BEDCA
CDEAB	第 2 列与	CAEDB	第 1 行与	CAEDB
DEABC	第 4 列交换 →	DBAEC	第 4 行交换 →	ADCBE
EABCD		ECBAD		ECBAD

③ 规定行、列、字母所代表的因素和水平：如下例，行为试验日期 1，2，…，5；列为受试者甲，乙，…，戊；字母为防护服种类 A，B，…，E；各为 5 个水平。

【例 9-13】 观察某作业工人在五个不同作业时间及穿五种不同防护服对其脉搏的影响，做出设计。

按拉丁方设计，作业时间、防护服、受试者是三个分析因素。若每个因素五个水平，则可采用 5×5 拉丁方（r=5）。现用上述随机化后的拉丁方，并将受试者安排在列，试验日期安排在行，拉丁方中字母符号表示五种不同的防护服，则有下列设计：

	受试者				
试验日期	甲	乙	丙	丁	戊
1	D	B	A	E	C
2	B	E	D	C	A
3	C	A	E	D	B
4	A	D	C	B	E
5	E	C	B	A	D

本例是安排五个受试者在五个不同日期穿五种防护服测量脉搏数（次/分）的试验，即日期 1，受试者甲穿 D 种防护服，受试者乙穿 B 种防护服，受试者丙穿 A 种防护服，……，受试者戊穿 C 种防护

服；……；日期 5，受试者甲穿 E 种防护服，……，受试者戊穿 D 种防护服。这样，穿每种防护服的脉搏数，都是从五个人在不同的五天中测得的，受气候条件和受试者个体差异的影响相同。因此，能更精确地比较五种防护服对脉搏的影响。

在拉丁方设计中，主要的因素安排在字母上，其余因素安排在行或列上。

（4）资料分析。多用计量方法收集，因此用拉丁方设计的方差分析。

（5）应用。在临床实验中，行表示不同受试者，列表示不同的处理，观察每个受试者在不同场合接受不同的治疗，即三个因素。在这类应用中，研究者必须明确，在任何一种场合观察到的反映（效应）仅是被当前的处理影响，而与过去的处理（治疗）无关系。容易想到有先前使用药物的治疗作用的影响或接受处理的心理影响。拉丁方设计可平衡这方面的误差，并做出估计。

拉丁方设计中的随机是通过原拉丁方的随机化实现的。可以两个处理、一个控制，也可三个处理。拉丁方设计可以看作一种分析行、列两个变异来源的设计，也可看作允许估计行、列、字母主效应的不完全三因素析因设计。

（二）希腊拉丁方设计

拉丁方设计可以是两个控制变量、一个处理因素，也可以是一个控制变量、两个处理因素。当有进一步的分类系统，即处理因素与控制变量多于三个时，可采用希腊拉丁方设计（Greece Latin square design）。

希腊拉丁方是由拉丁字母和希腊字母共同组成的方阵，除可以在行、列、拉丁字母安排因素外，还可以在希腊字母上安排处理因素。例如，以下希腊拉丁方可用于上述例子的设计。

Aα　Bβ　Cγ　Dδ　Eε

Bδ　Cε　Dα　Eβ　Aγ

Cβ　Dγ　Eδ　Aε　Bα

Dε　Eα　Aβ　Bγ　Cδ

Eγ　Aδ　Bε　Cα　Dβ

希腊拉丁方是由拉丁字母和希腊字母形成具有行、列的方阵，每个拉丁字母和希腊字母的组合恰好一次，上例中假定还希望比较高温作业工人在上岗前服用五种不同防暑饮料是否对脉搏有影响，那么除了前面将行表示时间，列表示受试者，拉丁字母表示防护服外，五种防暑饮料分别由五个希腊字母表示，由此要求安排的实验所得结果就是希腊拉丁字设计资料

（三）不完全拉丁方设计

在拉丁方设计中，三个因素要求相同的水平数，即行、列、字母数均相同，但在具体实践中可能其中一个因素水平数较少，这时就不能采用完整的拉丁方设计，则可用不完全拉丁方设计（incomplete Latin square design），也称 Youden 方。

这种设计由于类似与随机区组设计中平衡不完全区组设计，其是一种不完善的拉丁方设计，故称不完全拉丁方设计。下面是一个例子。

区组	列		
	1	2	3
1	T1	T2	T3
2	T2	T3	T4
3	T3	T4	T5
4	T4	T5	T6
5	T5	T6	T7
6	T6	T7	T1
7	T7	T1	T2

这是一个具有 7 种水平，7 行 3 列的设计，重要的是将不同水平被分配到行列的顺序，注意除具有平衡不完全区组设计的特点外，在 Youden

方中，每一种处理在每列中恰好出现一次。处理数 t 等于区组数 b。

Youden 方设计有些可以通过平衡不完全设计得到，有些可以通过设计完全拉丁方法后略去某一行或列而获得。

Youden 方设计用于处理因素水平数较多的实验，例如，在煤焦油致癌实验中，有多种类型的处理因素，行代表实验兔子的亚组，列表示皮肤的几个位置。

由于列数少于处理数，所以每一行仅有部分处理方式被应用。有时一些双向控制变量或双向分类的实验需要这种设计。

六、系统分组试验设计

（1）概念。系统分组试验（hierarchical classification）又称为组内分组或巢式分组（nested class）试验，是将受试对象先按某一特征分为几大类，在该大类下再按另一特征进行分类，在每一大类、次类、小类下安排试验或做重复观察。

当我们对一群受试者测得某一指标后，这一指标可能受人群诸多特征的影响，那么要做出人群的某些特征是否对测定指标有影响，并有效控制混杂影响，则可进行系统分组设计。例如，测得不同地区、不同民族、不同性别 12 岁儿童身高比较分析时，可先按地区分为几个大类，再按民族在每个地区内分为几个次类，在每个民族下又分男孩和女孩。

在对部分受试者施加某些处理因素，观察其对某现象的作用时，这些施加的处理因素也存在大类、次类，其下再分类的关系。例如，关于不同饲料及不同饲养方式对大白鼠大脑发育的影响，先按饲料所含营养成分分类，再按饲料方式分类，最后测量大脑发育量。

有时，施加的处理因素分为不同类型，而受试者也分几种特征类型。对此可进行系统分组设计，例如，观察两种不同疗法对不同性别、不同年龄高血压病人的治疗效果，这就有先按疗法分类（施加因素）、再按性别、后按年龄分类。

（2）设计要求。系统分组试验设计的要求是受试对象和（或）施加的因素都具备分组再分组所需要的各种因素，而且研究分析的目的就是若干个分类因素对某一变量的作用。

（3）设计注意。

① 把重点关注的或影响作用大的因素设计为大类。如上例两种疗法对不同性别不同年龄高血压的治疗效果观察，疗法是重点，为第一层分类依据。

② 各分类组别尽可能样本例数相等，计算分析较为方便。

③ 尽量使各分类方式下所含类别相同。

组内分组设计在收集资料时可以是计数的，也可以是计量的。计数资料用组内分组的卡方检验，计量资料用组内分组设计的方差分析。组内分组设计表头形式如下：

A1			A2		
B1	B2	B3	B1	B2	B3

（4）资料分析。对于计量资料表头下是受试者具体测量值，多用计量方法收集，因此用系统分组试验设计的方差分析。计数资料则表头下是某种分数：例如，病人数与非病人数，阳性数与阴性数等。

第三节　多因素有交互作用设计

一、析因设计

（1）概念。析因设计（factorial design）是一种多因素的交叉分组试验。它不仅可检验每个因素各水平的差异，而且可检验各因素间的交互作用。两个或多个因素间如存在交互作用，表示各因素不是各自独立的，而是一个因素的水平有改变时，另一个或几个因素的效应也相应有所改变；反之，如不存在交互作用，表示各因素具有独立性，一个因素的水平有所改变时不影响其他因素的效应。下面介绍最简单的两因素析因试验（以“2×2”为例）。

（2）2×2 析因设计。2×2 表示有两个因素，每个因素各有两个水平，共有四个组合。如以 A1 表示 A 因素 1 水平，A2 表示 A 因素 2 水平，B1 表示 B 因素 1 水平，B2 表示 B 因素 2 水平，各因素的水平之间逐个组合，即成 2×2 设计，其模型如下：

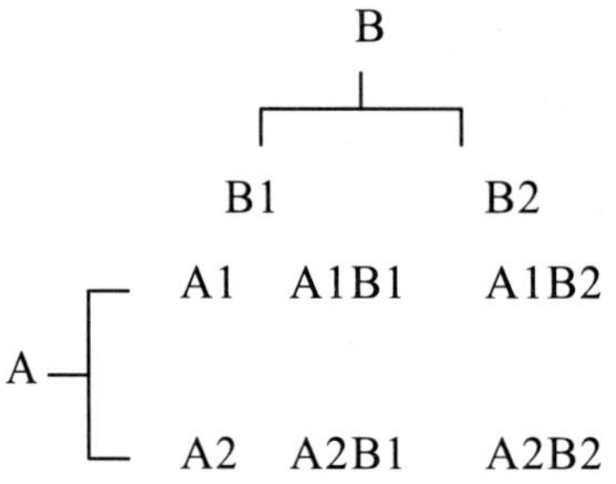

然后用随机方法将受试者分配到四个处理组。

2×2 析因分析时，首先应对 4 个组合的试验结果作方差齐性检验，如已满足齐性要求，即可进行方差分析。

【例 9-14】 用新法和旧法分别提取某食物中的甲化合物和乙化合物，观察其回收率，拟比较新旧法间及甲乙化合物间的回收率有无差别？方法与化合物间作用有无交互作用？试作析因设计。

设计：本例有两个因素，各有 2 个水平：

A 因素：方法——新、旧（A1，A2）

B 因素：化合物——甲、乙（B1，B2）

交互作用：A×B，即方法×化合物，共有 4 种组合，对每一组合的样本均按照随机化原则重复测定数次，结果列于表中。

析因设计较易理解，当涉及多因素，多水平时，注意因素与水平间的合理组合即可。

析因设计中可能出现部分组合缺乏，称为部分重复设计，也称为部分平衡不完全随机设计（partially Balanced incomplete block），一般不提倡这种设计。

（3）资料分析。观察指标多用计量方法收集，用析因设计的方差分析。

二、分割试验设计

分割试验设计（split unit design）又称为裂区实验设计，是一种把几个完全随机设计、随机区组设计或拉丁方试验单位结合起来的实验设计，其基本原理是先将受试对象作为一级单位，按某种因素分为二级单位，分别给予不同的处理。设计步骤如下。

① 先将选定的受试者作为一级单位，再按一级处理因素的水平数随机分为几个亚组，每个亚组决定其接受一级处理的水平数。

② 在每个亚组（一级单位）中根据待分析的二级处理因素数（或水平数）作随机区组设计或拉丁方设计。

设计中应将主要分析的因素、实验操作难度大、变异大的因素作为一级处理因素。

【例 9-15】 观察 A1、A2、A3 三种药物对某病治疗的长期效果和 B1、B2、B3 三种药物对该药的近期治疗效果。现有 12 名受试者，做出设计。

根据分析目的，将 12 个受试者作为一级单位，三种 A 药作为一级处理因素，故先将 12 个受试者随机分为三组，分列为接受 A1 组，A2 组和 A3 组处理。然后再随机决定每个受试者接受三种 B 药的顺序，可得到下列设计模式。

病人	A 药	B 药		
1	A1	B1	B2	B3
2	A1	B1	B3	B2
3	A1	B3	B1	B2
4	A1	B3	B2	B1
5	A2	B2	B3	B1
6	A2	B2	B1	B3
7	A2	B1	B2	B3
8	A2	B3	B1	B2

9	A3	B1	B3	B2
10	A3	B2	B1	B3
11	A3	B2	B1	B3
12	A3	B2	B1	B3

如上设计可以看作三个随机区组设计的组合。第一方接受 A1 药（第一处理），第二、第三方分别接受 A2、A3 处理。每一方中每个受试者随机确定接受 B 的顺序。

【例 9-16】这是一个来自关于上呼吸道感染患病情况的调查资料。分析变量是一定期间内肺炎球菌阳性数，观察 18 个家庭，每个家庭由父、母、三个孩子组成，最小的孩子均是学龄前儿童。每个家庭居住拥挤状况不同。因此需要考虑不同拥挤状况、不同家庭、不同特点人口的细菌感染的差别。

这一问题的设计是先将 18 个家庭按居住条件分为非常拥挤、较拥挤、不拥挤三类。每类 6 个家庭，依次按父、母、较大的孩子（孩子 1）、次大的孩子（孩子 2）和最小的孩子（孩子 3）计数细菌数，具体资料形式如下。

家庭拥挤状况	家庭成员状况					合计
	父	母	孩子 1	孩子 2	孩子 3	
非常拥挤	5	7	6	25	19	62
	11	8	11	33	35	98
	3	12	19	6	21	61
	3	19	12	17	17	68
	10	9	15	11	17	62
	9	0	6	9	5	29
	41	55	69	101	114	380
较拥挤	11	7	7	15	13	53
	10	5	8	13	17	53
	5	4	3	18	10	40
	1	9	4	16	8	38
	5	5	10	16	20	56
	7	3	13	17	18	58
	39	33	45	95	86	298

续表

家庭拥挤状况	家庭成员状况					合计
	父	母	孩子 1	孩子 2	孩子 3	
不拥挤	6	3	5	7	3	24
	9	6	6	14	10	45
	2	2	6	15	8	33
	0	2	10	16	21	49
	3	2	0	3	14	22
	6	2	4	7	20	39
小计	26	17	31	62	76	212
合计	106	105	145	258	276	890

在这一设计中，拥挤情况作为一级处理因素，而家庭成员状况则作为区组的因素。

三、正交试验设计

在医学科学研究中，经常要分析多个因素对某个指标的影响。如果观察的指标是计量的，且可能的影响因素具有几个水平，那就可以考虑用正交试验设计（orthogonal experimental design）及其方差分析。正交试验设计及其方差分析的优点有设计简单，计算简便，因节省实验单元而统计效率高。

（一）基本概念

（1）因素（因子）和水平：因素即前面所述的处理因素，指人为施加的或专门进行观察的对实验结果或观察指标的影响因素，简称为因素，而各因素的不同状态就称为水平。

（2）主效应和交互作用：每个因素对观察指标的影响称为主效应，一项研究工作有几个影响因素就有几个主效应。在实际工作中，常遇到这样的情况，因素 A 处在不同水平时，因素 B 的作用明显不同。这就是说存在交互作用。在医学中两种药物同时使用时出现的协同作用和拮抗作用就是交互作用。两种因素间的交互作用称为一级交互作用，三种因素间的交互作用称为二级交互作用。

（3）正交试验符号说明：在正交试验中常用符号来说明设计的类型。如 $L_4(2^3)$，$L_8(2^7)$等。符号 L 代表正交表（orthogonal layout），L 的下标代表试验次数，括号内的底数是因素的水平数，指数是因素个数（列数或最多能安排的因素个数）。因此 $L_4(2^3)$是指最多可安排 3 个两水平的因素要做 4 次试验的正交表，$L_8(2^7)$是指最多可安排 7 个两水平的因素要做 8 次试验的正交表。

（4）正交表：是作正交试验设计的主要工具，如表 9-1 所示。它是利用一套规格化的表格使试验的每个因素及水平得以合理的安排，通过对试验结果的分析，获得有用信息。

表 9-1　$L_4(2^3)$正交表

试验号	列号		
	1	2	3
1	1	1	1
2	1	2	2
3	2	1	2
4	2	2	1

在这张 $L_4(2^3)$正交表中有 3 列，意即最多可对 3 因素做试验。表中的 1、2 表示试验因素的水平，试验号中最大为 4，意即要做 4 次试验，在 1 号试验中，第 1、2、3 列所安排的因素均取 1 水平；在第 2 号试验中，第 1 列所安排的因素取 1 水平，第 2、3 列的因素均取 2 水平；在第 3 号试验中，第 1、3 列取 2 水平，第 2 列取 1 水平；在第 4 号试验中，第 1、2 列取 2 水平，第 3 列取 1 水平。

正交表有两个明显的特点：每一列中出现数字 1 和 2 的次数相等；对任意两列，同一横行的数字呈有序的数对。在两水平正交表中数对共有 4 种：（1，1），（1，2），（2，1），（2，2）。每种数对出现的次数相等。

（5）交互作用表。对应于每一张正交表都有一张交互作用表，如表 9-2 所示的 $L_4(2^3)$的交互作用表。

表 9-2　$L_4(2^3)$交互作用表

试验号	列号		
	1	2	3
1		3	2
2			1

从该交互作用表可知，第 1、2 列的交互作用在第 3 列，第 1、3 列的交互作用在第 2 列，第 2、3 列的交互作用是第 1 列，也就是说在 $L_4(2^3)$正交表中，任意两列（所安排的两个因素）的交互作用就表现在其余的一列上。因此，如果在 $L_4(2^3)$正交表中，第 1 列安排 A 因素，第 2 列安排 B 因素，若 A 因素和 B 因素存在交互作用的话，那就表现在第 3 列上，所以在这种情况下就不能在第 3 列安排第 3 个因素了。如果在第 3 列上安排了因素 C，那么第 3 列既是因素 C 的主效应，又是因素 A 和 B 的交互作用，必然产生效应的混杂（confounding），致使既无法分析因素 C 的主效应，又无法分析因素 A 和 B 的交互作用。而如果 A 因素和 B 因素间不存在交互作用，那么第 3 列就可考虑安排因素 C，当然第 3 列也可“空着”，分析中可作为误差的计算来源。

（二）表头设计

根据分析的要求，选用合适的正交表，把各个因素安排在正交表的各列的过程就称为表头设计。例如，要研究因素 A 和因素 B（都是两水平）的作用，同时要研究它们之间的交互作用，如果选用 $L_4(2^3)$正交表，把因素 A 安排在第 1 列，因素 B 安排在第 2 列，第 3 列便是因素 A 和 B 的交互作用（用 A×B 表示）。表示方式如下：

列号	1	2	3
因素	A	B	A×B

这样的表头设计，虽然把因素 A 和因素 B 的主效应及它们的交互

作用 A×B 都安排好了，但在进行方差分析时会遇到困难。因为在无重复的正交试验设计中，只能从空列中获得误差均方的估计，也就是说在进行表头设计时必须留出一列或多列，以求得误差均方。本例中 3 列已安排满了，没有空列，因此要重新设计，改用更大的正交表 $L_8(2^7)$，或仍用 $L_4(2^3)$正交表但增做重复试验——每一号试验都做 2 次或 3 次。

又如要研究 A、B、C 三个因素的主效应和交互作用 A×B 及 A×C，如果这三个因素都是两水平的话，就可选用正交表 $L_8(2^7)$，首先把因素 A 和因素 B 安排在第 1、2 列，再看 $L_8(2^7)$交互作用表（表 9-3）。

表 9-3 $L_8(2^7)$交互作用表

试验号	列号						
	1	2	3	4	5	6	7
1		3	2	5	4	7	6
2			1	6	7	4	5
3				7	6	5	4
4					1	2	3
5						3	2
6							1
7							

由表 9-3 可知，第 1、2 列的交互作用表现于第 3 列，第 3 列可用于分析交互作用 A×B，不能安排因素 C。如果把因素 C 安排在第 4 列，那么交互作用 A×C（第 1、4 列的交互作用）在第 5 列，和前面的因素安排不会产生效应的混杂，因此得表头设计为

列号	1	2	3	4	5	6	7
因素	A	B	A×B	C	A×C		

第 6、7 列是空列，可用于估计抽样误差。

（三）正交试验的基本步骤

（1）拟定影响观察指标的因素及水平。根据分析目的及相关专业

知识确定。

（2）选择恰当的正交表。结合分析的因素、水平及试验次数而定。选择时要先看水平数；根据试验要求决定试验次数，试验要求精度高时选试验次数多的正交表；分析交互作用的存在情况；考虑统计分析的需要。非重复的正交试验至少要空一列，以便估计误差。正交表的选择见附表二。

（3）根据要求分析的主效应和交互作用项目作表头设计。所用正交表及交互作用表见附表二。

（4）按设计要求进行试验，收集数据。

（5）作方差分析。采用正交设计的方差分析。

【例 9-17】 某研究者以大白鼠做试验，观察指标是细胞色素 B5（nmol/mg），主要想了解正氟醚的作用，同时要看一下用生理盐水和用戊巴比妥作为诱导药物对正氟醚的毒性作用有何影响，以及不同诱导剂对不同性别大白鼠作用有何不同，试作正交试验设计及分析。

根据题意，先拟定因素和水平。

因素 A：1 水平（A1）：生理盐水　　　2 水平（A2）：戊巴比妥

因素 B：1 水平（B1）：不用正氟醚　　2 水平（B2）：用正氟醚

因素 C：1 水平（C1）：雄性大白鼠

　　　　2 水平（C2）：雌性大白鼠

根据要求，除了要分析因素 A、B、C 的主效应外，还要分析交互作用 A×B，A×C。

本例是一个两水平的试验，分析的交互作用有两个，主效应有三个，显然 $L_4(2^3)$ 正交表是不够用的，可选用 $L_8(2^7)$ 正交表，作表头设计如下：

列号	1	2	3	4	5	6	7
因素	A	B	A×B	C	A×C		

虽然由 $L_8(2^7)$交互作用表可查出第 6 列可安排交互作用 B×C，第 7 列为交互作用 A×B×C，但因试验无重复，如都安排完了就不能再计算误差。因考虑到 B、C 间和 A、B、C 间无交互作用或交互作用不

重要，可作为空列，所得离均差平方和可当作误差作方差分析。故第6、7两列都作为误差估计列。整个试验按下表（表9-4）安排进行。

表9-4　正氟醚及诱导药物对细胞色素B5影响的设计

试验号	列号（试验因素安排）						
	1	2	3	4	5	6	7
	A	B	A×B	C	A×C		
1	1	1	1	1	1	1	1
2	1	1	1	2	2	2	2
3	1	2	2	1	1	2	2
4	1	2	2	2	2	1	1
5	2	1	2	1	2	1	2
6	2	1	2	2	1	2	1
7	2	2	1	1	2	2	1
81	2	2	1	2	1	1	2

在正交试验中，每一次试验都必须严格按照设计方案进行。如上例的8次试验中，第一次试验应取A、B、C因素的1水平，即A1、B1、和C1；第二次试验应取A1、B1、C2；第三次试验应取A1、B2和C1……所得数据列于表的右侧，用以方差分析。

四、重复测量设计

（1）概念。当把一个因素A（常为处理因素，水平数为k）的各水平安排于数据表的上方，把另一个因素B（常为时间因素，水平数为r）的各水平置于数据表的左侧，同时把n个试验对象随机等分到A因素的各个水平组中，每组g个（$k \times g=n$）实验对象（表9-5），并在B因素的各个水平（不同时间）进行重复测量，共得到$g \times k \times r=N$个数据。此种设计称为重复测量设计（repeated measurement design）。

表 9-5　重复测量设计

B 因素（时间）	A 因素（处理）			
	1 水平（处理 1）	2 水平（处理 2）	…	k 水平（处理 k）
	1　2　3　…　g	$g+1$　$g+2$　…　$2g$	…	$(k)g+1$　$(k)g+2$　…　$2(k)g$
1 水平（时间 1）				
2 水平（时间 2）				
⋮				
R 水平（时间 r）				

此设计形式上看似随机区组设计，但与其不同的是实验结果按时间顺序排列，不像随机区组设计的处理那样经过随机排列，所以表 9-6 各行数据之间存在不同程度的相关性，不是独立的。这种设计不但能分析 A，B 两因素各水平均数间是否有差异，而且能分析 A、B 两因素有无交互作用。

表 9-6　重复测量的原始数据表

测量	刺激（A 因素）														合计 R_i	总计 M_i
时间（B 因素）	刺激 1—受试者				合计 R_i	刺激 2—受试者				合计 R_i	刺激 3—受试者					
$M_i(i=1,\cdots,k)$	1	2	3	4		5	6	7	8		9	10	11	12		
时间 1	0.9	1.5	0.5	0.8	3.7	2.4	1.9	2.9	2.4	9.6	1.5	2.1	1.1	1.6	6.3	19.6
时间 2	1.2	1.1	0.8	1.3	4.4	2.8	2.4	3.3	2.8	11.3	1.2	1.9	1.5	1.8	6.4	22.1
时间 3	0.7	0.8	0.5	0.9	2.9	2.1	2.2	2.7	2.9	9.9	1.9	2.2	1.0	1.3	6.4	19.2
$B_i(i=1,\cdots,k)$	2.8	3.4	1.8	3.0		7.3	6.5	8.9	8.1		4.6	6.2	3.6	4.7		
$H_i(i=1,\cdots,k)=\sum R_i$				11.0（H_1）					30.8（H_2）					19.1（H_3）		

（2）设计步骤。

① 确定处理因素（A）与时间因素（B）及其水平数。

② 将受试对象随机分配到处理因素各水平。每个水平的受试对象可以相同，也可不同，但每个水平的受试对象相同时更便于统计分析。

③ 按时间因素各水平要求顺序进行实验。

下面以时间为 B 因素、不同的处理为 A 因素举例说明，观察不同的处理结果在不同时间上是否有差异。因为结果值与时间之间存在相关性，同时需要分析处理因素 A 与时间因素 B 之间存在的交互作用，需要采用重复测量设计及数据分析。进行重复测量设计的数据方差分析时，总变异分为以下 5 种：处理因素（A）、测量时间（B）、A 与 B 的交互作用、实验对象误差、重复测量误差。

【例 9-18】 在教育心理学研究中，为比较受试者对三种视觉刺激（处理，A 因素）的反应时间，将 12 个受试者随机分到 3 个不同程度的刺激组中，给每个受试者一个编号，并对每个受试者在 3 个不同的时间点各测量 1 次，共测得 36 个数据，记录见表 9-6。表中 B_i 为各试验对象的小计，R_i 为各处理组中各测量时间的小计，H_i 为各处理组小计，M_i 为各测量时间小计。

（3）资料分析。采用重复测量设计设计的方差分析。

附：常用拉丁方

4×4 拉丁方

A	B	C	D
B	A	D	C
C	D	B	A
D	C	A	B

5×5 拉丁方

A	B	C	D	E
B	A	E	C	D
C	D	A	E	B
D	E	B	A	C
E	C	D	B	A

6×6 拉丁方

A	B	C	D	E	F
B	A	F	E	D	C
C	D	A	B	F	E
D	F	E	A	C	B
E	C	B	F	A	D
F	E	D	C	B	A

7×7 拉丁方

A	B	C	D	E	F	G
B	E	A	G	F	D	C
C	F	G	B	D	A	E
D	G	E	F	C	B	A
E	D	B	C	A	G	F
F	C	D	A	G	E	B
G	A	F	E	B	C	D

8×8 拉丁方

A	B	C	D	E	F	G	H
B	C	A	E	F	D	H	G
C	A	D	G	H	E	F	B
D	F	G	C	A	H	B	E
E	H	B	F	G	C	A	D
F	D	H	A	B	G	E	C
G	E	F	H	C	B	D	A
H	G	E	B	D	A	C	F

9×9 拉丁方

A	B	C	D	E	F	G	H	I
B	C	E	G	D	I	F	A	H
C	D	F	A	H	G	I	E	B
D	H	A	B	F	E	C	I	G
E	G	B	I	C	H	D	F	A
F	I	H	E	B	D	A	G	C
G	F	I	C	A	B	H	D	E
H	E	G	F	I	A	B	C	D
I	A	D	H	G	C	E	B	F

10×10 拉丁方

A	B	C	D	E	F	G	H	I	J
B	G	A	E	H	C	F	I	J	D
C	H	J	G	F	B	E	A	D	I
D	A	G	I	J	E	C	B	F	H
E	F	H	J	I	G	A	D	B	G
F	E	B	C	D	I	J	G	H	A
G	I	F	B	A	D	H	J	C	E
H	C	I	F	G	J	D	E	A	B
I	J	D	A	C	H	B	F	E	G
J	D	E	H	B	A	I	C	G	F

11×11 拉丁方

A	B	C	D	E	F	G	H	I	J	K
B	A	J	I	D	C	F	K	H	J	E
C	K	H	A	B	I	J	F	D	E	G
D	C	G	J	I	K	E	B	F	A	H
E	J	B	G	K	H	D	C	A	I	F
F	E	I	C	G	A	K	J	B	H	D
G	F	D	B	H	J	A	I	E	K	C
H	I	K	F	A	D	B	E	G	C	J
I	D	E	H	J	B	C	G	K	F	A
J	G	A	K	F	E	H	D	C	B	I
K	H	F	E	C	G	I	A	J	D	B

第十章 调查性研究设计

第一节 调查性研究的特点与要求

（1）调查性研究的特点如下。

① 研究的因素客观存在。例如，调查了解甲、乙两地环境条件对食管癌死亡水平的影响，这里研究的因素根据地区分类，每个研究对象客观存在其所在的地区因素。因此称作固有处理因素。

② 在自然状况下进行观察。调查性研究对受试对象不存在人为干预，也不存在随机分组。这就难以保证组间的齐同而受“混杂偏倚”的影响。如上例观察两地食管癌的死亡率。人群的死亡率易受年龄、性别等构成不同的影响，若两地人口构成不同则影响研究结果。这在研究设计及资料分析中应给予充分注意。这一特点决定了我们只能就研究对象被动观察。

（2）调查性研究的分类。按研究的时间顺序分类如下。

① 现况调查：在某一特定时间调查了解人群的患病情况与某因素的关系。

② 回顾性调查：回顾以往是否存在某因素与目前患某病的关系，如病例对照研究。

③ 前瞻性调查：在确定是否存在某因素的不同人群中观察疾病发生情况，如队列研究。

④ 典型调查：又称为案例调查。

（3）调查性研究的基本要求。

① 在确定调查目的、范围、对象的基础上拟定一张好的调查表；

② 根据研究工作的需要，确定调查数量（确定样本量大小）；

③ 收集资料时要遵循“随机、齐同、可比”等基本原则，避免偏倚；

④ 正式调查前最好做一次小规模试调查，以取得经验；

⑤ 如果调查涉及范围广，参加人员多，就应格外注意统一仪器、统一方法、统一标准、统一要求。为此需编写“调查须知”“填表须知”等供参照。

第二节　问卷设计

问卷是指为研究而设计的，以提问的方式表达问题的表格。用设计合理的这种表格对所研究的疾病和健康现象进行调查，可收集丰富而可靠的资料，其是调查性研究的基本技能。在医学科学研究中，经常要应用到问卷技术。

一、问卷设计程序

设计问卷实质上是一个将调查研究的假设以问题形式进行表达的过程。假设是通过疾病现象观察形成的感性认识，而在问卷中则是使用可操作的问题方式将感性认识设想表达出来。因此问卷设计的基本思想是：假设→指标→问题。问卷设计程序包括以下几个步骤。

（1）确定研究课题。详见科学研究选题。

（2）查阅文献。查阅文献一方面是一个提出假设的先前过程，即对研究的课题在疾病现象观察的基础上，通过查阅文献进一步明确影响研究疾病可能的因素，是对课题研究的理论准备。同时对关于本课题国内外动态及发展趋势等方面进行全面的了解。

（3）建立假设。这是直接与设计问卷有重要关系的前奏性工作。建立假设是指研究者在查阅文献的基础上，依据其对问题、事实的了解，假定现象与问题或事实之间存在某种关联，即提出某病发生可能的相关因素是什么。

（4）制订研究计划。根据理论假设，研究者制订为验证假设而进行的可操作的具体研究计划，包括研究的具体目标、调查方法、样本大小、组织实施等。

（5）设计问卷。把上述建立的假设结合研究计划以问题的形式进行表达。先拟定问卷的初稿，初稿应尽可能包括调查内容。初稿中可能存在很多问题，要反复进行修改、讨论后形成一个问卷雏形。

（6）预调查。将问卷初稿用于小规模的预调查，以发现问卷中存在的问题，以及在实际应用中可能遇到的问题等，并根据反馈的信息修改问卷。

（7）确定问卷将预调查遇到的各种问题和不妥之处进行修改调整后，可对问卷定稿。问卷定稿后，不便轻易改动，故应在定稿前尽量完善。

二、问卷内容

一份完整的问卷应包括说明信、填表说明和调查问题三个部分。如问卷结果需经过计算机处理则应加上计算机编码，如是访问调查还应附有访问记录表。

（一）说明信

说明信是指在问卷的首页上附给研究对象的简短说明或调查员的自我介绍。其目的是说明调查的目的、内容和要求，消除被调查者的顾虑和紧张，希望研究对象给予真诚合作。内容包括以下方面。

（1）说明调查者身份。一般附有研究机构和研究者的署名，可使被研究对象增加安全感，较易进行合作。

（2）介绍调查的目的和意义。其作用为激励研究对象的责任感，使其乐于合作。

（3）请求研究对象合作。用真诚、中肯的语言，如“问卷不多，不会占用您过多的时间”等，希望研究对象合作。

（4）匿名保证。问卷中可能涉及一些敏感的问题。为了不使研究对象产生畏惧心理，应在说明书中告诉研究对象，他之所以被调查是因为随机抽样而被抽中。同时表明问卷中不需写姓名、单位等，使匿名得以保证。

（5）调查者通信地址。表明欢迎研究对象对研究者或对调查问题提出意见与评价，这样做可以表明研究者是认真负责和值得信赖的。

（二）填表说明

填表说明的作用是解释问卷中某些指标的含义，并指导研究对象或调查者如何填写。有些问卷将此内容写在说明书中。填表说明应包括下列内容。

（1）备选答案符号规定。如请您在所选答案后面的“□”中打“√”。

（2）开放式问题的规定。如请将您的实际年龄填写在“_____”中。

（3）所用代码表格的解释。例如，在某调查中，设有 9 个编码空格：第 1 个填写调查地点编码；第 2、3 个填行政村编码；第 4、5 个填写村民组的编码；第 6、7 个填写户的编码；最后 2 个填写家庭成员编码。

（4）对访问、自填或邮寄等有关方面的特殊说明。

（三）调查问题

调查问题是问卷设计的核心，一项调查成功与否，关键在于所调查的问题设计如何。

（1）问题的类型。按其内容，可以分为以下四类。

① 事实类：如年龄、性别、职业等。

② 行为类：如是否干过某事，是否常干某事，等等。

③ 态度或感情类：如赞成、不赞成；喜欢、不喜欢；愿意、不愿意等。

④ 原因或理由类：如为什么这样，为什么去干，等等。

按问题形式可分为开放性和封闭性两种，研究者可根据自己的研究目的、内容等选择适宜的问题类型。

（2）设计注意。

① 紧扣调查的目的和主旨：问卷设计常见的毛病是对相关的内容均想调查，因而所提问题分散，主题不明确，内容无重点，致使在调查后不能形成一个共性结论。

② 依提出的假设设计问题：科学研究是一个提出假设，验证假设的过程，因此，所调查的问题要依据观察现象所提出的假设而设定，最终通过调查来验证假设。

三、问题设计规则

（一）问题的数目

问卷中问题的数目没有统一的规定，据研究目的和内容而定。通常以回答者在半小时左右能够答完为宜。问题太多，易造成研究对象的厌倦心理，影响调查的顺利进行。在设计问题时注意以下几点。

（1）可问可不问的问题不问。

（2）复杂或难回答的问题不问。

（3）研究对象不愿回答的问题不问。

（4）必须查阅资料才能回答的问题不问。

（5）通过别的途径能够得到的问题不问。

（二）问题的顺序

问卷中问题排列的顺序也有一定的规则，其目的是便于回答，减少拒答。

（1）容易回答的问题在前，难回答的问题在后。

（2）按一定的逻辑顺序排列，同类问题、有关联的问题放在一起；时间也应按一定顺序排列，或由近至远，或由远至近。

（3）敏感问题排在后面。例如，政治观点、个人隐私等方面的问题如果放在前面，回答者可能产生反感，因而拒绝回答其他的问题。

（4）自由回答的问题放在后面。通常，封闭型问题容易回答，放在前面，而需要自由发挥的问题放在后面。因为回答这些问题需要思考和组织语言，必然要花较多的时间。

（三）问题的语言

对问卷问题的理解、回答取决于问题的语言，所以，设计时应考虑调查对象群体的文化程度，对调查问题的理解状况及相关知识特点。一般有以下要求。

（1）语言清楚、明白、通俗，避免使用专业术语。

（2）提法肯定、客观，不带倾向性或暗示性。

（3）不要一个问题询问两件事或一个事情的两个方面。如“你是否喜欢打球和唱歌？”这一问题，对于仅喜欢打球，不喜欢唱歌的人，无法回答。

（4）语言要精确、具体。例如，“你经常喝酒吗？”回答者可能回答“经常”，或者不知道该怎么回答。因为对“经常”没有定量规定，几天喝 1 次为“经常”，不同的人有不同的理解。

（四）问题的编写格式

问卷中问题的编写格式有多种，常见的有如下几种形式。

（1）二项式：又称为是否式，设有两个备选答案，研究对象只能回答其中的一个。

例如，你听说过艾滋病吗？ ①听说过②没有。

（2）多项式：每个问题下面设立了两个以上的备选答案，研究对象只能回答其中的一个。

例如，您最早吸烟的种类：①旱烟或烟斗 ②无滤嘴香烟 ③有滤嘴香烟 ④手卷烟 ⑤水烟。

（3）矩阵式：将两个或两个以上的问题集中起来，用一个矩阵表示。被调查者在矩阵中分别对每个问题做出回答。

例如，请您对医院的服务进行评价：（请在对应处打“ √ ”）

内容评价	满意	一般	不满意
医务人员的服务态度			
医院提供的服务项目			
在医院的候诊时间			

（4）序列式：指所选答案具有程度上的差异并可排序。

例如，您对目前的职业满意吗？①满意 ②比较满意 ③一般 ④不太满意 ⑤很不满意。

（5）填入式：研究对象直接将数字填入问题的空格。

例如，您的年龄：（　　）周岁。

（6）自由式：为了对某些不太清楚的问题做探索性调查，或对于较重要的问题进行深入调查，在问卷中提出一些问题，要求被调查者对所提问题自由发表看法。

例如，您认为您的病人在生育健康服务方面还需要获得哪些服务？

（7）尺度式：是将答案分成两个极端，中间分为 3、5 或 7 个心理距离，要求回答者在其认为适当的地方或程度处打“√”，以示回答。

例如，您认为吸烟能引起肺癌吗？同意 1　2　3　4　5 不同意。

（五）问题的编码

一般医学研究所得到的资料均须使用计算机处理。将各种文字变为计算机能识别的阿拉伯数字，这个过程称为编码。

（1）编码方式。常用的编码方式有两种，即先编码和后编码。先编码是指在设计问卷时，就对回答的种类指定好编码。

例如，您的性别：男　女　编码：男——1　女——2。

后编码是在问卷回收后，每发现一种回答，便指定一种编码。先编码适用于封闭型问题，而对开放型问题无法进行先编码。

（2）编码原则。

① 编码必须单一：每个编码只代表一种特定的回答，不可重复代表不同的回答。

② 编码必须包容各种情况：每种回答应有自己的编码，并且是

唯一的编码。

例如，小学——1；初中——2；高中——3。

③ 编码必须简单，符合逻辑：有些问题，本身即为数字，编码可取其本身。

例如，你的年龄是____周岁？如果回答是62岁，则编码为62。

④ 对无回答的编码：无回答或拒绝回答，本身就是一种答案，应给予它特殊的编码，不应出现空格。一般常用9999或999来表示。

例如，您的年龄？如果拒答则编码为999。

⑤ 预留编码：在问卷设计时要预留编码，即在问卷上留出一些编码表格。一般将编码表格留在问卷旁边的空白处。注意编码格应设置在相应问题的右边，并对齐，便于调查者操作；预留编码格数应考虑问题回答可能出现的数字或最多的分类数。

例如，家庭人口数，只需留两格，因为最多也不会超过99人。

（3）编码表。将答案与相应的编码值排列成一份“字典”似的对照表，就是编码表，又称为编码薄。它是编码工作的工具。

① 性别编码：同所在标准答案前括号的数字。

例如，女____2，则编码为2。

② 年龄编码：编码同所填周岁数。

例如，年龄为25周岁则编码为25。

四、问卷设计常见误差

一份问卷从开始构思、拟定初稿到定稿、使用、分析等各个阶段都可能出现误差，每种误差的出现都可能导致研究结果的失真。问卷设计过程中常见误差有以下两种。

（1）选择问题时出现的误差。问卷中的问题是根据研究目的选定的。有时考虑不周遗漏了必须了解的问题，或者将问题弄错，都可能导致资料不全或无法利用。克服这种误差的方法是从多学科、多方面加以考虑讨论，尽可能使问题周全。

（2）选择问卷类型时产生的误差。某项研究采用何种问卷类型，选择什么样的问题形式，都与研究的性质、目的和范围有关。探索性研究宜采用开放式问卷，以便发掘新问题。而对于特定目的的调查，则宜使用封闭式问卷。问卷的形式也能给研究对象以心理影响，采用形式不当，不能使应答者说真话，甚至说假话。问卷或备选答案的用词不当，也会影响资料的真实性与完善性。

影响问卷调查结果的主要原因素是被调查者，包括其对调查内容的认识与兴趣，对调查者的印象与态度，问卷中问题的理解和熟悉程度及其智力、学识水平。

五、问卷调查的优缺点

（1）问卷调查的优点如下。

① 调查范围广，花费时间短，适用性强。

② 适用于不便面对面交谈的问题的调查。

③ 不受样本大小限制。

④ 实施方便灵活，可由调查员访问，也可邮寄调查。

⑤ 便于调查对象思考，自由表述意见。

⑥ 可控制调查项目及内容。

⑦ 资料便于统计分析。

（2）问卷调查的缺点如下。

① 只能在一定范围内取得资料，弹性较小。

② 单纯使用问卷，深度常常不够，有一定的局限性。

③ 问卷的信度较低，质量难以保证。

④ 不适宜于文化程度低的人使用。

⑤ 一旦设计有错，很难更正。

第三节　访谈技术

访谈技术是指调查人员为了获得准确可靠的研究资料，运用科学的访问方式，引导调查对象说出研究所需要情况的技巧和策略。在医学科学研究中，有很多研究类型都需要使用访谈技术。访谈技术的使用好坏，有时决定研究的成败。

一、访谈的原则

（1）取得访谈对象的理解与信任，得到他们的真诚合作。

（2）明确研究目的、内容，并预先拟定好访谈提纲。

（3）采取公正、中立的立场，不能让被访者有压抑感、委屈感。

（4）保护被访者的名誉和利益，特别是对于涉及个人隐私、家庭关系、同事纠纷等问题更应严守秘密，不失信用。

（5）访谈时紧扣主题，抓住要点按计划进行，防止偏离访谈主题。

（6）每次访问，尽量一次完成。临近结束时，再次检查访谈提纲，以防遗漏重大问题。

（7）访谈员应掌握恰当的记录技术，保证资料的准确性。

（8）访谈结束时，真诚感谢对方的配合与合作。

二、访谈员要求

访谈是一种人际关系的互动过程。这一过程是通过人与人之间面对面交谈来实现的。不同的人在性格、气质、文化水平、观念、习俗等方面差异很大，常常影响访谈的进行。为此，对访谈员的素质有一定的要求，主要包括以下方面。

（1）专业知识。访谈员必须熟悉自己的专业，明确访谈的目的、内容，对被访者提出的疑问能够及时给予合理的解释。

（2）语言表达能力。访谈员应具有较好的语言表达能力，善于将访谈目的、要求，向被访者解释明白。

（3）人际交往能力。访谈工作是访谈员向陌生人获取信息的过程。访谈员必须善于在短时间内同陌生人迅速建立相互信任、理解的关系，取得对方的合作。

（4）记忆能力。在访谈时，有时为了不影响访谈气氛，常常当场不做记录。访问结束后，访谈员靠回忆将谈话内容加以整理，因此要求访谈员具有良好的记忆能力。

（5）分析判断能力。对被访者回答问题过程中的表现及内容能准确判断，辨别真伪，确定取舍。

（6）体质。访谈工作是一项艰苦的工作，要求访谈员有较好的身体素质，保证有精力、体力完成访谈。

三、访谈的准备

（1）问卷或访谈提纲。当使用结构型问卷调查时，由访谈员叙述或提出问题，被访者回答问题，然后由访谈员将答案填入问卷中。在做这种调查时，应事前准备好问卷。使用非结构型问卷调查，事前应将谈话的内容做出规定，并设计出谈话的方式、顺序。如果是进行无结构访谈时，访谈员应事前设计访谈提纲，在访谈过程中围绕访谈提纲自由交谈。

（2）事先告知被访者。为了减轻被访者的思想负担，应尽量事先向被访者打招呼，告诉他们本次访谈的目的、内容和意义。有时还要特别告知访谈资料不记姓名，并能对谈话内容保密等，打消被访者的疑虑。

（3）了解被访者的基本情况。如年龄、性别、职业、经历等，对缩小与被访者之间距离很有好处，并能以此选择合适的访谈及谈话方式。

在选择访谈员时，应根据不同的访谈目的考虑访谈员与被访者的性别与年龄问题。访谈内容涉及家庭、性关系等，最好选择与被访者同性别的访谈员，以便能更真实地获取访谈资料。对于老年被访者，也应尽量选择年龄相近者，便于沟通。

一般的做法是将不同年龄、性别的调查员混合编组，以便不同的被访者很快熟悉起来。

（4）访谈工具与用品。访谈前应准备好下列物品：调查员本人的身份证，介绍信；受访者名单及简历；访谈提纲或问卷；录音机、摄像机之类的器材；小纪念品，作为感谢配合访谈之用。

四、访谈的技巧

（一）谈话技巧

（1）开场白：简明扼要、意图明确、重点突出。要告诉被访者你是什么人，你想干什么，为什么要进行这次访谈。目的是解除被访者的戒心或疑虑。

（2）所提问题明确、具体：一个好的开场后，紧接着就要用简单清楚的语言告诉被访者你所要了解的问题。对每个所提问题都应简单明了，尽量少用或不用专业术语，使用的语言要适合于被访者，特别是对文化程度较低的被访者，更应使用通俗易懂的语言。不要将所有的问题一次提出来，要先提出容易回答、不需要思考的一些问题，等到被访者进入谈话状态后再提出一些复杂的、敏感的或需要思考的问题。在这个过程中尽可能地调动被访者回答问题的兴趣，建立轻松、融洽的谈话气氛。

（3）控制话题，掌握提问时机：在访谈过程中，访谈员应能够熟练地控制谈话内容。对于那些喜欢言语、爱唠叨的被访者，应根据需要用适当的语言及时控制其谈话思路，偏离主题的谈话要及时将其引导到主题上来。对不爱表达的受访者，要有耐心，慢慢地询问。当感觉到被访者对所提的问题不理解或不清楚时，要通过重复问题来帮助他们理解。当访谈者自己对被访者的回答有疑问时，也应该及时运用复述或追问的方式来确认或澄清。可以通过适时的插话和提问来巧妙地掌握和控制访谈进程。在被访者叙述的过程中，除了十分重要的细节外，一般不要提问，插话也不要多，以免打断被访者的思路。

（4）恰当的谈话方式：访谈时应针对不同的场合、不同对象，采用不同的谈话方式。如对于老年人，说话声音应大些，速度应缓慢些。有些被访者不愿意用语言表达，可使用一些图片、卡片，让其选择，代替回答。

（5）选择访谈地点：访谈时，应尽量选择安静的地点，无关者不要在场，这样可集中被访者的注意力，使回答不受影响。

（二）谈话态度

在访谈中，访谈者应采取自然，亲切的态度去接近被访者。尊重被访者的观念和习惯，对其忌讳的事情不要冒犯。举止大方，彬彬有礼，态度虚心、诚恳，有耐心。社会学家建议，访谈者在访问时要扮演“一般人可接受的无知”（socially acceptable incompetent）这样的角色，其指访谈者应该让人看起来不太知情，这样更容易激发被访者交谈的愿望。

（三）非语言交流

非语言交流是指在人际交往过程中，通过目光、表情、姿态等非语言形式发出信息，表达感情。在访谈中，适当地应用这些非语言形式往往能达到较好的访谈效果，如点头、微笑、与被访者目光接触等都可以鼓励被访者继续说下去。听被访者回答时，一定要专心，以免影响被访者谈话的情绪。在访谈结束时，一定要热情地向被访者表示感谢。

第三节　敏感问题调查技术

所谓敏感问题（sensitive problem）是指涉及个人（或单位）的隐私或利益的问题，以及大多数人认为不便在公开场合表态或陈述的问题，在某些情况下，还包括一些违法或犯罪的行为。

在医学研究过程中，经常遇到一些不受被调查者欢迎的、感到尴尬的所谓敏感问题，比如吸毒、性行为、避孕手段、同性恋等。对这类问题的调查，如果使用直接的调查方式，很难获得被调查者的真实信息，必须采取特殊的、科学可行的方法来提高应答率和真实回答率，以使调查结果真实可靠。下面就介绍一些对敏感问题调查的技术和方法。

一、敏感问题的类型

（一）敏感问题分类

敏感问题按其答案的特征可分为两大类，即属性特征敏感问题和数量特征敏感问题。

（1）属性特征敏感问题：也称为分类特征敏感问题，它被用于了解被调查者是否具有敏感问题的特征，并估计具有敏感问题特征的人在总体中所占的比重，故也可以称为敏感性比例问题。例如，是否有吸毒行为？是否有婚外性行为？等等。这些敏感问题根据其所提供答案的数目又可进一步分为两分类敏感问题和多分类敏感问题。

（2）数量特征敏感问题：是指被调查者具有敏感问题数额大小的特征，一般是估计敏感问题数值的均数，故也可称为敏感性均值问题。例如，你有几个婚外性伴侣？你每月的工资外收入有多少？等等。

（二）敏感问题调查常见偏倚

由于很多具有敏感问题特征的行为往往不被社会赞同，容易遭受非议，有些甚至会涉及违法犯罪，故在对敏感问题调查时，一部分被调查者会拒绝回答或说谎，这都会导致信息偏倚的产生。

（1）无应答偏倚：被调查者不应答会导致应答率的下降，由于不应答者和应答者之间在某些特征上往往存在明显差异，故应答者的情况往往与整个研究人群的情况并不一致，这时如果用应答者的结果来推测整个研究人群的特征，往往会产生无应答偏倚。

（2）说谎偏倚：调查者故意说谎，给出与真实情况相反的答案。在回答敏感问题时被调查者往往受到某种特定的社会倾向的影响，最常出现的是社会期望反应定势（social desirability response set），也就是应答者不是按自己的真实情况来回答，而是根据社会期望的取向来回答问题。这就会导致调查结果偏离实际情况，这种偏倚是由于被调查者故意说谎所致的，所以称为说谎偏倚。

二、改良问卷调查

敏感问题调查之所以较其他一般问题调查困难，其原因主要来自被调查者担心自己的隐私被暴露，因此敏感问题调查能否获得满意效果，关键在于要消除被调查者的这种恐惧心理，一旦被调查者确信自己的隐私不会被暴露，那么他们给出真实答案的概率就会大大增加，从而使调查结果接近于真实情况。

（一）改良问卷的设计

目前大多数的研究所涉及的变量有多个，在这种情况下用调查表进行调查是最常用的方法。当调查表中涉及敏感问题的调查时，需对普通的调查表作一些改良。

（1）巧妙安排：把敏感问题放到最后或中间偏后的地方，而且在提问时不要转折变化太大，最好依次提出，即按非敏感问题到弱敏感问题再到敏感问题。

（2）间接询问：在对被调查者进行敏感问题调查时，用对象转移法或假定法来间接询问敏感问题。

对象转移法是用第三个人的敏感特征的行为或意见作为提问对象，询问被调查者对此的看法，从而间接反映被调查者的真实意见。比如调查中学生对早恋问题的态度，那么可以这么设计问题：你们班有无男女同学谈恋爱的？你对此有何看法？等等。

假定法是设置一种假定状况，来了解被调查者对某一敏感问题的态度、看法。比如，如果我国不再实行计划生育的政策，你想要几个小孩？

当然用对象转移法或假定法间接获得的结果与直接询问的结果是有区别的，故在分析时应全面考虑、仔细分析。

（3）附守密协议：为了消除调查者隐私被暴露的恐惧心理，可以在调查表的最前面（或最后面）附一份保证被调查者个人隐私的协议书，协议书中必须注明保密的基本原则，采取的具体措施，以及如果调查者泄密，应受的惩罚和被调查者应获得赔偿等。

（4）奖励承诺：对完成含有敏感问题的问卷的被调查者给予一定的物质奖励，如一套纪念邮票等，再辅以守密的承诺，会大大提高应答率和正确回答率。

（5）封闭式问卷：这是在敏感问题的问卷调查中应用得最多的一种方法，它没有姓名、年龄、学号（工号）等泄露身份的项目，而且问题均为封闭式答案，被调查者只需打钩或写字母数字，无须在问卷上留下字迹，这样既省时省力，又防止从字迹的推断导致泄密，故较易取得被调查者的合作，获得比较准确的结果。

（二）改良问卷调查的优缺点

优点：①设计简单，操作方便，可实施性强；②省时、省钱、省力；③所获的信息全面；④可以获得每个被调查者的详细信息，这在统计分析时具有许多优越性和便利性，并可以进行易感因素或影响因素分析；⑤所需的样本量显著少于下面要介绍的随机应答技术。

缺点：主要是无应答率较高而正确应答率较低，易产生信息偏倚。另外不适用于对文化层次较低人群的调查。

三、随机应答技术

随机应答技术（randomized response technique，RRT）是指在调查过程中使用特定的随机化装置，使被调查者以一个预定的基础概率 P 从两个或两个以上的问题中选择一个问题进行回答，除被调查者本人以外的所有人（包括调查者）均不知道被调查者的回答是针对哪一个问题，以便保护被调查者的隐私，最后根据概率论计算出敏感问题特征在人群中的真实分布情况的一种调查方法。

（一）两个相关问题的 RRT 模型

① 针对调查的敏感问题提出两个相关联的问题。例如，当调查人群中婚前性行为的状况时可以提出这样两个问题。问题 1：我有过

婚前性行为？问题 2：我没有婚前性行为？两个相关问题的回答只有“是”或“否”二分类。

② 设计一个随机装置。比如，纸箱、布袋等放入红球和白球，两球的比例分别为 P 和 $1-P$，红球与白球的比例接近 1∶1，但不能等于 1∶1（敏感问题的概率不能为 0.5，否则无法计算），比如 0.6∶0.4 等。以红球代表问题 1（敏感问题），白球代表问题 2（非敏感问题）。

③ 受试对象回答问题：在别人看不到的情况下，受试对象从随机装置中摸出一球，根据球的颜色不同分别按自身实际情况回答对应的问题。这样除回答问题的本人外，别人根本不知道她（他）回答的是哪一个问题，也就无法知道他（她）的真实情况，这样就保护了被调查者的隐私，又得到了被调查者的真实回答。回答完毕后将球放回并混匀，则得到了一个回答“是”者的比例 λ 值。

④ 分析：根据概率论的基本知识，计算出在被调查人群中具有某一敏感问题特征者的比例。公式如下：

$$\lambda = P\pi + (1-P)(1-\pi) \tag{10-1}$$

式中，λ 为回答“是”者所占的比例；P 为红球的比例；$1-P$ 为白球的比例；π 是具有敏感问题特征者的比例；n 为样本量。根据式(9-11)可得：

$$\pi = \frac{\lambda-(1-P)}{2P-1} \tag{10-2}$$

π 的方差为

$$\mathrm{Var}(\pi) = \frac{\pi(1-\pi)}{n} + \frac{P(1-P)}{n(2P-1)^2} \tag{10-3}$$

总体率 $\pi(95\%)$可信区间为 $\pi \pm 1.96\sqrt{\mathrm{Var}(\pi)}$。

【例 10-1】 调查 1000 名男青年的婚前性行为，设红球比例为 0.6，白球为 0.4，通过调查，回答“是”的人的比例为 0.47，则男青年中有婚前性行为者的比例 π 为：

$$\pi=\frac{\lambda-(1-P)}{2P-1}=\frac{0.47-(1-0.6)}{2\times0.6-1}=0.35$$

$$\mathrm{Var}(\pi)=\frac{\pi(1-\pi)}{n}+\frac{p(1-P)}{n(2P-1)^2}=\frac{0.35\times(1-0.35)}{1000}+\frac{0.6\times(1-0.6)}{1000\times(2\times0.6-1)}=0.0063$$

总体率 π(95%)可信区间为：$\pi\pm1.96\sqrt{\mathrm{Var}(\pi)}=0.35\pm1.96\times\sqrt{0.00623}=0.35\pm0.15$（即 0.20～0.60）。

本模型的优点是保密性极强，无论应答者回答“是”或“否”都不会暴露其任何隐私。缺点是模型的方差较大，而且两个问题均为敏感问题，容易导致应答者的抵触情绪。

（二）两个无关联问题的 RRT 模型

（1）设计两个不相关的问题：第一个问题针对敏感性问题，第二个问题针对一个与敏感问题无关的问题。例如，问题 1：你有过婚姻外性行为吗？①是；②否。问题 2：你是工人吗？①是；②否。

（2）设计一个随机装置：内置红、白两色的小球，红白球之比为 0.6∶0.4（或 0.5∶0.5 等），混匀。

（3）受试对象回答问题：在别人看不到的情况下，由调查对象从随机装置中摸出 1 球，摸到红球则回答第一个问题，摸到白球则回答第二个问题，回答完毕后将球放回，计算获得回答“是”的总比率 λ。

（4）分析：根据概率论知识可得：

$$\lambda=P\pi+(1-P)R \tag{10-4}$$

式中，λ 为回答“是”者的总比例；P 为红球比例；$1-P$ 为白球比例；R 为符合第二个问题特征者的比例；π 为有敏感问题特征者的比例。由式（10-4）得

$$\pi = \frac{\lambda - (1-P)R}{P} \tag{10-5}$$

$$\mathrm{Var}(\pi) = \frac{\lambda(1-\lambda)}{nP^2} \tag{10-6}$$

总体率 π(95%)可信区间为 $\pi \pm 1.96\sqrt{\mathrm{Var}(\pi)}$。

【例 10-2】 调查 1000 名已婚男性的婚外性行为，用上述方法调查，其中红球比例为 0.6，白球比例为 0.4，已知受调查者中工人所占比例为 0.55，最后得到回答的“是”的比例是 0.40，问有婚外性行为的男性占多少比例？

$$\pi = \frac{\lambda - (1-P)R}{P} = \frac{0.40-(1-0.60)\times 0.55}{0.60} = 0.30$$

$$\mathrm{Var}(\pi) = \frac{\lambda(1-\lambda)}{nP^2} = \frac{0.40\times(1-0.40)}{1000\times 0.60^2} = 0.000583$$

总体率 π(95%)可信区间为

$$\pi \pm 1.96\sqrt{\mathrm{Var}(\pi)} = 0.30 \pm 1.96\times\sqrt{0.000583} = 0.30 \pm 0.047$$

所以有婚外性行为的男性约为 30%，其总体率 π(95%)可信区间为 0.253～0.347。

本模型的优点是方差较小，精确度较高，而且抽到敏感问题的比例可以为不等于 0 或 1 的任何数（但不能太靠近 0 或 1，否则保密性不好）。缺点是泄密的可能性较大（回答“否”则肯定无敏感问题特征，而回答“是”则可能有敏感问题特征），容易导致不真实回答。

（三）多项分类敏感问题 RRT 模型

（1）设计敏感问题：该问题的答案可分为 K 种互相排斥的类别：$A_1, A_2, \cdots, A_k$，例如，在一个地区进行性病患病及诊疗情况的调查时，可以设计这样一个问题：“你患过性病并作过治疗吗？”可选择的答案有：①未患过性病；②患过性病。但在非正规医疗单位进行诊治。③患过性病并去正规医疗单位诊治。

（2）设计一随机装置：比如一套卡片，将卡片按一定比例分成 $K+1$ 堆（其中 K 为敏感问题可能备选答案的类别数），在一堆卡片上写敏感问题及其可供选择的答案，在剩下的 K 堆卡片上分别写上 $1,2,\cdots,K$ 的字样。比如上面的例子可将卡片分成 4 堆，一堆写上敏感问题及答案，其余 3 堆分别写上 1，2，3。

（3）受试对象回答问题：在研究人群随机抽取一个样本，样本中的每一个对象均从随机装置中摸出一张卡片，如卡片上写有敏感问题，则根据自己的实际情况从答案中选择 $1,2,\cdots,K$ 作回答。如果卡片上为数字，则直接读出，回答完问题后把卡片放回盒内并混匀。

（4）分析：设写有敏感问题的卡片占全部卡片的比例为 P，写有 $1,2,\cdots,K$ 字样的卡片比例分别有 $P_1,P_2,\cdots,P_K$，显然 $P+P_1+P_2+\cdots+P_K=1$。另以 n 代表样本量，以 π_i 表示人群中具有第 i 类敏感问题的人占的比例，以 λ_i 表示回答数字 i 的人占总调查人数的比例，则根据概率论知识可得

$$\lambda = P\pi_i - P_i \tag{10-7}$$

$$\pi_i = \frac{\lambda_i - P_i}{P} \tag{10-8}$$

$$\mathrm{Var}(\pi_i) = \frac{\lambda_i(1-\lambda_i)}{nP^2} \tag{10-9}$$

总体率 $\pi(95\%)$可信区间为 $\pi_i \pm 1.96\sqrt{\mathrm{Var}(\pi_i)}$。

【例 10-3】 调查某人群手淫情况，提出一个敏感问题为："你有手淫行为吗？"答案为①经常有；②偶尔有；③没有。选择 700 人作为样本，随机装置中代表敏感问题的红色卡片比例为 0.5（10/20），白色卡片有 10 张，其中有 4 张写有数字"1"，3 张写有数字"2"，另外 3 张写有数字"3"。让被调查者在别人看不到的情况下摸球，摸到红

球回答敏感问题（选符合自己情况的答案前面的数字作回答），摸到白球则回答球上的数字。结果有 238 人回答“1”，有 284 人回答“2”，有 178 人回答“3”，请问人群中各种手淫情况的比例。

$$\pi_1 = \frac{\lambda_1 - p_1}{p} = \frac{0.34 - 0.2}{0.5} = 0.280$$

$$\pi_2 = \frac{\lambda_2 - p_2}{p} = \frac{0.466 - 0.15}{0.5} = 0.512$$

$$\pi_3 = \frac{\lambda_3 - p_3}{p} = \frac{0.254 - 0.15}{0.5} = 0.208$$

三者的方差分别为

$$\mathrm{Var}(\pi_1) = \frac{\lambda_1(1-\lambda_1)}{nP^2} = \frac{0.34 \times 0.66}{700 \times 0.5^2} = 0.001282$$

$$\mathrm{Var}(\pi_2) = \frac{\lambda_2(1-\lambda_2)}{nP^2} = \frac{0.4606 \times 0.594}{700 \times 0.5^2} = 0.001378$$

$$\mathrm{Var}(\pi_3) = \frac{\lambda_3(1-\lambda_3)}{nP^2} = \frac{0.254 \times 0.746}{700 \times 0.5^2} = 0.001083$$

总体率 $\pi(95\%)$可信区间为

$$\pi_1 \pm 1.96\sqrt{\mathrm{Var}(\pi_1)} = 0.2098 \sim 0.3502$$

$$\pi_2 \pm 1.96\sqrt{\mathrm{Var}(\pi_2)} = 0.4392 \sim 0.5846$$

$$\pi_3 \pm 1.96\sqrt{\mathrm{Var}(\pi_3)} = 0.1435 \sim 0.2725$$

优点是本模型的适用范围较广，可用于多分类敏感问题调查，也可用于某些数量特征敏感问题的调查，所得的估计值也为无偏估计，且操作简单、易理解、计算简单。缺点为所需样本量必须足够大，否则 π_i 的估计值可能出现负数，导致无法解释。

（四）数量特征敏感问题 RRT 模型

对于某些敏感问题如逃税的数额、工资外收入的多少等，我们的目标是找出敏感特征数量的平均值，即平均逃税金额、工资外收入的平均值等。这些情况用上述介绍的 RRT 模型是无法解决的，必须用用于研究数量特征的 RRT 模型进行调查。用于数量特征敏感问题调查较好的 RRT 模型为加法、乘法模型。这一模型用一个无关的随机变量（如随机数字表）与被调查者敏感问题特征的实际值的和或积作为答案，对敏感问题进行数值估计。由于随机变量出现的值只有被调查者知道，故能保护其隐私，易取得被调查者的合作。其设计步骤如下。

（1）针对敏感问题提出问题：例如，你上个月的逃税额为多少？

（2）找一组随机变量：该随机变量与敏感问题无关，常使用一组随机数字作为随机变量。

（3）设计一个随机装置：例如，纸箱、布袋，内装小球或卡片，上面写有随机变量的数值；例如，把一串随机数字分别写在小球上（或卡片上），混匀。

（4）受试对象回答问题：从研究人群中随机抽取一组样本，让每个被调查者在别人看不到的情况下摸球（或卡片），然后将本人敏感问题特征的数值与球上的数值相加（加法模型）或相乘（乘法模型），被调查者将相加或相乘后的结果报告调查员，并把球放回随机装置中混匀。由于从随机装置中摸到的数字只有被调查者本人知道，故可起到保密的作用。

（5）分析：设被调查者敏感问题特征的数值为 x，随机变量的数值为 y，用 z 来代表 x 与 y 的和或积，则加法模型有：

$$\mu_x = \mu_z - \mu_y \tag{10-10}$$

其方差为

$$\mathrm{Var}(\mu_x)=\frac{S_z^2}{n} \tag{10-11}$$

式中，μ_x为所有被调查者的敏感问题特征值 x 的平均值；μ_y为所有随机变量 y 的平均值；μ_z为所有被调查者所回答的数值 z 的平均值；S_z^2为所有被调查者所回答的数值 z 的方差；n 为样本含量。

乘法模型为

$$\mu_x=\frac{\mu_z}{\mu_y} \tag{10-12}$$

其方差为

$$\mathrm{Var}(\mu_x)=\frac{S_z^2}{n\mu_z^2} \tag{10-13}$$

各符号意义同上。

【例 10-4】 欲调查某地区个体工商户的每季度逃税情况，用上述加法模型进行调查，共抽取 20 个个体工商户，所用的随机数字表的均数和方差分别为 160.5 和 243.36，所有调查对象的应答值的平均数为 391.73，方差为 7969.3657，试问该地区个体工商户每季度平均逃税金额估计为多少？

$$\mu_x=\mu_z-\mu_y=391.73-160.5=213.23$$

$$\mathrm{Var}(\mu_x)=\frac{S_z^2}{n}=\frac{7969.3657}{20}=398.4785$$

故该地区个体工商户每季度的平均逃税金额估计为 231.23 元。

缺点为μ_x的方差易受 y 取值的影响，当 y 比较分散（即 y 的方差较大）时，$\mathrm{Var}(\mu_x)$明显增大，但 y 取值过于集中时，保密性不好。优点为所需样本量较小，设计也较简单，模型的方差也明显小于无关联模型，另外 x 的分布无论是离散型的，还是连续型的，均可估计其均值。本模型的计算量也较小，故不失为一种较好的数量特征敏感问题的调查模型。

随机应答技术应用需要注意以下几个问题。

（1）RRT 模型样本的选择一定要遵循随机原则，否则无论 RRT 模型的实施多么精确，其研究结果均没有代表性。

（2）实施 RRT 模型前必须对调查员严格培训，完全掌握 RRT 模型的原理及其实施方法，并能对应答者作必要的讲解。还需遵守伦理道德，态度和蔼，服务周到。

（3）对被调查对象作详细的解释，让他们理解 RRT 模型能保密的原理，否则 RRT 模型使用效果不佳。

（4）随机装置的设计必须科学合理、保密性好，并能保证运用时不被他人看见。在调查过程中，各种球或卡片的比例不能改变，应答者回答后必须把球或卡片放回原处，并混匀。

（5）非敏感问题的设计必须科学合理，其可能的答案应与敏感问题相同或相近，不会导致泄密。

（6）注意 RRT 模型的选择。不同的 RRT 模型适用于不同类型的敏感问题调查，故在实际工作中应根据敏感问题的特征和人群的特点选择合适的 RRT 模型。

（7）一般来讲，RRT 模型的样本量必须足够大，否则 RRT 模型的结果误差较大，甚至出现不可解释的结果。

第十一章
科学研究设计中的样本量估计

在进行医学科学研究设计或对已获取的资料进行统计分析时，均会遇到确定多大的样本量较合适或现有的资料样本量是否足够的问题。在现实工作中，如果研究的样本量太小，则得不到预期结果；如果样本量太大，则耗费不必要的人力、物力、财力，甚至难以完成研究项目。这就涉及科学、合理地确定研究样本的问题，即如何用尽可能小的样本量达到预期的研究结果。

样本量的大小直接影响研究经费的预算、研究范围、人员数量、持续时间等，也影响研究结果的可靠程度。其确定需要科学的测算与理性的经验判断。过去有些医学工作者对此并没有足够重视，致使研究结果不可靠或得不到应有的结论。

第一节　影响样本大小的主要因素

（1）α 误差：也称为假阳性率，即无效假设（来自同一总体或无显著差异）原本正确，但被拒绝接受，误判为有差别的概率。通常以 $P\leqslant0.05$ 为界值。若使用 $P\leqslant0.01$ 为界值，条件严格，需求的样本量大。

（2）β 误差：也称为假阴性率，即无效假设原本是不正确的，但接受了无效假设，错误得出无差别结论的概率，也就是说两个样本并非来自同一总体（有差别），而经过显著性检验，认为是来自同一总体（无差别）这类错误发生的概率。如果研究中要求这类错误的概率小，则所需样本量大。实践中通常用 0.05 或 0.1 为界值。

（3）研究对象的分组情况：从总体上确定样本量时，应同时考虑资料的分组情况。分组细，需求样本量大，如需进行多重嵌套分组，则要求样本量更大。

（4）研究对象在各组间的分布：分布均匀，则需求样本量小；否则，则需求样本量大。例如，笔者比较不同地区妊娠周数与婴儿出生体重的关系。其属于计量资料，因为样本分布不均匀，妊娠 30 周以下者较少，因此需要加大样本量。

（5）研究观察人群中某现象发生或存在的概率：这是针对计数资料而言的，例如，研究人群中研究观察的现象发生频率大，则需要样本小；反之，对稀有现象的观察则需大量人群。如观察流感的发病情况，若以往的发病率为 30%，则观察 100 人就可预期获得 30 例发病者，若观察某种恶性肿瘤的发病情况，则需要大量的人群。从理论上说，人群中某现象发生频率为 50%时，所需样本量最小。

（6）研究对象观察指标个体差异的大小：个体差异大，则需求样本量大。因为个体差异大，其离散指标（主标准差）就大，要使比较组有显著差异，就需较大样本量。这问题需结合标准误差的概念和意义来理解。

（7）比较群组间指标差别的大小：比较组之间若观察指标的差别较大，所需样本量就小。

（8）混杂因素的存在情况：若观察指标受多种因素的影响，为了控制混杂因素，则需求的样本量大。如果研究设计严密，通过研究对象的配比，随机等措施控制了混杂因素，则需求的样本量小。

此外样本大小受调查测试方式、精度的影响。客观指标比主观指标需求的样本量小；测试的准确性越高，需求的样本量越小；调查测量指标越多，需求的样本量越大。

第二节　计数资料的样本量估计

一、对“率”作抽样调查时的样本大小

例如，通过调查了解人群中某病的患病率、感染情况，通过随访观察了解某人群某病发生率或某治疗方法的生存概率等。

（1）影响因素：对“率”作抽样调查时样本大小主要取决于以下两个因素。

① 预期患病率：预期患病率或阳性率高，则样本可以小些。

② 精确率：对调查结果精确率的要求越高，即容许误差越小，则样本量要大些。

（2）计算公式：一般样本量大小可用下面介绍的方法计算，见式（11-1）。

统计学中有公式 $S_P=\sqrt{\dfrac{\pi(1-\pi)}{N}}$，将上式等号两边平方，则 $(S_P)^2=\dfrac{\pi(1-\pi)}{N}$。

总体率 π 通常是不知道的，所以用样本率 P 代替，则 $(S_P)^2=\dfrac{P(1-P)}{N}=\dfrac{PQ}{N}$。

设样本率 P 与总体率 π 之间的差异为 δ，则 $P-\pi=\pm\delta$。

又根据公式：$u=\dfrac{(P-\pi)}{S_P}=\dfrac{\delta}{S_P}$，因而 $S_P=\dfrac{\delta}{u_\alpha}$，$\alpha$ 通常取 0.05 水平，当总体极大时，作无限大处理，则 u_α =1.96，为方便起见，u_α 值取 2，则样本量的计算公式为

$$N=\frac{PQ}{(S_P)^2}=\frac{\mu_\alpha^2 PQ}{\delta^2} \tag{11-1}$$

式中，N 为所需样本量；u_α 为在确定的 α 水平时相对应的 μ 值（通常按 $\mu_{0.05}$=1.96，$\mu_{0.01}$=2.58）；P 为人群中所调查现象的概率，据以往的研究结果或资料决定；δ 为允许误差，为样本率与总体率之间允许的差异（$\pi-P$），常用 δ=0.1P 或 δ=0.2P。

式（11-1）可简化，当 α 取 0.05，可近似地 u_α=2，δ=0.1P 时，

$$N=\frac{2^2PQ}{(0.1P)^2}=\frac{4PQ}{0.01P^2}=400\times\frac{P}{Q} \tag{11-2}$$

当 δ=0.2P 时，

$$N=\frac{2^2PQ}{(0.2P)^2}=100\times\frac{P}{Q} \tag{11-3}$$

（3）适用条件：式（11-1）适用于 π 不太大也不太小的情况。其也可用于样本率与总体率比较所需样本量的估计。

二、两样本率的差别检验时

（1）影响因素：当两样本率的差别比较时，样本大小主要取决于两样本率差别的大小，即 (P_1-P_2) 及 α 误差、β 误差。

（2）公式计算：当两样本量相等时，计算公式如下：

$$n_1=n_2=\frac{2(u_\alpha+u_\beta)^2PQ}{(P_1-P_2)^2} \tag{11-4}$$

式中，n_1，n_2 分别为两样本的需求例数；P_1、P_2 分别为样本 1 与样本 2 所属两个总体率的估计值；P 为两组的合并率，Q=1−P；u_α 的意义同上；u_β 为在确定的 β 误差水平时相对应的 μ 值。

【例 11-1】 某医师研究某药对产后宫缩痛、外阴创伤痛的镇痛效果，预实验新药镇痛率为 75%，旧药镇痛率为 55%，当 α 取 0.05，β 取 0.1 时，需观察多少例，能说明新药镇痛效果优于旧药？

本例为单侧检验，P_1=0.75，P_2=0.55，$u_{0.05}$=1.645，$u_{0.1}$=1.282，则

$$P=(0.75+0.55)/2=0.65$$

$$n_1=n_2=2\times(1.645+1.282)^2\times0.65\times0.35\div(0.75-0.55)^2=98$$

（3）查表法：该类研究也可查附表二直接估计样本量。本例由于较小率大于 50%，无法查表，故可用(100−75)%=25%，（100−55）%=45%，75%−55%=20%，以较小率 25%与两率之差 20%查表，单侧 $\alpha=0.05$，$1-\beta=0.90$，得 $n=96$，与计算结果相近。

三、配对计数资料时

资料形式见表 10-1。

表 10-1　配对计数资料

甲法	乙法		
	+	−	
+	P	P_1-P	P_1
−	P_2-P		
	P	1	

如上形式资料为配对计数资料，常见配对形式有两种，同一观察对象作两次检查或条件相近的配成对子，分别用甲、乙两法处理。

$$n=\left[u_\alpha\sqrt{2\overline{P}}+u_\beta\sqrt{2(P_1-P)(P_2-P)/\overline{P}}\right]^2\Big/(P_1-P_2)^2 \qquad (11\text{-}5)$$

式中，P_1、P_2 分别为甲、乙两法阳性率；P 为甲、乙两法一致阳性率；$\overline{P}=(P_1+P_1-2P)/2$。

【例 11-2】 某医师观察甲、乙两药治疗过敏性鼻炎效果，采用配对交叉设计，预试验甲药有效率为 60%，乙药有效率为 50%，两药一致阳性率为 43%，试估算两药疗效有差别时所需样本量（$\alpha=0.05$，$\beta=0.1$）。

本例为双侧检验，$P_1=0.60$，$P_2=0.50$。$P=0.43$，$\mu_{0.05}=1.96$，

$\mu_{0.1}$=1.2816。

$\overline{P}$=〔0.6＋0.5−(2)(0.43)〕/2=0.12

$$n=\frac{\left[(1.96)\sqrt{(2)(0.12)}+1.2816\sqrt{(2)(0.60-0.43)(0.50-0.43)/0.12}\right]^2}{(0.6-0.5)^2}$$

=123.7≈124

本研究需观察 124 对。

四、定群研究时

$$n=\frac{\left(\mu_\alpha\sqrt{2PQ}+\mu_\beta\sqrt{P_0Q_0+P_1Q_1}\right)^2}{(P_1-P_0)^2} \qquad (11\text{-}6)$$

式（10-6）可简化为

$$n=\frac{2PQ(u_\alpha+u_\beta)^2}{(P_1-P_0)^2} \qquad (11\text{-}7)$$

式中，P_1为暴露组某病发病率（或死亡率），Q_1=1−P_1；P_0为非暴露组某病发病率（或死亡率），Q_0=1−P_0；P 为暴露组与非暴露组的平均发病率，P=（P_1＋P_0）/2，Q=1−P；n 为暴露组、非暴露组每组所需样本量；μ_α、μ_β分别为在确定的 α、β 误差下的值。

五、群组病例对照研究时

其基本公式同定群研究时样本大小的估计［式（11-6)]，只是式中符号意义有所区别。

P_1、P_0分别为估计病例组、对照组有暴露史的比例。P_0可用人群中有暴露史的比例代替，而 P_1用下式求得

$$P_1=\frac{P_0\text{RR}}{\left[1+P_0(\text{RR}-1)\right]} \qquad (11\text{-}8)$$

P 为两组的平均暴露史比例。其他符号意义同前。

【例 11-3】 拟进行口服避孕药与脑卒中关系的病例对照研究。据调查，某地区妇女口服避孕药的暴露率为 15%，文献报道口服避孕药发生脑卒中的相对危险度为 2.5，设 α=0.05，β=0.1，需调查多少病例，多少对照？

$$P_1=\frac{0.15\times 2.5}{1+0.15\times(2.5-1)}=0.306 \quad P=(0.15+0.306)/2=0.2281$$

$$Q=1-0.2281=0.7720$$

则 $n=\dfrac{2PQ(u_\alpha+u_\beta)^2}{(P_1-P_0)^2}=\dfrac{2\times 0.228\times 0.772\times(1.96+1.282)^2}{(0.3061-0.15)^2}=152$ （人）

即病例和对照组各需调查 152 人。

六、配对病例对照研究

当进行 1∶1 配对时，所需对子数 M 为

$$M\approx\frac{m}{P_0Q_1+P_1Q_0} \qquad (11\text{-}9)$$

其中，$m=\dfrac{\left[0.5u_\alpha+u_\beta\sqrt{P(1-P)}\right]^2}{(P-0.5)^2}$。

式中，m 表示不一致对子数，即四格表中的（$b+c$），则

$$P\approx\frac{\text{OR}}{(1+\text{OR})} \qquad (11\text{-}10)$$

式中，OR 为比值比，P_0、P_1 分别为对照组和病例组的估计暴露率，其他符号意义同前。

【例 11-4】 某医师拟用 1∶1 病例对照研究，调查某地有使用雌激素史与子宫内膜癌关系，据国外报道，普通妇女使用雌激素的比例为 2.01%，暴露造成相对危险度不小于 5，需调查病例对照多少个对

子（α=0.05，β=0.1）？

本例用双侧检验，$u_{0.05}$=1.96，$u_{0.1}$=1.282，OR=5，P_0=0.0201。

则 $P=\dfrac{5}{1+5}=0.8333$， $P_1=\dfrac{P_0\text{OR}}{1+P_0(\text{OR}-1)}=\dfrac{0.0201\times 5}{1+(0.0201\times 5-1)}=0.093$。

$$m=\frac{\left[0.5\times 1.96+1.2816\sqrt{0.833\times(1-0.833)}\right]^2}{(0.833-0.5)^2}=11.796$$

$$M=11.796/(0.0201\times 0.907+0.093\times 0.98)\approx 108$$

第三节　计量资料的样本量估计

一、对平均数作抽样调查时

$$n=\left(\frac{u_\alpha s}{\delta}\right)^2 \tag{11-11}$$

式中，s 为标准差估计值；δ 为允许误差，即样本均数与总体均数相差所允许的限度；其他符号意义同前，由此式可看出个体差异对样本量的影响。为了说明式中符号意义及其运算，举例如下。

【例 11-5】 调查血吸虫病人血中血红蛋白含量（g/L），根据以往经验，标准差 s=25，这次调查允许误差不超过 5（δ=5），并规定 α=0.05，β=0.1，需调查多少人？

本例 δ=5；$u_{0.05}$=1.96；$u_{0.1}$=1.282，

$$n=\left(\frac{u_\alpha s}{\delta}\right)^2=\left(\frac{1.96\times 25}{5}\right)^2=97$$

查附表二，α=0.05，s/δ=5，得 n=99，与计算结果相近。

二、作样本均数与总体均数差别检验时

$$
\begin{cases}
n=\left[\dfrac{(t_{2\alpha}+t_{2\beta})s}{\delta}\right]^2 & \text{（单侧）} \\
n=\left[\dfrac{(t_{\alpha}+t_{2\beta})s}{\delta}\right]^2 & \text{（双侧）}
\end{cases}
\tag{11-12}
$$

式中，t_{α}、$t_{2\alpha}$、$t_{2\beta}$分别为 α、2α、2β 时显著性水平之 t 值；s 为标准差估计值。

【例 11-6】 在【例 11-5】中，如果已知血吸虫病人平均血红蛋白含量为 90g/L，要研究呋喃丙胺治疗后能否使血红蛋白含量增高（疗效判定）。根据临床经验，治疗后血红蛋白增高 10g/L 以上方为有效（δ=10），需观察治疗多少病人？

本例是对样本均数（治疗后）与总体均数（治疗前病人平均水平）差别检验时所需样本量估计，用单侧检验。当 α=0.05，$t_{0.1}$=1.65，$t_{0.2}$=1.28 时，则

$$
n=\left[\frac{(t_{2\alpha}+t_{2\beta})s}{\delta}\right]^2=\left[\frac{(1.65+1.28)\times 25}{10}\right]^2=54
$$

查附表二，单侧 α=0.05，1－β=0.9，δ/σ=10/25=0.4，得 n=55，与计算结果基本一致。

三、作两个样本均数差别检验时

$$
\begin{cases}
n_1=n_2=2\left[\dfrac{(t_{2\alpha}+t_{2\beta})s}{\delta}\right]^2 & \text{（单侧）} \\
n_1=n_2=2\left[\dfrac{(t_{\alpha}+t_{2\beta})s}{\delta}\right]^2 & \text{（双侧）}
\end{cases}
\tag{11-13}
$$

符号意义同前，只是 s 一般都假定两个样本标准差相同；δ 为研究者提出要求的一个差值（$\overline{X}_1-\overline{X}_2$）。

【例 11-7】 在【例 11-5】中，假定呋喃丙胺治疗前后病人血红蛋白含量的标准差相等（$s_1=s_2=25$），现要研究治疗后能否使血红蛋白含量升高 20 或更多些（$\delta=20$）。需调查治疗前、后各多少病人？

此例属两个样本均数比较时样本量的估计，若设计两组例数相等，且认为治疗后不可能血红蛋白降低（单侧检验），则：

$$n_1=n_2=2\left[\frac{(t_{2\alpha}+t_{2\beta})s}{\delta}\right]^2=2\times\left[\frac{(1.65+1.28)\times 25}{20}\right]^2=28$$

查附表二，单侧 $\alpha=0.05$，$1-\beta=0.9$，$\delta/\sigma=20/25=0.8$，得 $n=28$，与计算结果一致。

四、作配对资料差别检验时

$$\begin{cases} n=\left[\dfrac{(t_{2\alpha}+t_{2\beta})s_d}{\delta}\right]^2 & \text{（单侧）} \\ n=\left[\dfrac{(t_{\alpha}+t_{2\beta})s_d}{\delta}\right]^2 & \text{（双侧）} \end{cases} \tag{11-14}$$

式中，n 为所需样本对子数；s_d 为差数的标准差；其他符号意义同前。

【例外科学科研思维】 在【例 11-7】中为成组比较的例子，若改为成配对比较，即同一病人治疗前、后各检验一次血红蛋白含量（g/L）并计算其差别，已知差别的标准差（s_d）为 30，做单侧检验，需多少病人？

$$n=\left[\frac{(t_{2\alpha}+t_{2\beta})s_d}{\delta}\right]^2=\left[\frac{(1.65+1.28)\times 30}{20}\right]^2\approx 21$$

查附表二，单侧 $\alpha=0.05$，$1-\beta=0.9$，$\delta/\sigma=10/33=0.333$，得 $n=24$，与计算结果相近。

第四节　确定样本量时需明确的问题

（1）从上文算式可以看出样本量大小的影响因素，公式反映与文字表达的内涵是一致的。

（2）样本量的确定需要合理的计算与理性的经验判断相结合。如上文各算式中的允许误差（δ），它表示比较率或均数间允许存在的差异。它的确定要综合考虑专业经验、文献资料及科学研究要求。单侧或双侧检验也需以专业知识来确定。

（3）不同的研究设计，对样本量的需要不同，从上文例子可见配对设计所需样本小；研究对象条件控制好，所需样本就小，因此在研究设计时应根据研究对象获取的难易及研究内容综合考虑采取何种方案。

（4）理论上讲，对于同一研究内容，当比较组样本例数相同时（$n_1=n_2=n_3=\cdots$），所需样本总量最小。若现实中难以做到各组例数相等时，应考虑例数最少组的样本量是否满足分析需要。

（5）在配比研究设计中，增加对照组的配比数，可提高统计学检验效率，减少实验组（病例组）的样本例数。因此对于罕见病例的调查观察可通过增加对照的配比数，满足统计分析样本量的需求。可采用 1∶3 或 1∶4 配对。

上面讨论的是 1∶1 配对时样本量的估计，1∶M 配对设计难度大、统计分析复杂，对于常见病运用较少，对于罕见病的研究则应尽可能多收集研究病例。

（6）其他类型设计的样本量估计较复杂，可根据资料性质近似地估计，如普通相关、回归分析，可用配对计量资料差别检验时的样本量计算公式近似估计。

第十二章

科学研究设计中的误差和偏倚

在科学研究的过程中，由于诸多原因，所获得的结果与真实情况有一定差异，有时还可能得出错误结论。影响结论真实性的原因可以归纳为两类：一类是随机误差（random error），另一类是系统误差（systematic error）。在科学研究中，无论是观察性研究还是实验性研究，研究者总是要考虑到这两种误差，并且要设法减少这两种误差，提高研究结果的真实性，使研究结果与客观真实情况尽可能符合。

第一节　研究的真实性

一、概念

研究的真实性或效度（validity）是指研究收集的数据、分析结果和所得结论与客观实际的符合程度。如果研究结果与客观实际存在不符合的地方，这就是研究误差，它是研究真实性的反面。研究误差分为系统误差和随机误差两类：系统误差是指固定方向和固定大小的误差，来自对象选取、测量和统计分析等方法学缺陷；而随机误差没有固定方向和固定大小，一般呈正态分布，来自随机抽样的变异和测量的随机变异等。研究的可靠性或信度（reliability）也称为精确度

（precision），它反映研究结果中随机误差的大小，随机误差小则研究信度高。随机抽样误差可以用统计学方法来估计，并且可以通过增大样本含量来减小。测量数据的真实性可用真实性指数（index of validity，IV），或某方面的真实性指标（如灵敏度或特异度等）来表示。变异可以是真实的（如生物学个体变异），而反映研究误差的变异肯定是不真实的。

对于研究真实性的评价还必须考虑内部真实性和外部真实性两部分。

二、内部真实性

内部真实性（internal validity）是指研究结果与实际研究对象真实情况的符合程度。它回答一个研究本身是否真实或有效的问题。如果一个研究针对实际研究对象提供了真实性的频率描述或效应估计值，即随机误差和系统误差较小，则该研究是真实或有效的。如果一个研究本身是不真实的或无效的，则很难再应用到研究对象以外的其他人群。改善内部真实性的措施如下：限制研究对象的类型和研究的环境条件，如仅选用中年男性对象，或研制干预措施的场景等。因为这样可以降低群体水平的变异性，或者使因果机制趋于一致等。需要注意的是，这些措施可能限制了研究结果应用到研究对象以外的其他人群，也就是使下述的外部真实性受限。

三、外部真实性

外部真实性（external validity）是指研究结果与推论对象真实情况的符合程度，外部真实性又称普遍性（generalizability）。它回答的是一个研究的结论能否推广应用到研究对象以外的人群的问题。如果研究对象对于推论对象的代表性不好，尽管它的内部真实性可能好，但它的外部真实性肯定差。增加研究对象的同质性，如限制对象的类型（如年龄、职业、体质特征或疾病分型等），可以改善内部真实性；而增加研究对象的异质性，使得研究对象的代表性范围扩大，则可以改善外部真实性。在确定实际研究对象时，需要综合平衡考虑研究对象的同质性和异质性问题。例如，针对白人男性做的研究能否推广到白人女性或其他种族人群？针对大医院病人（特定的医疗照顾环境）做的研究能否推广到普通医院的病人或未住院的社区病人？多中心或多组人群的综合研究较好地解决了这个问题。

第二节　误　差

一、随机误差

随机误差又称机会（chance），包括抽样误差和偶然误差。抽样误差是由个体差异造成的。在抽样研究中，由于是用样本来反映总体，各样本间必然有一定差异，样本与总体间也存在一定差异。偶然误差是研究操作过程中由于研究者业务不熟悉或工作不认真造成的偶然错误。例如，在观察实验指标时读错数据，偶然抄写错误，等等。随机误差既可能是测量方法本身的随机变异，也可能是被测定的生物现象的随机变异。

随机误差是不可避免的，且方向是不固定的。这是因为通常研究不可能涉及所有人，而只涉及总体中的一个样本人群。因此即使是无偏倚抽取的一定条件的样本，也不可能与总体完全一样或完全代表总体，即实际观察结果很难与真实结果完全吻合。但是假定多次重复观察，就会发现这些样本观察值是围绕总体值而变化的，观察值高于总体值和低于总体值的机会是相等的。随机误差导致观察值在总体值上下分布。因此许多无偏样本观察值的平均值，趋向于总体值。利用统计学技术可估计随机误差的大小，但随机误差无法消除。

随机误差对同一观察组内测量值的影响称为组内变异，常用标准差来衡量。估计两组观察值之间的差异（组内变异）是否由随机误差引起，要通过统计学显著性检验，*P* 值即随机误差机会发生的概率。

二、系统误差

系统误差又称偏倚，是指在研究或推论过程中所获得的结果系统地偏离真实值，是在研究设计、实施阶段，由于某种或某些因素的影响，研究或推论的结果与真实情况存在差异。产生系统误差的原因主要有研究中所用仪器不准或试剂不精、操作人员技术欠佳或采用不恰当的标准等。

系统误差是研究中有可能克服，也应当尽量克服的误差。任何研究都有发生偏倚的可能性。因此，研究者在选取研究对象、收集信息、分析资料及解释结果时应当考虑到偏倚的可能来源。有了计划和事先的考虑，就能够预料和避免某些类型的误差，使研究获得可靠和真实的结论。偏倚有一定方向性，它使观察值向一定方向偏离，或增高，或降低。多次重复测量及增加样本含量可以减少研究中的随机误差，但却不能减少系统误差。

第三节　偏　　倚

系统误差可以多种形式影响研究结果。一般可以将偏倚分为三大类：选择偏倚、信息偏倚和混杂偏倚。

一、选择偏倚

（一）选择偏倚的定义

选择偏倚（selection bias）是由于选择研究对象的方法存在问题或缺陷而使研究结果偏离真实的情况。例如，样本不能代表总体，研究入选者与未入选者的某些特征有系统差别，比较组之间条件不齐同等。当暴露和疾病之间的联系在入选者和未入选者之间存在差异时就可能产生选择偏倚。由于在不参加者中暴露和疾病之间的关联常常是未知的，所以是否存在选择偏倚必须通过推断，而不是观察来发现。

假设有一种新的检测结肠癌的筛检试验方法，为对其进行早期评价，用此筛检方法比较自愿受检者和社区中没有被检测者的结肠癌的发病率，来估计此检测方法的功效，这种比较就可能存在选择偏倚。因为，一种可能是通常自愿接受癌症筛检者比非自愿者具有更强的健康意识，而健康意识强者可能更加注意饮食，会降低结肠癌的发生危险。如果确实如此，那么，那些自愿进行筛检者结肠癌的发病率较低，就可能是由筛检以外的原因造成的。这种差异叠加于筛检效应之上，使筛检效应评价产生偏倚。另一种可能是自愿参加筛检者之所以自愿参加是因为他们特别担忧自己会发生结肠癌，例如，他们可能具有结肠癌的家族史。总之，有些志愿者比非志愿者具有更低的发病危险，而有些志愿者的危险比非志愿者的要高。这两种偏倚可以相互抵消，但是由于它们都不容易量化，所以净偏倚量仍是未知的。正是基于对选择偏倚问题的考虑，许多筛检试验功效的评价采用随机试验方法。虽然随机试验比队列研究更麻烦、更昂贵，但是在样本量适宜的情况下，随机方法能保证各组之间具有较好的可比性。

上述例子中的选择偏倚是由被调查者自我选择造成的，即研究对象出于某种原因选择自己参与筛检。选择偏倚也可能由调查者的选择而直接产生。例如，许多有关工人健康问题的研究将特定工种工人同一般人群的死亡率进行比较。这种比较是有偏倚的，因为一般人群中包括许多由于健康问题而不能工作的人，因此工人中总的死亡率常常明显低于一般人群，两组间任何直接的比较都可能是有偏倚的。这种选择偏倚常被称为健康工人效应（healthy worker effect）。避免这种偏倚的方法是将某特定工种的工人和从事其他具有不同职业暴露或危险的工人进行比较。如果所有参加比较的研究对象都是工人，调查者就可能避免健康工人效应。

（二）常见的选择偏倚

（1）入院率偏倚。入院率偏倚（admission bias）也称就诊机会偏倚，因首先由伯克森（Berkson）于 1946 年提出，故又称伯克森氏偏倚（Berkson's bias）。利用医院资料进行研究时容易产生这种偏倚。

例如，在一般人群中随机抽样调查呼吸道疾病与骨及运动器官疾病的关系，同时调查过敏及代谢性疾病与疲乏的关系。结果见表 12-1 及表 12-2。两表左侧部分表明，其 OR 值分别为 1.06 和 1.89。但是对人群中曾住院 6 个月以上者单独分析(表 12-1 及表 12-2 的右侧部分)，则发现 OR 值分别为 4.06 和 0.37。也就是说，前者的 OR 值虚假地升高了（从 1.06 到 4.06），而后者的 OR 值虚假地降低了（从 1.89 到 0.37）。从表 12-1 和表 12-2 中 a 格看出，之所以发生这一现象，是因为呼吸道疾患伴有骨及运动器官疾病人入院机会较高，故表 12-1 中 a 格占的比例较大，OR 值被提高；反之，有过敏及代谢性疾病伴疲乏的病人入院机会较少，故表 12-2 中 a 格的比例较小，OR 值被降低。这就是因入院机会不同，选择的研究对象有偏倚，造成结果有偏差。

表 12-1　呼吸道疾病与骨及运动器官的关系　　单位：例

呼吸道疾病	骨及运动器官疾病（一般人群）			骨及运动器官疾病（曾住院 6 个月以上者）		
	有	无	合计	有	无	合计
有	17（a）	207（b）	224	15（b）	5（a）	20
无	184（c）	2376（d）	2560	18（c）	219（d）	237
合　计	201	2583	2784	23	234	257
OR 值	1.06		—	4.06		—

表 12-2　过敏及代谢性疾病与疲乏的关系　　单位：例

过敏及代谢性疾病	疲乏（一般人群）			疲乏（曾住院 6 个月以上者）		
	有	无	合计	有	无	合计
有	13（a）	136（b）	149	1（a）	21（b）	22

续表

过敏及代谢性疾病	疲乏（一般人群）			疲乏（曾住院 6 个月以上者）		
	有	无	合计	有	无	合计
无	127（c）	2508（d）	2635	27（c）	208（d）	235
合　计	140	2644	2784	28	229	257
OR 值	1.89		—	0.37		—

（2）现患-新发病例偏倚。现患-新发病例偏倚（prevalence-incidence bias）又称奈曼偏倚（Neyman bias）。通常病例对照研究的病例组和现况研究中的调查对象多为现患病例，而该病的死亡病例、轻型病例或不典型病例或难以调查或不易发现。然而在队列研究中却可以观察到各种临床型的新病例。这样病例对照研究和现况研究中所采用的病例与队列研究中的病例有所不同。因而病例对照研究和现况研究所获得的某种因素与某病的关系和队列研究所得到的结果可能会有所不同，这就是现患-新发病例偏倚。现患-新发病例偏倚还出现于下述情况，即当某种疾病出现时，可能的病因或影响因素已经发生了改变。在病例对照研究中和现况调查研究中常会发生这种因果联系时间上的断裂。在队列研究中，由于是客观地观察和记录了暴露于危险因素的频率和程度，所以能够代表观察期间的情况。上述两种不同的情况导致了某一危险因素与某病关联的研究结果上的差异。

弗里德曼（Friedman）等以胆固醇水平与冠心病的关联来说明上述论点。由表 12-3 可以看出，队列研究第六次检查中高胆固醇水平的人患冠心病的危险是低胆固醇水平的 2.4 倍（RR=2.40），在病例对照研究中，OR=1.16。队列研究中高胆固醇者占新患冠心病人数的 42.3%，而在病例对照研究中，高胆固醇者只占现患病人数的 25.1%。造成上述不同结果的原因是在病例对照研究时，因冠心病而死亡的病例已被排除，而冠心病幸存者可能改变了生活习惯，更加注意饮食，使胆固醇水平下降，甚至他们本身的胆固醇水平可能就比死亡者的低。

表 12-3　美国某地区男性胆固醇水平与冠心病关联的研究　　单位：例

胆固醇水平	队列研究			病例对照研究		
	到第六次检查时新患病人数	到第六次检查时未患病人数	合计	到第六次检查时现患病人数	到第六次检查时未患病人数	合计
胆固醇水平高于第 75 百分位数	85	462	547	38	34	72
胆固醇水平低于第 75 百分位数	116	1511	1627	113	117	230
合　　计	201	1973	2174	151	151	302
OR 值	2.40		—	1.16		—

（3）检出征候偏倚。检出征候偏倚（detection signal bias）也称暴露偏倚（exposure bias）。当选择纳入病例时，部分病例会因为某种与本病无关的症状和体征，而促成本病的发现。结果在分析时这部分人中某种疾病的检出率人为地提高了，甚至还可能得出这种疾病与该因素有一定关系的错误结论。例如，研究绝经期妇女服用雌激素与子宫内膜癌的关系，结果显示服用雌激素使子宫内膜癌发生增多，即服用雌激素是子宫内膜癌的危险因素。但有人认为，患无症状子宫内膜癌者服用雌激素后，因药物刺激子宫内膜增生出现阴道出血，她们求医和接受检查的机会就多些，因而容易发现早期子宫内膜癌。但是那些未服用雌激素因而未出现阴道出血的病例，因未去医院检查，从而被诊断的机会就小。其结果是子宫内膜癌病例中服用雌激素的比例人为地增加了，因而夸大了两者之间的联系。进一步的研究表明，同一医院肿瘤科和妇科子宫内膜癌病例中，服雌激素的病例有 79%是第一期病人；未服的病例中，第一期病人只有 58%，证实了上述观点，即由于服用雌激素引起了子宫出血，病人尽快就医，因而更多的早期病人被发现。

（4）无应答偏倚和志愿者偏倚。无应答者指调查对象中那些因为各种原因不能回答调查研究工作所提出的问题的人。一项研究工作的无应答者可能在某些重要特征或暴露上与应答者有所区别。如果无应答者超过一定比例，就会使研究结果产生偏倚，即无应答偏倚（non-respondent bias）。

一项研究报告的实例说明了无应答偏倚的产生情况。研究调查美国西北部铁路职工冠心病分布情况。虽然采取各项措施鼓励和要求全体职工参加，但职工有 73.6%参加，扳道工只有 58%参加。初步分析结果表明，职工冠心病现患率为 43‰，扳道工为 24‰，两者差别有统计学意义。6 年后，研究人员检查了上述职工的健康记录，包括死亡者的死因，同时得到了当时参加和未参加这项研究的职工的健康资料。分析结果表明，上次检查时部分患冠心病的扳道工因害怕被解雇而没有参加，所以当时冠心病现患率的差别是无应答偏倚造成的。

与此种偏倚相对的情况叫作志愿者偏倚（volunteer bias），又称为自身选择偏倚。美国疾病控制中心调查参加过内华达州原子武器实验的部队中继发白血病的发病情况时，追踪随访了 76%的人，其中 82%是调查员追踪到的，但有 18%是由于宣传的影响而主动与调查员接触的。18%主动报告的研究对象中有 4 例白血病，而 82%调查员追访的对象中也只有 4 例。因此，一般认为这种主动报告是对真实性的一种威胁，主动报告的原因本身可能与研究的结果有关联。

（5）失访偏倚。在队列研究和 RCT 中，初期研究对象的入选工作不是造成选择偏倚的主要原因。此时，选择偏倚主要来自于失访：失访者结局事件的发生率不同于继续随访者（发生信息截尾），信息截尾的程度在不同暴露组间不同。例如，关于静脉吸毒或男性同性恋者艾滋病发病率的队列研究中，由于相对而言，静脉吸毒者更多因为虚弱而失访，导致得出了静脉吸毒者艾滋病发病率低于男性同性恋者的错误结论，低估了静脉吸毒者的发病率。再如，在临床实验中，失访常常由于药物或治疗的不良反应，而不良反应更易发生在病重者中，导致坚持随访的人中病重者少，从而高估了药物治疗组的疗效。

此外，常见的选择偏倚还有诊断偏倚、存活偏倚及检测偏倚等。

（三）选择偏倚的控制

如果选择偏倚已经发生，再消除或校正其影响比较困难，因此应慎重做好研究设计，尽可能避免和减少选择偏倚的发生。

（1）严格设计：研究者应充分了解该项研究工作中各种可能的选择偏倚来源，并在研究设计过程中尽量避免。确定研究人群时，首先明确人群总体情况，采用合理抽样方法；严格把握病人的纳入标准和排除标准；坚持随机分配等。

（2）合理选择对照：在进行病例对照研究时，如果病例组选择新诊断病人，对照组则不应由慢性病病人组成；如果对照所患慢性病严重地影响暴露，则更不应作为对照。

（3）避免无应答：为了避免由于拒绝参加研究或不回答调查所提出的问题而引起选择偏倚，应尽可能地降低该类人员参加的比例。有人主张对拒绝参加者做出各种假设分开分析。

（4）控制失访：在队列研究和实验性研究中，随访全部研究对象，或尽可能控制失访。

二、信息偏倚

（一）信息偏倚的定义

信息偏倚（information bias）也称测量偏倚（measurement bias）、观察偏倚（observational bias）或分类偏倚（classification bias），是指研究中因所获得的研究对象的信息错误产生的系统误差。它是由于测量（疾病、暴露）不准确，诊断标准不明确或原始记录不完整等原因造成的。具体如下。

（1）问卷的问题：回忆不准确、问题不明确、过分热情或冷淡的调查员。

（2）生物标本的问题：标本采集、处理、保存的问题，检测方法固有的限制，仪器故障等。

（3）数据管理的问题：编码问题等。

（4）设计与分析的问题：测量时间不合适、不适当的数据汇总等。

（二）常见的信息偏倚

（1）诊断怀疑偏倚：指研究者有暴露于某一研究因素者易患某种疾病的先入之见，因此在诊断时对暴露组比对照组采取了更为认真的方法和态度，使得暴露组更易做出某种疾病的诊断。

（2）暴露怀疑偏倚：研究者有患某种疾病者易暴露于某一研究因素的先入之见，因此在测量时对病例组比对照组采取了更为认真的方法和态度，使得疾病组更易做出存在某种暴露的判断。尤其当研究者屡次提醒病例组有否这些因素时（诱导其回答，更容易出现偏倚）。有时某种症状或状态的存在会诱导产生或加强其与某种因素的联系，所以，暴露怀疑偏倚也称为诱导偏倚。

（3）回忆偏倚：病例组与对照组在回忆既往信息时，在准确性上存在差异所致的误差。主要原因：事件的发生频率低，未给研究对象留下深刻印象；事件发生时间久远，研究对象已经淡忘；病例和对照对某一事件的关心程度不同，因而回忆的认真状况有异。队列研究中也可出现回忆偏倚，如在研究开始时如果对研究对象暴露水平的划分依赖于其回忆时。

（4）报告偏倚：研究对象有意夸大或缩小某一报告信息所致的偏倚，又称为说谎偏倚（lie bias）。

（5）沾染偏倚：对照组成员有意或无意应用了试验组的措施。如进行用低钠盐减少钠摄入与高血压关系的研究时，对照组成员同样可以购得低钠盐（因接受宣传后认为低钠盐可以防止高血压），从而使判断结果时出现偏倚（沾染偏倚）。试验组成员有意或无意接受了研究因素以外的措施，而使结果有利于试验组，称为干扰。干扰与沾染最容易在非盲法观察的条件下发生。

信息偏倚又可以分为随机错分（无差异性错分、非特异性错分）和非随机错分（差异性错分、特异性错分）。前者是指两组被错分的比例相同，后者是两组被错分的比例不同。在队列研究中，常用病例诊断的灵敏度和特异度来度量错分；在病例对照研究中，常用暴露测量的灵敏度和特异度来度量错分。对真实情况，即没有错分的情况，灵敏度和特异度均为 100%，而有错分的情况，灵敏度和（或）特异度均小于 100%。

对于暴露（结局）的随机错分，应使研究效应趋于无效假设（除队列研究及现况研究中特异度为 1 的情况）；对于非随机错分，应使研究效应趋于或远离无效假设。对连续性变量的错分，测量误差越大，研究效应的偏倚就越大，越易趋于无效假设。对混杂变量的错分，意味着不能完全控制该混杂，即有残余混杂。

（三）信息偏倚的控制

完全避免信息偏倚是不可能的。因为科学研究中所制定的每一个变量，只是该变量在人群中存在的一种估计量，如饮酒、吸烟和某种维生素平均日摄入量等。

信息偏倚主要发生在资料收集过程中，因此，控制信息偏倚的主要方法是提高资料收集的可靠性和准确性。控制信息偏倚的方法有如下几种。

（1）应用盲法：在收集和处理资料过程中，对研究者及被研究者掩盖暴露或疾病的身份，或研究假说的内容。例如，在前瞻性研究中，当决定研究人群的疾病状态时，研究者不知道被研究者的暴露状态；在病例对照研究中，当确定被研究者的暴露状态时，研究者不知道被研究者是病例还是对照；在临床试验或干预研究中研究者在评价试验效果时，不知道受试者的处理情况，等等。

（2）尽量采用客观指标收集资料：尽可能利用实验方法获得客观资料，减少主观因素的影响。若调查是收集资料的唯一方法时，应尽量使用封闭式的问题。

（3）收集资料的范围适当广泛些：借以分散调查人员和研究对象对某项因素的注意力，减少某些主观偏见带来的偏倚。例如，在调查维生素 A 的摄入与肺癌的关系时，可在调查表中加入其他维生素的服用情况，以及各种蔬菜、食品的摄入情况等。

（4）严格的调查设计和研究人员的科学态度。

（5）应用调查技巧：在调查询问研究对象的远期暴露史时，由于记忆力的限制，很难避免回忆偏倚。此时可通过一定的调查技巧加以避免。此外，对在条件允许时询问到的暴露史，尽可能地与客观记录核实。在以询问方式收集信息时，某些情况下报告偏倚很难避免，如对敏感问题的调查等，此时可通过调查知情人或相应的调查技术获取正确的信息。

（6）加强质量控制：研究者对拟进行的研究要制定明细的资料收集方法和严格的质量控制方法，如要设计统一的调查表，对调查内容或测量项目、指标要规定明确、客观的标准，并力求量化或等级化。以询问方式调查的内容，每一问题都要有明确的答案，不能模棱两可。研究中使用的仪器、设备应予标定，试剂、试药应符合要求。对调查员要进行统一培训，使其充分了解调查项目或内容的含义，统一标准、统一方法、统一调查技巧。对研究对象要做好宣传、组织工作，以取得研究对象的密切合作，以使其如实、客观地提供拟收集的信息。

三、混杂偏倚

（一）混杂偏倚的定义

当研究暴露于某一因素与疾病之间的关系时，由于某个既与所研究的疾病有联系、又与所研究的因素有联系的因素的影响，掩盖或夸大了所研究的暴露与疾病的联系强度，即混杂偏倚（confounding bias），引起混杂偏倚的因素称混杂因素（confounding factor）。混杂（confounding）是研究设计关注的一个重要问题。混杂的定义是效应的混淆或混合，这意味着暴露效应同另一个变量的效应混杂在一起，导致偏倚。混杂偏倚和选择偏倚与信息偏倚的不同点在于它发生于资料的分析阶段，是可以通过一定的方法和手段加以控制的，而后二者一旦发生，在分析时就难以排除。

美国学者夏皮罗（Shapiro）及其同事 1979 年发表了他们关于避孕药与心肌梗死关系的研究成果。他们采用的是病例对照研究方法，资料整理得到如下结果（表 12-4，表 12-5）。

表 12-4　口服避孕药与心肌梗死的关系

避孕药	心肌梗死（例）	对照（例）	合计（例）
服	29	135	164
未服	205	1607	1812
合计	234	1742	1976
cOR=（29×1607）/（135×205）=1.68			

表 12-5　不同年龄心肌梗死与口服避孕药的关系

年龄（岁）	近期口服避孕药	病例（例）	对照（例）	OR
25～29	服 未服	4 2	62 224	7.2
30～34	服 未服	9 12	33 390	8.9
35～39	服 未服	4 33	26 330	1.5
40～44	服 未服	6 65	9 362	3.7
45～49	服 未服	6 93	5 301	3.9
合计		234	1742	

$$\text{aOR}=\frac{\sum(a_i d_i / T_i)}{\sum(b_i c_i / T_i)}=\frac{(4\times 224/292)+(9\times 390/444)+(4\times 330/393)}{(62\times 2/292)+(32\times 12/444)+(26\times 33/393)}$$

$$\frac{+(6\times 362/442)+(6\times 301/405)}{+(9\times 65/442)+(5\times 93/405)}=3.97$$

实际上口服避孕药导致心肌梗死的危险比值比为 3.97（aOR），但由于年龄因素的混杂作用使得该比值比降低到 1.68（cOR）。其原因是在年龄分布上，年长者患心肌梗死的比例高于年轻者，而年轻病人服用避孕药的比例高于年长者。根据表 12-5 得到下列两个表（表 12-6 和表 12-7），年龄是一个混杂因素便可一目了然。

表 12-6　病例组与对照组年龄分布

年龄组（岁）	心肌梗死病例数（例）（所占比例，%）	对照人数（例）（所占比例，%）
25～29	6　（2.6）	286　（16.4）
30～34	21　（9.0）	423　（24.3）
35～39	37　（15.8）	356　（20.4）
40～44	71　（30.3）	371　（21.3）
45～49	99　（42.3）	306　（17.6）
合　计	234（100.0）	1742（100.0）

表 12-7　病例死组和对照组口服避孕药年龄暴露率

年龄（岁）	病例组				对照组			
	口服（例）	未服（例）	合计（例）	暴露率（%）	口服（例）	未服（例）	合计（例）	暴露率（%）
25～29	4	2	6	67	62	224	286	22
30～34	9	12	21	43	33	390	423	8
35～39	4	33	37	11	26	330	356	7
40～44	6	65	71	8	9	362	371	2
45～49	6	93	99	6	5	301	306	2

混杂因素必须满足以下条件。

（1）所研究疾病的危险因素，必须对研究的疾病有作用。如果某一因素与疾病无联系，不是该疾病的危险因素，它就不会是混杂因素，也就不能在该研究中起混杂作用。

例如，在研究吸烟与肺癌关系时，饮酒不是混杂因素，因为饮酒本身不是肺癌的危险因素。尽管由于吸烟与饮酒的联系，使吸烟者中有更多的饮酒者，导致饮酒者在吸烟者和不吸烟者中分布不均衡。但由于饮酒对患肺癌与否并无作用，这种不均衡分布并不能使饮酒发挥混杂作用。

这就是说，一个混杂因素与疾病的联系不能是间接联系，因此，为了防止间接联系，要求该因素即使在非暴露的人群中也与疾病有联系。进一步说明，要求在控制了暴露和其他混杂因素后，该因素仍与疾病有联系，因为其他的混杂因素可能与该因素有联系。

（2）与所研究的暴露有联系，如果与暴露没有联系，也即该因素在暴露和非暴露者中分布均衡，它不能成为混杂因素。有时在病人中，由于几种因素同时与疾病有联系而表现出彼此间有联系。例如，研究吸烟与肺癌的关系，维生素 A 缺乏不是混杂因素，因为吸烟与维生素 A 缺乏在产生病例的人群中并无联系，但在肺癌病人中，由于二者均为独立的危险因素，因此在病人中吸烟与维生素 A 缺乏则有可能存在某种联系，即病人中吸烟者血浆维生素 A 浓度低。为了排除其他因素与暴露的联系是由于他们分别都与疾病有联系的结果，则要求一个混杂因素必须在产生病例的人群中也与暴露有联系。在病例对照研究中，如果对照数目较大且代表产生病例的人群，则可评价对照人群中该因素是否与暴露有联系。在前瞻性研究中，混杂因素与暴露的联系必须存在于随访的人群之中。

（3）不是暴露与疾病之间因果链中的一个中间环节，研究者必须决定从暴露到疾病的因果机制中是否包括了一个潜在的变量作为中间环节，如果是这样，该变量仍然是一个暴露的作用，它没有混合其他因素的作用，因而它不是混杂变量。

如表 12-8 所示，暴露、中间步骤与疾病的关系。假如暴露的确引起了这些生理改变，最后导致了这些疾病，这里只有一个暴露的作用。任何因素如果只是因果链中的一个环节，那么它不可能是一个混杂因素。

表 12-8　暴露、中间步骤与疾病的关系

暴　露	改变或症状	疾　病
食物脂肪	胆固醇水平	高血压、冠心病
口服避孕药	子宫出血	子宫内膜癌
吸烟	慢性咳嗽	肺癌

（二）混杂因素的判断

根据前述混杂因素的定义可以推出几种判断方法，最常用的方法是比较粗分析结果与调整后的结果。例如，某一病例对照研究的部分结果如表 12-9。OR=2.26，表明中度饮酒是冠心病的一个危险因素。

表 12-9　中度饮酒与冠心病的关系（OR=2.26）

饮酒	冠心病（例）	对照（例）
中度饮酒	71	52
不饮酒	29	48

但这里吸烟可能是一个混杂因素，因为吸烟与暴露和疾病均有联系。在按吸烟分层后，即控制吸烟的混杂作用后，中度饮酒事实上与患冠心病的危险无联系（表 12-10）。

表 12-10　按吸烟调整后中度饮酒与冠心病的关系

饮 酒	吸烟（例）		不吸烟（例）	
	冠心病	对照	冠心病	对照
中度饮酒	63	36	8	16
不饮酒	7	4	22	44
OR	1.0		1.0	

粗分析的结果与控制该因素后的结果完全不同，表明吸烟是混杂因素。

（三）混杂偏倚的控制

（1）设计和资料收集阶段。

① 随机化：随机分配的方法适用于实验研究。当研究样本量足够大时，随机分配能使所有已知的混杂因素、可能的混杂因素、未知的混杂因素，甚至尚未怀疑的混杂因素，在各比较组间分布均匀，从而使混杂因素的混杂作用得到控制。如果样本大小受限制的话，则随机分配后，混杂因素发挥混杂作用的程度与样本量大小呈反比。

② 限制：即对病例组和对照组，或暴露组和非暴露组人员的条件加以某种限制。在设计时，规定两个比较组成员在人口统计学特征上近似，或将该次研究对象限定在某个年龄组内，或规定患某种病的某型病例作为研究对象。如果对离散变量（如性别、种族、血型）等加以限制，则可完全排除该因素的混杂作用。如果对连续变量进行限制，可减轻或排除混杂因素的混杂作用。此外，用限制的方法控制混杂因素，使我们无法评价在该因素不同水平上暴露与疾病的联系，同时也无法评价该因素与疾病的联系。例如，如果我们只是在非饮酒者中研究吸烟与口腔癌的关系，我们既不能研究饮酒对口腔癌发病的作用，也无法研究饮酒与吸烟致口腔癌的交互作用。

③ 匹配：匹配就是在选择好研究组（队列研究中的暴露组、病例对照研究中的病例组）之后，根据研究组各个个体的特征选择对照组（队列研究中的非暴露组、病例对照研究中的对照组）。匹配可以是配对的，也可以是频数匹配，即在暴露组和非暴露组中具有这个因素的人的比例相同。通常在年龄和性别这两个因素上匹配，因为这两个因素与许多疾病的发生、发展和预后关系密切。也可对其他因素（如暴露的期限、疾病的发展阶段、疾病的严重程度以及以前的治疗）加以匹配。一项研究中的匹配因素不宜太多。匹配因素越多，对照组选择的困难越大。

（2）资料分析阶段。

① 分层分析：所谓分层分析（stratified analysis），就是把暴露人群与未暴露人群或病例组与对照组放在匀质或较为匀质的范围内进行比较。由于每层之间混杂因素的作用变化很小，使该因素与暴露人群在各层中无联系。因此每层均提供了未被混杂的暴露与疾病联系的结果。例如，某项研究中性别可能是混杂因素，我们可以把资料按男女分开，分别计算男性和女性中暴露与疾病的联系，这样就排除了性别的混杂作用。对于离散变量，分层分析可以完全控制分层因素的混杂作用；对于连续变量则可以减弱分层因素的混杂程度。这取决于分层的程度，如果样本量足够大，分层越细，控制混杂因素的能力越强。

然而分层分析的弱点会是降低效率，分层越多，这个问题越突出。

② 多因素分析：如果需要同时控制的混杂因素较多而样本量又不是足够大时，分层分析常有困难。多因素分析可在样本量不是极大的情况下，同时控制多个混杂因素而不影响研究的功效。

③ 标准化处理：利用标准化的方法控制混杂因素主要有率的标准化、相对危险度的标准化等。

第十三章

病因研究基本方法

医学科学研究最根本的目的是有效地预防和治疗疾病，要达到这个目的，首要条件是了解疾病发生的原因、过程及影响因素。因此对于疾病病因的研究是医疗卫生工作者的重要职责与工作内容。

第一节　病因概述

一、病因的定义

关于疾病发生的原因自古以来就是医学家所关心的重点问题。在不同历史时期，由于人们对客观世界的认识程度、水平不同，因而对疾病发生的原因有不同的认识。在古代，人们常将疾病归因于鬼神、上帝及天意等。之后，中国医学五行学说的创立将疾病与外环境及有关物质联系起来，认为疾病的发生与自然地理等因素有关。“虚邪之风，避之有时”（《素问·上古天真论》）；“轻水所，多秃与瘿人……甘水所，多好与美人”（《吕氏春秋》）。这里所说的“虚邪之风”就是指自然气候的变化；“轻水”“甘水”就是地理环境等。西方著名医学家希波克拉底（Hippocrates）在其著作 *Airs Waters Places* 中反映了与中国医学类似的观点。自 19 世纪中叶以来，随着对病原微生物认识的深化，以及生物医学模式的产生，产生了单一病因说。

当前由于人类对客观世界认识的深化，对疾病发生与健康的深刻认识，以及生物-心理-社会医学模式的指导，对病因的概念的理解与认识都更为深入，但是关于病因尚无一个统一的定义，不同的学者对其有不同的叙述。比较广泛认同的定义是“病因系指各种环境中客观存在的生物的、物理的、化学的、社会的有害因素等，或者人体自身的心理以及遗传的缺陷，当其作用于人体，可引起致病反应者，称为病因，也称致病因素”。

美国著名流行病学家利林费尔德（Lilienfeld）教授在其所著的《流行病学基础》一书中，从流行病学角度给出了病因的定义：“那些能使人群发病概率增加的因子，就可认为是病因，其中一个或多个不存在时，人群疾病频率就下降。”简单讲，病因就是能引起人类疾病的各种社会因素、自然因素以及机体自身心理、生理等因素。

二、病因的分类

病因也称致病因素，其种类繁多，涉及现实生产、生活实践的方方面面，可从不同角度对其认识与分类。

（一）按作用程度分

在导致某一疾病发生的多种病因中，由于其作用性质必要程度不同，又将其分为直接病因、间接病因。

（1）直接病因：也称近因或主因，指与疾病发生直接相关的病因，即只有该病病原体侵入人体，才能引起疾病。例如，结核杆菌是结核病的直接病因，触电是电击伤的直接原因。

（2）间接病因：也称远因，指对疾病发生起间接作用的因素，它们的存在促进疾病发生。例如，营养状况差、恶劣的工作环境、不良的心理和精神刺激等均可能导致机体功能失调而易患某种疾病。

当人群中某一暴露或因素存在时，使某一疾病的发生频率增加，而通过干预措施控制或消除该因素后疾病发生率下降。这种与疾病发生率增高有关的因素常称为危险因素。在疾病的多因素研究中，它是一个很有实际意义的概念，通常将所观察的可疑致病因素统称为危险因素。可借助一定的分析技术，测量每个危险因素对疾病的作用强度及其相互作用。

（二）按病因来源分

（1）环境因素：包括自然环境和社会环境因素，自然环境中有物理因素、化学因素、生物因素。社会环境包括政治制度、经济、文化教育、精神状态等。

（2）个人行为因素：如吸毒、酗酒、不良饮食习惯、不洁性行为、缺乏体育活动等。有资料显示，目前死亡率较高（死因顺位在前）的疾病，其发生在不同程度上与人类的行为生活方式有关。

（3）卫生服务因素：指卫生服务系统中不利于健康或导致疾病发生的因素。例如，卫生资源配置不合理，医疗保健制度不完善，公共卫生体系不健全，以及滥用抗生素、医院内感染、误诊误治等。

（4）生物学因素：越来越多的研究显示，许多疾病与遗传基因有关，绝大多数疾病是遗传因素和环境因素共同作用的结果，因此生物遗传因素是导致人类疾病发生的重要因素。

（三）按与疾病的逻辑关系分

从现代逻辑学分析，效应的产生有必要原因和充分原因，即效应与原因有一定的逻辑关系。类似地，病因也可分为必要病因（necessary cause）和充分病因（sufficient cause）。

（1）必要病因：指导致某病发生必须具备的因素，某疾病发生以前必定有该因素存在，缺乏该因素疾病就不会发生。例如，结核病的发生必须有结核杆菌感染，没有结核杆菌感染就不会有结核病发生。结核杆菌感染是结核病的必要病因。

（2）充分病因：当与某病发生相关的诸多因素同时存在时，必定导致该病发生。这种综合作用因素称为充分病因。例如，结核杆菌感染，加之免疫缺乏、营养不良、过度疲劳、精神紧张、卫生条件差、有遗传背景等因素同时存在时必定发生结核病。可见充分病因包含必要病因。这些综合作用因素是结核病的充分病因，其中结核杆菌感染既是充分病因，又是必要病因。

三、关于病因的几种学说

由于人们对客观世界认识程度的不同，因而对病因与疾病关系就有不同的认识。关于致病因素导致人体发病的机制是十分复杂的，有单一病因引起一种疾病，一种病因引起多种疾病，多种因素引起一种疾病，几种因素联合作用引起某一疾病，等等。

（一）单一病因说

单一病因说起源于 19 世纪生物医学时代，主要是对传染病因果关系的认识与解释。单一病因说认为某一种疾病均由特定的病原微生物所引起，如痢疾杆菌导致细菌性痢疾、霍乱弧菌引起霍乱。较有代表性的是德国科赫（Koch）提出的推断病因的 4 条假说。单一病因学说对于推动当时病因的研究及传染病的控制做出了积极贡献，但是并不能对复杂的病因效应做出完全解释。一种病因可引起多种疾病，例如，溶血性链球菌感染，既可引起猩红热，也可引起急性风湿热、球性肾炎等。这就产生了一因多果的因果联系模式。

（二）多病因说

1880 年，德国慕尼黑的冯·佩滕科费尔（Von Pettenkoffer）用霍乱弧菌做试验时，亲自口服了一杯新鲜的霍乱弧菌混悬液，但未感染霍乱。说明只有细菌这一条件时，受感染的人不一定都发病，而是在有其他条件共同存在时才引起疾病的发生。这就导致对疾病多因性的认识。在对慢性病的观察中进一步得到证实。例如，对冠心病的研究发现，高血压、高胆固醇血症、心动过缓都是其重要的致病因素；吸烟是肺癌的病因，但并非所有吸烟者均发生肺癌。这些现象使人们相信，疾病的发生并非由单一因素决定，而常常是由多种原因共同作用的结果。这种疾病的多因性表现为如下几种形式。

（1）病因协同作用：例如，吸烟、接触石棉均是导致肺癌的原因，但石棉工人吸烟者肺癌的发病率远高于二者引起肺癌发生率之和，表现为吸烟与接触石棉协同致病。

（2）几种因素同时具备才产生疾病反应：例如，破伤风只有在机体缺乏免疫力、发生创伤、被土壤污染同时存在时才可发生。

（3）因果关联引起某一疾病：例如，乙肝病毒等因素引起乙型肝炎，乙型肝炎又引起肝癌。乙型肝炎既是疾病，又是病因，因果关联，呈链状形式。

（三）多因多果说

一种疾病的发生是多种因素综合作用的结果，而绝大多数致病因素并非特异地与一种疾病联系，而是与多种疾病有联系，即多种病因与多个疾病相关联。例如，缺乏体育活动、高脂膳食、吸烟、酗酒等多种因素，可引起高血压、心肌梗死、大肠癌等多种疾病。多个病因在多种疾病中，既可以是完全共同的，也可以是部分共同的。

四、病因模式

（一）三角模式

三角模式认为疾病发生是病因（agent）、宿主（host）和环境（environment）三个方面同时存在、互相作用的结果，三者中缺少其一就不会发生疾病。这三者间的关系如图 13-1 所示。此模式用这三者间的平衡解释健康和疾病的关系，即当三者处于平衡状态时表现为健康，当三者平衡关系被破坏则发生疾病。当然这种平衡的破坏可有多种原因，如病因的增强、宿主机体自身状况的变化、环境变化导致机体抵抗力降低或病因致病能力增强等。三角模式也称流行病学三角（epidemiologic triangle）。

病因包括生物因素、物理因素、化学因素和社会因素等；宿主方面包括机体的生理因素和心理因素，与疾病发生关系较密切的有遗传、免疫水平、适应能力及先天性疾病等；环境方面包括与人类生产生活密切相关的各种自然因素与社会因素。

（二）轮状模式

轮状模式（wheel model）认为机体的内在因素与外部环境因素的协同作用，使疾病发生流行。用上述三角模式解释传染病、寄生虫病较为合适，但对于慢性病特别是病因不明或无特异性病因的疾病难以用这一模式予以概括，而且病因事实上来自环境，可将其看作环境中诸多因素之一。这样就产生了轮状模式。

轮状模式（图 13-2）由机体和环境两方面组成，以人的机体为轮轴（其中包含“遗传”“核心”），它包括年龄、性别、营养状况、免疫力、遗传等内在因素（以 G 表示）。轮轴被四周的环境包围着，包括互相影响的生物环境、物质环境和社会环境三方面。

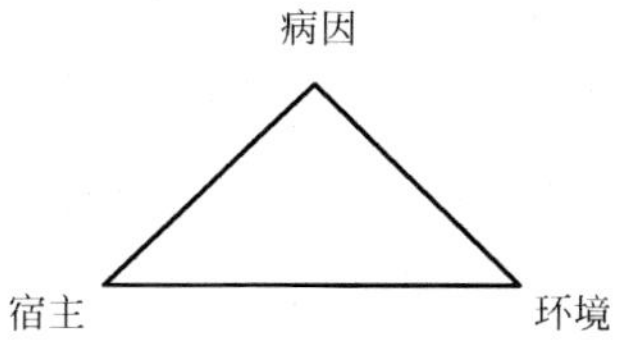

图 13-1　三角模式

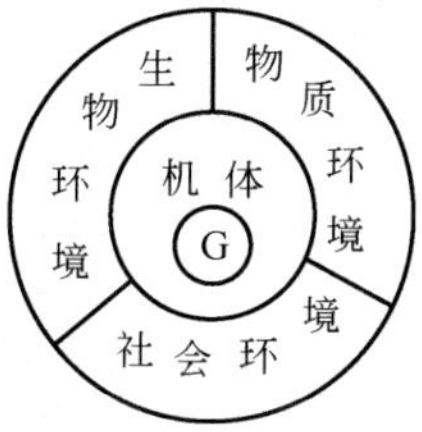

图 13-2　轮状模式

在轮状模式中，轮轴及其周围的环境部分，依疾病种类和具体情况不同，各部分在图中的大小可以很不相同，表示各种因素在该病发生中占有的不同地位。

与三角模式相比，轮状模式并未把病因看作一个独立的实体，而是将其看作外环境中的一部分，外环境因素是多元的、复杂的，往往是多因素联合作用才引起疾病发生。因此它更易于解释疾病现象，更符合当前疾病的多因性。

（三）病因网

致病因素如何导致疾病的发生是错综复杂的，各种因子的作用可以相继或同时、持续或间隙、反复或单次；各因素所起作用程度不同，其作用可能是单纯相加，也可能是彼此促进或互相协同，各因素可以互为因果导致某病的发生。这些因素互相联系，交错联结，形成一张类似“渔网”的网状结构，称为病因网（web of cause）。例如，肝癌的病因网由三条病因链交错形成，终点为肝癌，起始端分别为乙型肝炎病毒感染、黄曲霉毒素污染食品和饮水中的藻类毒素。

第二节　病因研究的基本步骤

病因探索的基本步骤可概括为四个方面：观察现象→提出假设→验证假设→导出结论。

一、观察现象

应用描述性研究观察疾病在人群中发生发展特点、规律以及与疾病发生可能有关的因素，为进一步深入研究提供线索。

前面已述，描述性研究是其他研究的基础，通过疾病现象的观察描述，目的在于提供病因线索，以便形成假设，进一步开展研究。观察疾病现象的方式如下。

（1）现况调查：采用现况调查描述疾病的分布现象。

（2）历史回顾性调查：动态性地调查回顾某人群某病发生情况并通过比较，分析可能的发病因素。

（3）观察临床特殊病例特点：对于病因不明的疾病通过一些特殊病例临床特点的观察，发现其共性，进而推断可疑的病因线索。

（4）疾病监测：通过疾病监测等常规资料的分析，描述某病在不同时间、地点、人群的分布特征，提供病因线索。

二、提出假设

提出假设是指根据对疾病现象的观察，应用分析、综合、归纳、推理等逻辑方法，提出某病的发生可能原因是什么。提出假设的目的在于为进一步研究指出方向。

提出假设的过程，是经过逻辑思维，对所掌握的资料和信息进行科学的分析和归纳，找出可能致病因素的过程，以便提供进一步研究的线索与思路。

提出假设的方法有多种，应用较多的有归纳法、类比法、历史法等。在病因研究中常用 Mill 准则。

（1）求同法（method of agreement）：也称契合法，就是通过寻找事物发生的共性进行研究的方法。假设在不同情况或场合下，引起某种疾病的发生都有一个共同因素，那么这个共同因素就是可疑病因。

例如，白血病高发人群有放射科医生、铀矿工人、孕期接受 X 射线辐射的婴儿。这是三种不同情况，但是引起白血病高发有一个共同因素，这就是放射线。因此推测放射线是白血病的病因。

（2）求异法（method of deference）：是在差异中找原因，即在相似的事件中找不同点的研究方法。假如在两种不同的情况、环境下，某种疾病的发生频率有显著差别，一种情况某种因素存在较多，而在另一种情况下该因素较少甚至没有,那么推测这种因素就是该病病因。

例如，1958 年新疆察布查尔自治县发生一起原因不明的疾病流行，临床表现为头痛、头昏、复视、视物模糊、声音嘶哑、吞咽困难等。经调查，该地区有锡伯族、维吾尔族和哈萨克族杂居，只有锡伯族发病。锡伯族和其他民族是两种不同情况，分析其不同点，认为该病发生与生活饮食习惯有关。最后经调查验证，锡伯族有食用一种称为“米送乎乎”（相当于面酱半成品）的习惯，这种发酵食品形成厌氧环境，常常易被肉毒杆菌污染。因此该病事实上是肉毒中毒，当时由于病因不明，故被命名为察布查尔病。

（3）共变法（method of concomitant variation）：是寻找与某一事物一起变动的偕同变异的研究方法。如果某一疾病的发生频率随着某一现象（因素）数量的变化而相应变化，则推测这一现象就是该病的病因。例如，水土中含氟量与氟斑牙发生率的关系，食盐量与高血压发生率的关系。

（4）排除法（method of exclusion）：也称剩余法，即在引起某病的诸多可能因素中，运用逻辑推理排除不可能的因素，剩余的就是可能的致病因事。通常是根据疾病主要的发生和分布特点提出可能的致病因素，然后再根据其他方面的特点排除不可能的因素。

例如，某高校以消化道症状为主要表现的疾病暴发，经初步了解，该病在学生中高发，教职员工中发病较少。根据这些发病情况与分布特点，可考虑引起发病的原因为学生居住区水源污染或食堂食品污染。进一步观察发现常在一食堂就餐者发病，而在二食堂就餐者不发病。由此特点，可排除因水源污染而引起发病的假设。

（5）类推法（method of analogy）：是用一种病因明确的疾病推断某种病因不明疾病的发生原因的研究方法。如果某种原因不明的疾病其分布特征与另一种疾病的分布相似，则考虑有相同的病因。

例如，自 1978 年以来，湖北省农村发生较多的瘫痪病例，临床认为是一种原因不明的脑动脉炎。通过流行病学病例对照研究，证实该病是由钩端螺旋体感染所致。在此同时还研究了烟雾病的病因问题。烟雾病（Moya disease）自 1961 年首次报道以来，关于其病因一直是学术界探讨与争论的问题。在研究中发现烟雾病的临床特点和分布特点与上述原因不明脑动脉炎极其相似，受此启发，提出烟雾病是由钩端螺旋体感染所致。最后经证实该病并非独立的疾病，而是由多种原因引起的临床综合征，主要是由于钩端螺旋体感染脑动脉所引起。

在建立假设过程中，必须从实际出发，以客观信息为依据，充分利用国内外有关资料，应用医学、生物学及逻辑学等多学科知识进行综合分析，绝不能主观臆断，以偏概全，更不能凭空捏造。

三、验证假设

验证假设是选择专门的人群进行调查或实验，说明某病的发生是否与所研究的因素存在联系，即检验所提出的假设是否正确。

验证假设所用的方法有病例对照研究、队列研究和实验性研究。具体方法已在有关章节详细叙述，不再赘述，在病因研究中这些方法的应用要注意如下几点。

（1）在分析性研究中，病例对照研究简便易行，所需样本小，所用时间短，尤其便于临床医生开展；而且适应于发病率低的病；能够对一种疾病与多种因素的关系做出分析。因此在病因研究中应用较多的是病例对照研究。其不足之处在于不能直接确立病因关系。因此通常在病因研究中首先应用病例对照研究筛选有意义的致病因素，在此基础上进行队列研究或实验研究。

（2）队列研究所需样本量大、时间长、开展难度大，适应于常见病、多发病的研究，而且主要是解决某一种因素与某病（可多病）的关系问题。因此，其多在病例对照研究的基础上进行。

在实际工作中，对爆发（流行）因素的调查，常采用回顾性队列研究，以缩短调查时间，尽快查明爆发（流行）原因，采取有效措施，控制爆发（流行）的进一步蔓延。

（3）实验研究是验证病因假设的最佳方法，但在病因研究中，由于医德等原因，它的应用受到极大限制。对于某些疾病可通过预防性实验来反证病因问题。对于如化学元素引起的疾病可通过水、土及食物中化学元素的实验室测定等辅助手段，分析与发病的关系，说明病因问题。

四、导出结论

病因研究最终目的是确定影响某病发生的原因是什么。导出结论就是根据验证假设过程所得结论，运用综合分析方法，说明所提出的假设病因是否为真正的病因，即确定疾病与因素间的因果关系。

第三节　病因的判断

病因的推断就是前面所述的导出结论，也就是对验证假设过程所得的结果，应用评价病因的标准，通过分析推断，得出所研究的疾病与病因假设是否存在因果关系。

一、病因判断的步骤

（1）确定疾病与因素间是否存在统计学上的联系：某因素是某病的病因，前提条件是疾病与因素间存在统计学联系，因此，推断因果关系首要步骤是分析所研究病因与疾病间是否存在统计学联系及其联系强度。

（2）判断统计学联系的性质：经分析，如果发现某因素与某病有统计学上的关联（特别是 RR 值或 OR 值较大），并不意味着存在因果联系（causal association），需排除虚假联系，正确理解事物间的联系性质与形式。

（3）评价是否符合判断因果联系的标准：所观察的因素是否为病因必须经过因果联系判断标准评价与推断，对其进行逻辑关系检验，做出综合判断，确定因果关系。

二、事物间联系的种类

（1）虚假联系（spurious association）：也称人为联系，这是在研究中有意或无意制造的假象。例如，用病例对照研究探讨孕期吸烟与新生儿畸形间的关系，病例组为畸形儿的母亲，对照组为正常儿母亲。调查时，病例组的母亲由于自己孩子为畸形感到内疚，把致畸的原因归结于自己吸烟，故把吸烟情况报告得重一些，而对照组则较客观，这就加重了吸烟与畸形的联系，或使没有联系的两个事物发生了联系。在研究中研究者或被调查者的某种偏见，使调查结果不符合真实情况就会发生虚假联系。

（2）间接联系（indirect association）：是指如果某事物 A 既能引起 B，又能引起 C 时，则 B 和 C 也会处于统计学联系。事实上 B 和 C 之间无任何联系，但由于二者均与 A 有联系，结果使其发生联系。例如，痢疾高发的地区人群伤寒也高发。这两种病之所以发生联系，是由于两病均与公共卫生不良和个人卫生习惯差有关，所以痢疾和伤寒是间接联系，而非因果联系。

（3）偶然联系：是由于病因假设不对，研究内容不合理，使毫不相关的两个事物发生联系。例如，古书中说“蛙鸣而燕至”，两者本是毫不相关的两个事物，但经观察比较发生联系。

（4）因果联系：指某因素是某病的真正病因。因果联系必须是在有统计学联系的基础上，排除虚假联系、间接联系与偶然联系，并依据判断因果联系的标准做出综合判定。

三、判断因果联系的标准

（1）联系强度（strength of association）：也称因果的相关性高低。由于疾病的多因性与复杂性，暴露于致病因素者不一定均发病，非暴露者也会发病，但暴露者的发生率一定要高于非暴露人群。联系强度就是反映暴露人群与非暴露人群发病间的差异程度，常用相对危险度（RR 值）或比值比（OR 值）来表示。相对危险度越大，该关联是因果联系的可能性就越大。例如，观察吸烟与肺癌及吸烟与冠心病的关系，吸烟与肺癌的联系强度远大于吸烟与冠心病间的联系强度，所以前者有更大的可能是因果关系。

至于相对危险度达到多大就可能是因果关系，没有一个绝对的标准。

（2）联系的时间顺序（temporal sequence of association）：是指从逻辑上讲，如果某因素与某病存在因果关系，则该因素应出现在前，疾病出现在后，而且中间相隔一定的时间。这是因果关联判断中的一个必要条件。在病例对照研究中对比的是病例组与对照组过去的暴露比例。由于回忆不确切或疾病潜伏期长，往往不能很好地区分暴露史是否充分在疾病之前，故通常不能直接推断因果联系。例如，调查发现胃癌病人比无胃癌者易生气的比例高，除非有充分的证据说明“易生气”在胃癌之前，否则不能推断因果关系。

（3）联系的特异性（specificity of association）：如果某因素仅与某病有关，那么这种因素与疾病的特异关系就称联系的特异性。这种情况在传染病与职业病中比较明显。对于慢性病，则由于疾病的多因性，不一定可识别某一因素有明显的特异性。

联系的特异性常与联系强度有关，联系强度大，也表明联系的特异性强。吸烟与多种疾病有联系，但在有关的疾病中，吸烟与肺癌的相对危险度在10以上，而与其他任何疾病均没有如此大的相对危险度，因此可认为吸烟与肺癌的联系有特异性。许多疾病具有多因性，在这多种病因中，由于其作用强度不同，可以将致病作用强，相对危险度高的因素看作特异性强。

联系的特异性所包含的另一个意思是某因素与某病的联系只是引起该病某些型别的高发或是在特定时间的暴露才导致疾病发生。例如，吸烟只引起肺癌中的支气管鳞状上皮细胞癌和小细胞癌，而与肺部腺癌无关联。孕期感染风疹只有暴露在妊娠初期三个月内才引起先天畸形。

（4）联系的一致性（consistency of association）：也称联系的重复性、联系的普遍性。这是指如果某因素与某病的关系在任何时间、地点、人群的调查中均得到同样有意义的结果，则有更大的可能为因果联系。例如，关于吸烟与肺癌关系的研究，世界上至少有 30 起病例对照研究和 7 次以上的群组研究得到相同结果，吸烟与肺癌具有很强的联系。这种联系的一致性使我们有充分的理由认为吸烟是肺癌的病因。

（5）剂量反应关系（dose-response relationship）：如果所研究的因素可以定量，随着该因素量的变化，人群中某病发生频率也相应变化，则称该因素与疾病间存在剂量反应关系。例如，平均每日吸烟量越大，肺癌发生的概率也越大，且戒烟的年数越长久，死于肺癌的概率越小，因此认为吸烟与肺癌存在因果关系。将“因子的去除导致疾病率的下降”作为“病因判断”的依据之一，事实上这就是“剂量反应关系”。一般来讲，有了剂量反应关系的资料，判断为病因的说服力较强。但要注意：一方面，当无肯定的剂量反应关系并不一定就排除因果联系；另一方面，所研究的因素必须是“生物学上言之有理”，否则就会因偶然联系而造成推断上的错误。

（6）分布的一致性（coherence of distribution）：指所研究疾病的时间、地区分布应与假设病因的分布基本一致，才可能是因果联系。否则因果联系就不能成立。例如，传播疟疾按蚊地区分布与疟疾病人的地区分布基本一致。食用较多生榨棉籽油的地方和人群，正好是烧热病的流行地区和人群。

（7）实验证据（experimental evidence）：在病因研究中具有重要地位。如果运用流行病学实验研究在人群中进行病因实验得出阳性结果，则是病因推断的有力根据。如前所述，在人群中进行病因实验受医德等因素的限制，但在病因研究中如有其他方面检验结果或动物实验研究结果则可作为病因推断的有力佐证。例如，在中国台湾黑脚病流行地区的井水中测得砷含量较高，支持砷是黑脚病的病因。动物实验结果不能完全推及于人，因为存在着种属的差异。但可以互相借鉴，作为人群病因推断的参考。

（8）联系的合理性（plausibility of association）：如果认为某因素是某病的病因，则可以用现代的生物学、医学知识给予解释，至少有可能加以解释，也称作“生物学言之有理”或生物学支持。联系的合理性是建立在目前的生物学知识水平的基础之上。由于科学水平的限制，很多客观事实目前可能难以被正确地认识。如特异功能对疾病的诊断与治疗，如何用生物学知识解释？因此对目前尚不能认识的两个事物之间的联系也不能一律否定因果关系。随着生物学、医学科学的发展，必将得出肯定或否定的结论。

第四节　病因研究的意义

一、病因研究与疾病预防

病因研究的目的在于对疾病采取有效的防治、控制或减少疾病的发生。对于已经了解病因的疾病，可针对病因预防，即进行一级预防，对于病因不明的疾病可在研究过程中采取预防措施，这样既不影响病因的进一步研究，又可为研究提供启发和根据。因此病因研究与疾病预防存在如下关系。

（1）病因明确是疾病防治的必要条件。一种疾病要得到有效控制，必须具备的条件是：①病因明确；②具有有效的防治措施；③有实施有效防治措施的社会与自然条件。在我国天花的消灭，白喉、麻疹等疾病的控制，有些人群戒烟后肺癌的发生率显著下降，均有力地说明病因明确对疾病控制的意义。

（2）病因研究过程中就可对疾病进行预防。对疾病预防，并非要等到病因十分明确的情况下才能进行。在病因研究过程中，只要有利于减少发生、控制流行，就可根据已获得的有意义的初步信息，采取相应的疾病预防措施。这方面有许多很有价值的实例。例如，1854 年秋，伦敦宽街霍乱流行，当时盛行“瘴气”说，约翰·斯诺（John Snow）初步观察分析认为与饮水污染有关。当时虽未发现霍乱病原体，但通过采用未污染的水作水源后达到了对霍乱控制的目的。20 世纪初欧洲梅毒流行，注射新胂凡纳明者多发生黄疸，后来知道是使用污染的注射器所引起的。消毒注射器对预防黄疸十分有效。当时并不知道引起黄疸的原因是乙型肝炎病毒污染。可见在具体的病因研究结论得出前，根据已掌握的信息及时采取预防措施，不仅是可能的，而且是必要的。

（3）疾病防治是验证病因的有效手段。病因的确立要通过多途径、多方面的论证。疾病预防措施的实施效果，可以为病因推断提供有力的证据，成为验证病因假设的有效手段。例如，1915 年戈德堡（Goldberger）关于糙皮病的研究。糙皮病于 1735 年在西班牙首先发现，之后在意大利、法国、美国等相继发生。开始一些学者认为它是一种传染病，也有认为是遗传病。戈德堡认为不可能是传染病。他在发病多的孤儿院内做了细致的现场调查后发现 6～12 岁组儿童发病率最高，而该组儿童每日主食以玉米为主，一周只吃一次肉，故认为该病的发生可能是缺乏肉类、蛋、奶等动物食品所致。于是他选择了部分孤儿，给其食谱中增加肉、蛋、牛奶等新鲜动物性食品。结果施加预防措施的孤儿无糙皮病发生。这既说明了预防措施有效，也证实了该病的病因。

预防措施是有效验证病因的有力证据，但并不能轻易地认为病因问题已解决，注意排除虚假联系。例如，霍乱流行原因如按“瘴气说”，认为居住于低处的空气污浊故霍乱多发，将居民移居山上可有效地减少疾病发生，但这并不能成为瘴气是霍乱病因的证据，事实上居住在山上霍乱少发是由于离开了低凹处污染的水源。

（4）病因研究推动疾病防治措施的探讨。病因研究不仅可使我们认识疾病发生的内在规律，对疾病采取一级预防措施，而且可为疾病防治措施的探讨提供思路与方向，推动有效防治措施探讨的成功。例如，正是由于霍乱、结核、麻疹等传染病病原体的发现才导致了免疫制剂、抗生素的诞生。早在 18 世纪，人类已经知道海员中坏血病的发生是缺乏新鲜蔬菜和水果所致，正是这一线索导致最终证实坏血病是维生素 C 缺乏所致以及维生素 C 治疗坏血病的应用。

病因与疾病防治，两者间处于互相推动、互相促进、互相校正的关系。因此病因的研究要靠多学科的协作，相互补充、各取所长，多方位、多角度探讨。

二、流行病学研究病因的特点

（1）流行病学是从宏观，即从群体出发，用分布的观点来研究疾病。所以它最接近人群的现实生活和实际环境。

（2）它用定量的方法，运用概率论的观点和方法进行研究。这是群体研究所必需的，也反映流行病学研究方法的优越性。

（3）流行病学从疾病的多因性综合探讨疾病与环境因素及机体自身因素间的关系。特别是现代多因素统计分析方法的应用，使得各种因素与一种或几种疾病之间的关系可以同时进行综合分析。不仅可以分析某一种因素单独对疾病发生的影响程度，而且可以分析因素间的相互作用。

（4）流行病学对于疾病病因的研究，有极其广泛的适应性。无论是对暴露于生物性因子、化学性因子或物理性因子，还是关于人群的某种特征或生活方式、习惯等病因作用的研究都适用。此外，它也适用于无论潜隐期短的或潜隐期长的疾病的病因研究。

流行病学病因研究在医学科学研究中占有十分重要的地位。虽然病因的研究要靠多种学科的协作，但流行病学病因研究已成为病因探讨必需的、不可替代的手段，其成功的例子很多，如霍乱、黑热病、察布查尔病、坏血病、糙皮病等疾病病因的探讨。

第十四章

疾病预后研究方法

在临床工作实践中，医生需要对病人所患疾病的预后有一个比较明确的估计。因为医生了解疾病的预后情况，对其正确判断疾病转归，选择适宜的治疗方案具有非常重要的意义。对于简单疾病的预后，可根据临床经验、专业知识并结合病人的病情进行综合分析，做出正确的判断，然而，对于复杂疾病，如大多数慢性疾病，要客观地估计预后，不能仅凭医生的临床经验，还必须有真实可靠的科学依据。因此，有必要进行疾病预后研究。

第一节　概　　述

一、基本概念

（一）疾病预后

疾病预后（prognosis）是指疾病发生后的转归和结局的概率预测，即对已发生的疾病未来发展过程的一种估计。疾病预后研究就是关于疾病各种结局（痊愈、复发、恶化、功能丧失、出现并发症和死亡等）发生概率及其影响因素的研究，包括疾病预后的评定及预后因素的研究。

疾病预后受多种因素影响，影响疾病预后的因素称为预后因素。疾病预后研究具有重要的临床意义，具体体现在：①科学预测病人预后，克服凭临床经验判断预后的局限性；②了解疾病自然史、病程和疾病的危害程度，帮助临床医生做出正确的治疗决策；③了解疾病预后的影响因素，帮助医生干预并改善疾病的结局；④通过疾病预后研究，可以正确评价某项治疗措施的效果。

（二）疾病的自然史

疾病的自然史（natural history）是指在不施行任何治疗或干预措施的情况下，疾病从发生、发展到结局的整个过程。疾病的自然史包括以下四个时期。

（1）生物学发病期（biologic onset）：指病原体或致病因素作用于人体引起有关脏器的生物学反应。这种反应有复杂的病理生理学改变，但很难用一般的临床检查手段发现。

（2）临床前期（sub clinical stage）：指病变的脏器损害加重，出现了临床前期的改变，病人通常没有或仅有轻微症状，但如果采用某些灵敏度高的检查手段，则可以发现疾病所引起的脏器损害而被早期诊断。

（3）临床期（clinical stage）：指病人病变脏器损害严重，呈现显著的组织学改变及器官功能障碍，临床上出现明显的症状、体征和实验室检查的异常，临床医生易于对其做出诊断。

（4）结局（outcome）：指疾病经历了上述过程，发展到终末的结果，如痊愈、功能丧失或死亡等。

不同疾病，其自然史差异很大。有的疾病自然史较短，例如，急性感染性疾病，进展较快，短期内出现症状、体征和实验室检查异常，短期内出现结局。有的疾病自然史较长，甚至可达数十年之久，如心脑血管病、糖尿病等，这些疾病的进展较缓慢、临床变化多、结局复杂。研究疾病的自然史对于预后研究的意义在于：早期诊断、早期治疗，改善疾病的预后，判断治疗效果。

（三）临床病程

临床病程（clinical course）是指疾病的临床期，即病人首次出现症状和体征，一直到最后结局所经历的全过程。临床医生可通过采取各种医疗措施改变病程，从而使预后发生改变。在病程早期采取积极的医疗干预措施，往往可以改善预后；在病程晚期进行医疗干预的效果往往不佳，疾病预后比较差。而病人就诊时不一定都是处于疾病的始发阶段，可能在病程的早期、中期甚至晚期，这会给治疗和预后带来影响，因此临床医生十分重视对病人临床病程的估计。预后研究可以为临床医生正确估计临床病程提供依据。

（四）预后因素

预后因素（prognostic factors）是指对疾病结局产生影响的因素。预后因素的存在会改变疾病的结局和病程。明确的预后因素可以帮助临床医生进行医学干预，从而促进病人预后的改善。预后因素复杂多样，主要有如下几方面。

（1）病人的情况。①机体状况：如年龄、性别、营养状况、免疫功能、体质强弱等。同一种疾病，由于病人的机体状况不同，预后差别可以很大。例如，多数疾病，老年人的预后比青壮年的差；急性心肌梗死的预后，男性比女性差。②心理状态：如心理脆弱、敏感多疑的人，患病后预后较差。③依从性：许多慢性疾病需要长期防治，如果病人遵守医嘱，依从性好，预后则较好。④一般情况：如收入高低、职业、受教育水平、医疗卫生知识等。

（2）疾病本身的特征：主要包括疾病的性质、病程、临床类型与病变程度等。不同疾病的预后不同。例如，某些自限性上呼吸道病毒感染，预后良好；而艾滋病和重症肝炎，预后却很差。同一疾病的预后也因病程及病变程度不同而异。例如，胃癌术后的生存率与胃癌分期、发生部位、浸润深度、组织学类型、是否转移及转移部位等有关。致病因素的特征也会影响疾病预后。例如，感染性疾病，若病原体毒性大、数量多，往往病人病情重，预后较差；又例如，毒物接触量大、时间长、次数多，病人多呈急性、重症，预后多不佳。

（3）病人的病情及是否有并发症：疾病预后与病人的病情也有密切关系，即病情较轻的病人预后较好，病情较重的病人预后较差。例如，黄疸腹水型重症传染性肝炎的预后远比无腹水的轻型或中型肝炎预后差。患有同一种疾病的病人，是否合并基础疾病或其他并发症，对疾病预后影响很大，如肺癌病人同时患有糖尿病或活动性肺结核，则预后比无并发症者差。

（4）医学干预：是指医生为改善病人疾病预后所从事的一切活动，包括筛检、诊断、治疗及为改善病人不良行为的劝告等。有些疾病能否得到早期正确诊断、及时合理的治疗对预后的影响非常大，尤其是恶性实体瘤。例如，胃癌如能早期诊断，通过手术治疗，常能获得较好的预后；若发现较晚，已多处转移，失去手术根治机会，则预后很差。医学干预在一定的条件下，也可能起到决定性作用。例如，链霉素的问世，使结核性脑膜炎的预后大为改观。

（5）社会与家庭因素：包括社会经济水平、医疗制度、社会保障制度、医疗设施的布局、家庭成员之间的关系、家庭经济状况和文化教养等。例如，公费医疗与经济困难的自费就医相比，前者的预后往往好于后者。

（五）预后因素与危险因素的关系

预后因素和疾病的危险因素（risk factors）都是对疾病有影响的因素，但危险因素是指在疾病发生之前，能促使疾病发生，增加患病危险性的因素；而预后因素是指在疾病发生以后，能影响疾病结局和病程的因素，包括有利因素和不利因素。在多数情况下，某种疾病的危险因素和预后因素是不相同的。但两者也有相似之处，如两者都可通过病例对照研究、队列研究进行估计，有些疾病的某些危险因素也可以同时是预后因素等。同一种疾病的危险因素和预后因素之间的关系主要有三种情况。

（1）某因素只是某疾病的危险因素，而与该疾病的预后关系不大。

例如，吸烟是肺癌的重要危险因素，而一旦发生肺癌后，是否继续吸烟，与肺癌的预后关系不大。

（2）某种因素只是某疾病的预后因素，而与该疾病的发生无关，不是该疾病的危险因素。例如，急性心肌梗死预后与是否合并心力衰竭及室性心律失常有关，而这些因素与是否发生心肌梗死无关。

（3）某种因素既可以是某病的危险因素，又可能是该病的预后因素。例如，年龄和性别，急性心肌梗死的发生和发生心肌梗死后是否死亡，都随年龄的增加而增加；男性发生急性心肌梗死的危险高于女性，而女性急性心肌梗死病人的预后较男性差。年龄和性别既是急性心肌梗死的危险因素，又是其预后因素。

二、研究内容

（一）预后的评定

疾病预后的评定一方面是在对研究对象不施加干预的情况下对疾病的预后状况进行客观描述，即对疾病自然史的研究，可以采用对研究对象进行长期随访、纵向调查的方法，其基本设计方案是纵向的描述性研究。另一方面是要进行两组病例预后的评定比较，如两组生存率比较，其基本设计方案是队列研究；如果研究对象的分组是采用随机分组方法，然后长期随访，再进行预后评定的比较，该设计方案和随机对照临床试验相同，可用于几种不同临床治疗方案的选优。

（二）预后因素研究

疾病预后因素研究是指探索对疾病预后产生影响的因素，明确哪些因素有利于疾病预后，促进病人康复，哪些因素不利于病人康复，从而指导临床采取有效的医学干预，促进预后的改善。设计方案和疾病危险因素研究的设计方案基本相同，最常用的预后因素研究设计方案是病例–对照研究和前瞻性队列研究。值得注意的是，疾病预后因素研究中的研究对象全部是已患某种疾病的病人，其分组标志也不同于疾病危险因素研究。

第二节　疾病预后研究设计

临床上常用的研究设计方案均可用于疾病预后研究选择，包括描述性研究、病例对照研究、队列研究及随机对照临床试验等。

一、常用设计方案

（1）描述性研究：通过对研究对象的长期随访，获得纵向的调查资料，经整理、分析得到描述疾病结局的有关指标，如治愈率、缓解率、复发率、功能丧失率、生存率等。

（2）随机对照试验：将符合研究标准的某种疾病病例，按照随机的原则分为两组，分别给予不同的治疗措施，随访观察两组的疗效差别，比较判断两种治疗措施孰优孰劣。

（3）病例–对照研究：根据疾病的不同结局将全部研究病例分为“病例组”和“对照组”（出现死亡、恶化、复发或并发症等结局的病人作为病例组，无此类表现的同类疾病病人作为对照组），进行回顾性调查，追溯产生该种结局的有关影响因素，是从果到因的研究。例如，研究急性心肌梗死的预后因素，以发生室性心律失常作为该病结局，收集有室性心律失常的急性心肌梗死病例作为病例组，无室性心律失常的急性心肌梗死病例作为对照组，回顾性调查其原因，结果发现有室性心律失常的病人多为前壁心肌梗死，因而认为前壁心肌梗死与急性心肌梗死病人发生室性心律失常有关联。病例–对照研究因不能计算生存率，因此不能进行预后评定，仅能提供预后因素的研究证据，而且提供的关联强度指标是比值比，而非相对危险度。这种设计方案一般适用于不良结局发生少，疾病结局需要较长时间才能发生的慢性疾病，如慢性阻塞性肺部疾病发生呼吸衰竭、单纯性房颤发生脑栓塞等。病例和对照选择时因可能存在选择性偏倚，收集资料时会发生回忆偏倚等，单纯应用病例–对照研究，对于预后因素研究的论证强度较低。

（4）队列研究：可以进行预后评定和（或）研究预后因素。前瞻性队列研究设计，是将符合研究标准的某种疾病病例，按是否具备可疑预后因素自然分为两个或多个队列，进行随访观察一段时间后，计算各队列疾病人群的病死率、治愈率、缓解率、复发率、功能丧失率和生存率等指标，比较各组病人疾病结局的差异，以此得出结论。例如，研究纵隔淋巴结隐匿性微转移对肺癌预后的影响，将非小细胞肺癌手术后病理检查阴性的病例按有无纵隔淋巴结隐匿性微转移分为暴露组和非暴露组，对病例进行随访，结果发现有纵隔淋巴结隐匿性微转移的非小细胞肺癌手术后病理检查阴性病人的三年生存率低于无纵隔淋巴结隐匿性微转移者，认为纵隔淋巴结隐匿性微转移与非小细胞肺癌手术后病理检查阴性病人的预后不良有关。前瞻性队列研究能直接计算生存率等预后评定指标，又能提供预后因素的研究证据，对于预后因素研究的论证强度高。但队列研究随访时间要足够长，很难做到对每一个研究对象都能全程随访，若队列中失访人数较多就会影响研究结果的真实性。

队列研究设计时注意：①必须有明确的起始点，又称零点时间（zero time），即在病程的哪一点开始追踪观察；②研究对象在入组观察时，不能已有相关的结局发生。例如，比较风湿性心脏病单纯二尖瓣狭窄与联合瓣膜病变的预后时，以发生心力衰竭、心房纤颤和死亡作为终点观察指标，则研究者应该确定病人在入组时均不应有心力衰竭、心房纤颤或此类并发症的既往史。

疾病预后因素的研究设计流程和疾病危险因素的研究过程相似：一般可以先通过描述性研究，发现可能对预后有影响的因素，即形成预后因素假说，再通过病例–对照研究及进一步的前瞻性队列研究验证假说，从而确定其是否为预后因素。

二、研究设计要点

预后研究根据研究目的不同，可以采用不同的研究设计方案，但在预后研究中，前瞻性研究方法应用更为普遍，因此在设计时尤其要注意随访的有关问题。

（一）确定研究对象

（1）要求：疾病预后研究，研究对象是某种疾病的病人，为保证研究对象的真实性，确定研究对象时要做到以下两点。

① 要有明确的诊断标准。常采用国际或国内统一标准，目前暂无统一标准的，采用全国学术会议规定的统一标准，自定标准应说明理由。

② 要有明确的纳入标准和排除标准。预后研究对象一般应选择处于临床早期阶段的病例，或至少是处于同一病程阶段的病人。疾病的不同类型，预后不同，所以在选择研究对象时还应规定疾病类型。

例如，研究急性脑卒中从家到急诊室过程是影响脑卒中预后的因素，诊断标准是1995年全国第四届脑血管病学术会议通过的各类脑血管病诊断要点，并经颅脑CT或MRI确诊；纳入标准是首次发病的脑梗死或脑出血病人；排除标准是第二次或第三次发病的脑卒中病人。

（2）样本量：不同的设计方案对样本量的要求不同，可参照相应的公式来估算。疾病预后因素的研究，样本量取决于研究因素的数量和资料类型等。一般是研究因素的5～10倍；研究因素是数值变量时，样本量可以小些，分类变量时样本量应大些。如果采用队列研究方法，样本量的大小与随访观察时间的长短有关，较长期的随访观察需要的样本较大，在较短时间内能明确判断结局的样本量可以小些。

（3）研究对象来源：研究对象的来源要具有代表性，如采用来自某地区各级别医院的该疾病的病例作为研究对象，因包括了各种类型的病例，则其代表性就比较好。

（4）研究对象分组：不同设计方案分组方法不同。随机对照试验应用随机分组的方法，如单纯随机分配或随机区组分配。队列研究则是按照自然的可疑预后因素暴露状况分组。

在实际应用中，队列研究在研究开始时可以暂不做分组，而是到资料分析阶段再对有和无可疑预后因素的病例人群的结局作比较，达到队列研究的目的。例如，对初发心肌梗死病人的预后因素的研究，可将根据同一诊断标准确诊的病人作为研究对象，采取同样的治疗措施，随访观察若干年后，依据随访中是否存在某种可能预后因素分组，最后用生存分析的方法进行分析。

（二）确定研究因素

根据文献或经验，从专业上确立可能的研究因素。注意：①不要不分主次，将全部可能影响预后的因素都罗列在一次研究中，因素过多将增加样本含量，降低研究效率；②对确定的研究因素要有明确的定义和测量标准，定量指标要规定仪器、试剂及方法，定性指标要明确规定分组标准。

（三）确定研究结局

根据所研究的疾病特点和研究目的不同，疾病结局有多种形式。但不论何种疾病结局，对它的判断指标都要有明确的定义。通常疾病结局的两个极端（痊愈、死亡）很容易判断，不易发生偏倚，但应注意直接死亡原因可能是研究疾病以外的其他原因，判断时要加以甄别。两个极端结局之间的任何结果（如心绞痛、心肌梗死、残疾等）的判断都容易发生偏倚，要求建立统一、公认的判断标准。同时对需要通过一定的临床分析才能判断的疾病结局（如不稳定性心绞痛、暂时性脑缺血发作、心肌梗死）和难以判断的疾病结局（残疾、生活质量）需要采用盲法。

（四）确定随访时间

（1）随访期限：根据专业知识，视疾病病程确定，原则上随访期限要足够长。因为任何疾病都需要经过一段时间才发生最后的结局，因此随访时间长短，直接影响是否能够发现足够样本的结局。同时要确定合理的随访间隔，以便观察各种变化的动态过程。如果疾病在短时间内即可出现结局，可以不规定统一的随访期限，而是将观察到全部研究对象的结局作为随访期限，但随访间隔时间要短。如果疾病病程较长，可以根据不同的研究内容，规定统一的随访期限，如每个病例均观察三年或五年，随访间隔时间可以长些，如半年、一年。

（2）零点时间：预后研究的随访开始时间称为零点时间。在疾病预后研究过程中，病例进入观察的时间往往是不同的，因此其随访开始时间（具体日期）不同，但必须有共同的随访起始点，即在病程的哪一点起进行观察。起病日（出现症状的日子）、确诊日、手术日或治疗开始日等相对较确切，常作为零点时间。

（3）随访终止时间：在疾病预后研究过程中，一般并不是每个研究对象都能观察到疾病的结局。随访结果及相应的随访终止时间可能有以下四种情况。

① 死（或复发）于所研究的疾病，即发生了疾病的结局，终止时间即为“死亡”时间；

② 生存但中途失访，包括拒绝访问、失去联系或中途退出试验，其终止时间以最后一次访问时间为准；

③ 死于其他与研究疾病无关的原因，如肺癌病人死于急性心肌梗死，其终止随访时间为死亡时间；

④ 随访研究结束时观察对象仍存活（未复发），随访终止时间为研究结束时间。

（4）随访方式：保证随访成功是预后研究能否成功的关键因素之一，失访率控制在 10%～20%以下产生的偏倚较小；大于 20%将严重影响结果的真实性。为此，需要有严密的组织管理，建立质量控制小组和一整套完整且便于执行的调查制度，由经过培训且合格的调查员进行随访。

三、疾病预后评价指标

疾病结局具有复杂性及多样性，可以表现为痊愈、死亡、缓解、复发、恶化、功能丧失等。根据疾病结局的不同，评定疾病预后的指标也有所不同，概括起来主要有以下几种。

（1）病死率（case-fatality rate）：是指在某病病人中死于该病者所

占的比例。主要用于病程短且易引起死亡的疾病，常见的有急性传染病、急性中毒、生存期很短的癌症、心脑血管疾病的急性期等。

$$病死率=\frac{某时期某病的死亡人数}{同时期患某病的病人人数}\times100\% \tag{14-1}$$

（2）治愈率（cure rate）：指经治疗后某病病人中治愈者所占的百分比。多用于病程短不易引起死亡的疾病，如多数传染性疾病。

$$治愈率=\frac{治愈的病人人数}{患该病接受治疗的病人总数}\times100\% \tag{14-2}$$

（3）缓解率（remission rate）：指病情缓解的病人数占接受观察的病人总数的百分比。

$$缓解率=\frac{病情缓解的病人数}{接受观察的病人总数}\times100\% \tag{14-3}$$

（4）复发率（recurrence rate）：指疾病经过一定的缓解或痊愈后又重复发作的病人数占接受观察的病人总数的百分比。

$$复发率=\frac{重复发作的病人数}{接受观察的病人总数}\times100\% \tag{14-4}$$

（5）功能丧失率（function losing rate）：指发生肢体或器官功能丧失病人占接受观察的病人总数的百分比。

$$功能丧失率=\frac{功能丧失病人数}{接受观察的病人总数}\times100\% \tag{14--5}$$

缓解率、复发率、功能丧失率常用于病程长、低死亡的疾病，如多数的慢性非传染性疾病，其病情复杂，预后多样。

四、研究注意

（1）必须有明确、公认的诊断标准，包括研究对象入选和预后评定。

（2）随访中尽量避免失访，失访较多时，应对失访原因及所引起的偏倚加以分析。

（3）预后因素的观察尽可能用定量方法。病型、疾病分期要明确、细致。

（4）预后因素较多时，应增加样本量，以保证样本的代表性。

第三节　生存分析

在疾病预后研究中，往往需要对研究对象做较长时间的随访观察。一部分研究对象可以观察到结局，所提供的信息是完全的，称为完全数据（complete data）；但也常常有一部分病人，因死于其他疾病，或中途失访，或到研究结束时仍未出现结局，不能提供完全信息，称为截尾数据（censored data）。此时，若仍采用前述方法计算评定预后的指标，截尾数据将不能有效地被利用，造成许多信息丢失。因此，对于预后研究资料，既要充分利用截尾数据的信息，又要把与结局紧密关联的时间考虑在内。这种将事件发生的结果与随访时间两个因素结合在一起进行分析的一种统计分析方法，称为生存分析（survival analysis）。

一、基本概念

（1）失效事件（failure event）：泛指干预措施失效的事件，也称为失败事件，如急性白血病病人化疗缓解后的复发等。应根据研究目的和疾病特点，在研究设计时对失效事件做出明确规定。

（2）生存时间（survival time）：随访观察持续的实足时间，用符号 t 表示。根据疾病特征可以用天、周、月、年作为时间单位。例如，某肝癌病人 2005 年 6 月 7 日进入随访，2005 年 7 月 12 日死于肝癌，该病人的生存时间记作 t=36 天；又如，某肺癌病人手术日开始随访，3 年后死于急性心肌梗死，该病人的随访结果为截尾数据，生存时间

记作 $t=3^+$年。

（3）生存率（survival rate）：指某个观察对象活过 t 时刻的概率。根据研究目的和研究疾病的不同，规定的失效事件也不同，因此计算的指标可以是生存率，也可以是缓解率、有效率等。例如，白血病化疗疗效的评价指标常用缓解率，失效事件是复发，此时生存率就是缓解率。观察麻疹减毒活疫苗的预防效果，接种儿童发生麻疹为失效事件，此时的生存率实际上是疫苗的有效率。生存率的符号是 P（$X>t$）。例如，P（$X>6$）表示研究对象活过 6 天（或月、年）的概率。样本例数多时，用 ${}_nP_0$ 表示 n 年生存率，其中 P 为生存率，前下标 n 为随访时间长度，后下标 0 为观察起点。如病程较短的癌症可用 1 年生存率（${}_1P_0$），一般癌症用 5 年生存率（${}_5P_0$）表示预后。

二、生存分析的内容

生存分析的内容包括生存过程的描述和比较，以及对影响生存过程因素的探讨。

（1）描述生存过程：通过计算生存率、绘制生存曲线及计算中位生存时间描述生存过程。

当随访病例数较少时，不需要对病人的随访时间进行分组，而是直接计算其生存率，生存率的计算常采用 Kaplan-Meier 法（生存分析）。当样本较大时，随访病例的生存时间常可按年、月或日进行分组。对于分组的生存数据可按寿命表（life table）法计算生存率，其基本原理是首先求出病人在治疗后各时期的生存概率，然后根据概率的乘法原理，将各时期生存概率相乘，即得到病人进入观察后活过各时点的生存率。

中位生存时间（median survival time），也称生存时间的中位数，表示刚好有 50%的个体其存活期大于该时间。它是生存分析中最常用的概括性统计量，中位生存时间越长，表示疾病的预后越好；反之，中位生存时间越短，预后越差。

单个生存率是某时刻生存率的点估计值，不能反映疾病在某一期间的生存率变化情况，从而会丢失许多信息。如果以生存时间为横轴，生存率为纵轴绘制生存曲线（survival curve），可获得有关疾病过程中任何时刻的生存率，提供的信息远远超过点估计值。生存曲线是一条下降的曲线，分析时应注意曲线的高度和下降的坡度。平缓的生存曲线表示生存率高且生存期较长，陡峭的生存曲线表示生存率低且生存期较短。

（2）比较生存过程：即对样本的生存率进行比较。例如，比较单纯手术治疗和手术治疗结合化疗治疗乳腺癌病人的生存率，以探讨何种治疗方案效果更好。各样本的生存率可以从生存曲线图直观地比较，也可以采用时序检验（log-rank test）。时序检验的主要原理是运用χ^2检验，分析实际死亡数与期望死亡数之间的差值的大小，从而对各组之间的差异做出有无统计学意义的结论。注意：用时序检验对样本生存率进行比较时，要求各组生存曲线不能交叉，生存曲线的交叉提示存在某种混杂因素，此时应采用分层分析或多因素分析来校正混杂因素。

（3）影响预后因素的分析：通过不同组间生存率的比较，可以对影响预后的因素做出初步分析。这种分析必须保证观察组（存在某预后因素）和对照组（不存在该预后因素）的临床特点和其他非研究因素要相同，但实际工作中很难做到。由于疾病的结局与很多预后因素有关，各种预后因素间可能相互影响，因此，为全面正确地衡量预后因素的作用，多因素分析的方法越来越为人们所重视。在预后因素研究中，比例风险模型（Cox 回归分析方法）最为常用，它能有效处理随访开始迟早不一，随访时间长短不一及失访等疾病预后研究中常遇到的问题，而且可以同时分析众多的因素对生存的影响。其特点是在资料处理过程中不进行数据归组，保存信息多；不要求分布的特征，灵活、应用范围广。

生存率的计算、比较及 Cox 回归分析的具体计算方法请参考有关统计学书籍。

三、生存分析实例

【例 14-1】 欲比较单纯化疗与化疗加中药治疗白血病的疗效，选择 26 例白血病病例，其中 10 人单纯给予化疗（化疗组），16 人在化疗基础上辅以中药治疗（化疗+中药组），规定死于白血病为失效事件，生存时间的单位为月，随访零点时间为治疗开始日，随访记录结果如下：

单纯化疗组：2^+，13，7^+，11^+，6，1，11，3，17，7

化疗+中药组：10，2^+，12^+，13，18，6^+，19^+，26，9^+，8^+，6^+，43^+，9，4，31，24

该资料为含有截尾数据的小样本未分组资料，可采用 Kaplan-Meier 法。利用 SPSS 软件进行分析，具体步骤如下。

（1）原始数据录入：治疗方法=1 为单纯化疗，治疗方法=0 为化疗+中药，变量状态=1 为完全数据，变量状态=0 为截尾数据，见表 14-1。

表 14-1　数据录入格式

序号	治疗方法	生存时间（月）	变量状态
1	1	1	1
2	1	2	0
3	1	3	1
4	1	6	1
5	1	7	1
6	1	7	0
7	1	11	1
8	1	11	0
9	1	13	1
10	1	17	1
11	0	10	1
12	0	2	0
13	0	12	0

续表

序号	治疗方法	生存时间（月）	变量状态
14	0	13	1
15	0	18	1
16	0	6	0
17	0	19	0
18	0	26	1
19	0	9	0
20	0	8	0
21	0	6	0
22	0	43	0
23	0	9	1
24	0	4	1
25	0	31	1
26	0	24	1

（2）使用 Analyze→Survival→Kaplan-Meier 程序。

（3）运行程序，输出结果。

① 两种疗法的生存率及其标准误，见表 14-2 和表 14-3。

表 14-2　单纯化疗组生存率及其标准误

生存时间（月）	变量状态	生存率	标准误
1	1	0.9000	0.0949
2	0	0.9000	0.0949
3	1	0.7875	0.1340
6	1	0.6749	0.1551
7	1	0.5624	0.1651
7	0	0.5624	0.1651
11	1	0.4218	0.1737
11	0	0.4218	0.1737
13	1	0.2109	0.1726
17	1	0.0000	0.0000

表 14-3　化疗+中药组生存率及其标准误

生存时间（月）	变量状态	生存率	标准误
2	0	1.000	0.0000
4	1	0.9333	0.0644
6	0	0.9333	0.0644
6	0	0.9333	0.0644
8	0	0.9333	0.0644
9	1	0.8485	0.0999
9	0	0.8485	0.0999
10	1	0.7542	0.1256
12	0	0.7542	0.1256
13	1	0.6465	0.1468
18	1	0.5387	0.1570
19	0	0.5387	0.1570
24	1	0.4040	0.1657
26	1	0.2694	0.1559
31	1	0.1347	0.1231
43	0	0.1347	0.1231

② 两种疗法的中位生存时间见表 14-4。

表 14-4　两种疗法的中位生存时间

治疗方法	中位生存时间（月）	标准误	95%可信区间
单纯化疗	11.00	4.94	（1.32，20.68）
化疗+中药	24.00	7.52	（9.26，38.74）

（3）两种疗法生存曲线如图 14-1 所示。

（4）两种疗法的生存率比较见表 14-5。

表 14-5　时序检验结果

检验方法	统计量	自由度	*P* 值
log-rank	6.58	1	0.0103

（4）结果解释。

① 由表 14-4 可见，化疗+中药组的中位生存时间比单纯化疗组长。

② 由图 14-1 生存率曲线可见，化疗+中药组的生存率在各时点均高于单纯化疗组。

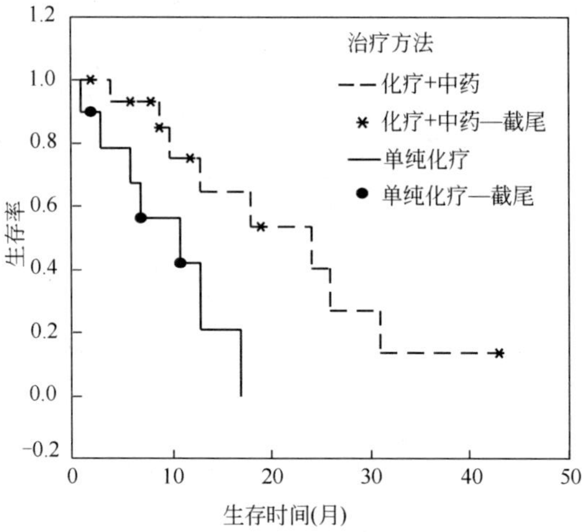

图 14-1　生存曲线

③ 根据时序检验结果，P=0.0103，可以认为两种疗法对白血病的治疗效果不同，化疗+中药效果较好。

第十五章 文献综述的撰写

第一节　综述的概念、特点

一、综述的概念

文献综述的英文为 literature review，review 是复习之意，因此，文献综述是既往文献的复习、整理、综合，从而系统地反映某一专题的历史和现状、成就和展望的文章，是“文献的文献”，也称第二次文献。

文献综述的撰写过程可以帮助作者系统地把握某一专题的发展动态，发现前人工作中的空白、缺欠和不足，从而引用边缘科学、相关学科资料，形成新的课题。

通过文献综述，作者可以认真分析思考自己研究题目中的理论，对自己题目中的假说进行深入的理解和分析，为选题打下坚实的理论基础。此外，在实验手段和指标选择上均可有所参考和借鉴。因此，文献综述为科学研究选题提供理论上的依据，提供选题线索，扩大选题来源。

撰写文献综述是积累、理解、组织材料，提高科学思维能力的重要手段，是搞好科学研究工作的必经之路，它有助于科学研究工作的各个环节。写好一篇文献综述，会在学术思想上有所启发，对科学研究方法有所借鉴，对自己从事的研究课题的水平有所衡量，对要取得的结果有所预见。对于初涉科学研究的人，应该在综述撰写上花费一定的时间和精力，因为其是科学研究基本功的训练过程。

通常，科学研究工作者在查阅文献之后，研究设计、实施之前，有必要写一篇有关问题的文献综述。

二、综述的特点

文献综述的基本特点是整理、综合，内容是过去研究的成果、动态、方法、发展趋势等，因此，历史、成就、展望是文献综述不可缺少的三个组成要素。其中某个要素在综述文章中所占的比重大小和突出程度决定着综述的性质。综述的写作实际上都是回顾性的，具有如下特点。

（1）综合性：概括过去研究状况，如以往研究所用的方法，研究结果，不同的认识、观点、结论；存在的问题和不足；特别是在学术观点上的争议之处。综述要纵横交错，既要以某一专题的发展为纵线，反映当前课题的进展；又要从本单位、省内、国内到国外进行横向比较。只有如此，文章才会占有大量素材，经过综合分析、归纳整理、消化鉴别，使材料更精练、更明确、更有层次和逻辑，进而把握本专题发展规律和趋势。

（2）评述性：指比较专门、全面、深入、系统地论述某一方面的问题，对所综述的内容进行综合、分析、评价，反映作者的观点和见解，并与综述的内容构成整体。一般来说，综述应有作者的观点，否则就不成为综述，而是手册或讲座了。

（3）先进性：综述不是写学科发展的历史，而是搜集最新资料，获取最新内容，将最新的医学信息和科学研究动向及时传递给读者。

综述不应是材料的罗列，而是对亲自阅读和收集的材料加以归纳、总结，做出评论，并由提供的文献资料引出重要结论。一篇好的综述，应当是既有观点，又有事实，有骨又有肉的好文章。由于综述是二次文献，不同于原始论文（一次文献），所以在引用材料方面，也可包括作者自己的实验结果、未发表或待发表的新成果。

（4）专一性：指内容上主题专一。文献综述是系统地反映某一专题的历史和现状、成就和展望的文章，涉及范围较小，具有一定的深度和时间性，能反映出这一专题的历史背景、研究现状和发展趋势，具有较高的情报学价值。因此，在写作内容上必须针对“某一专题”，主题明确，切忌泛泛而谈，漫无边际。

（5）客观性：文献综述的撰写，写作态度上要客观、公正、实事求是。不能有个人的观点，甚至偏见，只引用支持自己观点的文献，或用部分文献资料说明个人的认识、态度。不要夹杂个人的推论，要如实地概括已有研究的结论和观点。

（6）陈述性：因为文献综述的撰写是整理、综合已有的研究成就，是高度概括总结前人的研究状况，写作中以引用前人的研究方法、结论为主，所以，在表述的人称上以第三人称陈述。

三、综述的种类

（1）动态性综述：针对某一专题，按年代和学科本身发展历史阶段，由远及近地综合分析，反映这方面研究工作的进展。其在内容安排上按时间顺序进行，着重介绍不同历史阶段的成就。写作上，由于着重介绍不同历史阶段的成就，学科发展阶段的判断要有充分的理论依据。每一个阶段要重点选择有代表性的文献，其他文献则可多可少。

（2）成就性综述：专门介绍某一项目的新成就、新技术、新进展。这种文献综述可不考虑和避开叙述有关的历史和现状，而是直接跨到所需的时间上来。此类综述对当前工作有指导意义。

（3）观点争鸣性综述:学术观点争鸣性综述系统地总结出几种学术观点，由作者加以分类、归纳和总结。按不同的观点安排材料，分别叙述。这样的综述，时间顺序和具体成果不是主要的要求。在这类综述中，原文的引用史加严格，而且“综”与“述”，都要用原文的事实和观点，作者的概括、分析则极少。

（4）简介性综述：概括多方面的事实、现象，对某一个问题、某一种疾病的文献资料进行综合叙述，不考虑时间顺序，只按内容本身的特点加以分段安排。多见于首次介绍的病种和问题。

第二节　文献综述的格式与要求

一、综述的写作格式

与学术论文一样，综述一般包括三个部分。

（1）前置部分：包括题名、著者、摘要、关键词。

（2）正文部分：包括引言、主体、总结。

（3）附属部分：包括参考文献、相关资料及附加说明。

综述虽然也是学术性论文，但它是综述前人的资料，没有自己的实验材料，格式比单篇论文简单一些。正文部分又可以分为开头部分、主体部分、结尾部分。

① 开头部分要提出问题，点出主题并指出意义，加上概述的学术背景。文字极少，以100～200字为宜。

② 主体部分说明主题所提出的问题。根据文章的性质，可再分段落或加小标题，每个段落或小标题下面都是从不同侧面、不同层次解释题目的中心内容，而且段落之间各有分工并保持内在的联系。

主体部分的每一段落开始应是综合提炼出来的观点，即论点。接着是既往文献所提出的实验结果或调查事实，即论据。可见，主体部分是按论点和论据组织材料，如果作者所要归纳的观点与前人文献所述一致，可把前人论点引证出来，作为开头。如果前人的观点分散或不甚明确，则需作者整理、概括出来，成为开头。

总之，综述主体部分是综合概括的论点开头引路，继之以诸家的资料、实验结果为论据展开层次论证。所以，综述也是一篇论证文章的体裁，只是论点与论据均由前人文献所提供。

③ 结尾部分可有可无，当文章较长，涉及内容较多时，最后可回应主题，加上结尾。一般结尾在内容上可有：把文章的结论再概括、精练地明确一下；交代本专题尚待解决的问题及对前景的展望。有的综述可自然结束，不另加结尾部分，只在主体部分最后写两句加以收笔。

二、综述的内容要求

（1）选题要新：所综述的选题必须是近期预选期刊未曾刊载过的。一篇综述文章若与已发表的综述文章撞车，即选题与内容基本一致，同一种期刊是不可能刊用的。

（2）说理要明：说理必须占有充分的资料，处处以事实为依据，绝不能异想天开地臆造数据和诊断，将自己的推测作为结论写。

（3）层次要清：这就要求作者在写作时思路要清，先写什么，后写什么，写到什么程度，前后如何呼应，都要有一个统一的构思。

（4）语言要美：科技文章以科学性为生命，但词不达意、晦涩拗口，结果必然阻碍科技知识的交流。所以，在实际写作中，应不断地加强汉语修辞、表达方面的训练。

（5）文献要新：由于现在的综述多为现状综述，所以在引用文献中，70%的文献应为 3 年内的文献。参考文献依据引用先后次序排列在综述文末，并将序号置于该论据（引文内容）的右上角。引用文献必须确实，以便读者查阅参考。

综述写成之后，要请有关专家审阅，从专业和文字方面进一步修改提高。这一步是必需的，因为作者往往顾此失彼，常注意了此方而忽视了彼方。有些结论往往是荒谬的，没有恰到好处地反映某一课题研究的真面目。这些问题经过校阅往往可以得到解决。

第三节　综述的写作步骤

（1）选定题目：选定题目对综述的写作有着举足轻重的作用。选题首先要求内容新颖，只有新颖的内容才能提炼出有吸引力的题目。选题还应选择近年来确有进展，适合国情，又为本专业科技人员所关注的课题，如对国外某一新技术的综合评价，以探讨在我国的实用性。选题通常有以下几种。

① 与作者所从事的专业密切相关的选题，对此作者有实际工作经验，有比较充分的了解。

② 与作者专业关系不大的选题，而作者掌握了一定的素材，又乐于探索的课题。

③ 医学科学情报工作者的研究成果。

（2）查阅文献：题目确定后，需要查阅和积累有关文献资料。对初学者来说，查找文献往往不知从哪里下手。一般可首先收集有权威性的参考书，如专著、教科书、学术论文集等。教科书叙述比较全面，提出的观点为多数人所公认；专著集中讨论某一专题的发展现状、有关问题及展望；学术论文集能反映一定时期的进展和成就，帮助作者把握当代该领域的研究动向。其次是查找期刊及文献资料，期刊文献浩如烟海，且分散，但里面常有重要的近期进展性资料。查找文献资料的方法有两种。一种是根据自己所选定的题目，查找内容较完善的近期（或由近到远）期刊，再按照文献后面的参考文献，去收集原始资料。这样“滚雪球”式的查找文献法可收集到自己所需要的文献。另一种较为省时省力的科学方法，是通过检索工具书查阅文献。常用的检索工具书有文摘和索引类期刊，它是查阅国内外文献的“金钥匙”，能较快地找到需要的文献。此外，在平时工作学习中，随时积累，做好读书文摘或笔记，以备查找，可起到拾遗补阙的作用。

查找到的文献首先要浏览一下，然后再分类阅读。有时也可边收集、边阅读，根据阅读中发现的线索再跟踪收集、阅读。资料应通读、细读、精读，这是撰写综述的重要步骤，也是消化、吸收的过程。阅读中要分析文章的主要依据，领会文章的主要论点，用卡片分类摘记每篇文章的主要内容，包括技术方法、重要数据、主要结果和讨论要点，为写作做好准备。

（3）文献加工：对阅读过的资料必须进行加工处理，这是写综述的必要准备过程。按照综述的主题要求，把写下的文摘卡片或笔记进行整理，分类编排，使之系列化、条理化，力争做到论点鲜明又有确切依据，阐述层次清晰而合乎逻辑。按分类整理好的资料，再进行科学的分析。最后结合自己的实践经验，写出自己的观点与体会，使客观资料中融进主观认识。

（4）拟定提纲：撰写成文前应先拟提纲，决定先写什么，后写什么，哪些应重点阐明，哪些地方融进自己的观点，哪些地方可以省略或几笔带过。重点阐述处应适当分几个小标题。拟写提纲时开始可详细一点，然后边推敲边修改。多一遍思考，就会多一分收获。

（5）撰写成文：拟好提纲后，就可按初步形成的文章框架，逐个问题展开阐述。写作中要注意说理透彻，既有论点又有论据，下笔一定要掌握重点，并注意反映作者的观点和倾向性，对相反观点也应简要列出。对于某些推理或假说，要考虑到医学界专家所能接受的程度，可提出自己的看法，或作为问题提出来讨论，然后阐述存在问题和展望。初稿形成后，按常规修稿方法反复修改加工。

撰写综述要深刻理解参考文献的内涵，做到论必有据，忠于原著，让事实说话，同时要具有自己的见解。文献资料是综述的基础，查阅文献是撰写综述的关键一步，搜集文献应注意时间性，必须是近几年的新内容。综述内容切忌面面俱到，成为浏览式的综述，内容越集中、越明确、越具体越好。参考文献必须是直接阅读过的原文，不能根据某些文章摘要而引用，更不能间接引用（指阅读一篇文章中所引用的文献，并未查到原文就照搬照抄），以免对文献理解不透或曲解，造成观点、方法上的失误。

第四节 综述的写法

一、标题

文献综述标题的撰写，基本要求类似于学术研究论文，但其更体现出自身特点，评述性、综合性。写作时要注意以下四点。

（1）内容专一：综述的题目不要过大，过大的题目一定使内容不专一，缺乏深度，面面俱到的文稿往往容易空泛及一般化。实践证明，题目较小的综述穿透力强，易深入，特别对初学写综述者来说更以写较小题目为宜，从小范围写起，积累经验后再逐渐写较大范围的专题。

（2）文题一致：题目还必须与内容相称、贴切，不能小题大做或大题小做，更不能文不对题。好的题目可一目了然，看题目可知内容梗概。

（3）画龙点睛：标题要概括全文的中心问题，并反映说明问题的程度与角度。

（4）反映特点：标题中应反映文章所要涉及的对象和对这个对象的说明语，如“研究、进展、关系、简介……”都有一定内含和在特点，如《新中国炭疽防治成果与研究进展》《冠心病起源于胎儿时期的学说》。

二、引言

引言部分要用简明扼要的文字说明写作的目的、必要性、有关概念的定义，综述的范围；阐述有关问题的现状和动态；选择这一专题的目的和动机、应用价值和实践意义，如果属于争论性课题，要指明争论的焦点所在等。引言一般 200～300 字为宜，不宜超过 500 字。

三、正文

正文是综述的重点，写法上没有固定的格式，只要能较好地表达综合的内容，可采用诸多形式。正文主要包括论据和论证两个部分，通过提出问题、分析问题、比较不同学者对同一问题的看法及其理论依据，进一步阐明问题的来龙去脉和作者自己的见解。当然，作者也可以从问题发生的历史背景、目前现状、发展方向等提出文献的不同观点。根据内容的多少可分为若干个小标题分别论述。

（1）内容：应包括历史发展、现状分析和趋向预测几个方面的内容。

① 历史发展：要按时间顺序简要说明这一课题的提出及各历史阶段的发展状况，体现各阶段的研究水平。

② 现状分析：介绍国内外对本课题的研究现状及各派观点，包括作者本人的观点。将归纳、整理的科学事实和资料进行排列和必要的分析。对有创造性和发展前途的理论或假说要详细介绍，并引出论据；对有争论的问题要介绍各家观点或学说，进行比较，指出问题的焦点和可能的发展趋势，并提出自己的看法。对陈旧的、过时的或已被否定的观点可从简。对一般读者熟知的问题只要提及即可。

③ 趋向预测：在纵横对比中肯定所综述课题的研究水平、存在问题和不同观点，提出展望性意见。这部分内容要写得客观、准确，不但要指明方向，而且要提示捷径，为有志于攀登新高峰者指明方向。

主体部分没有固定的格式，有的按问题发展历史依年代顺序介绍，有的按问题的现状加以阐述。不论采用哪种方式，都应比较各家学说及论据，阐明有关问题的发展。

（2）写法：为把问题说得明白透彻，可分为若干个小标题分述。写法上有如下形式。

① 纵式写法："纵"是历史发展纵观，它主要围绕某一专题，按时间顺序或专题本身发展层次，对其历史演变、目前状况向发展趋势作纵向描述，从而勾画出某一专题的来龙去脉和发展轨迹。纵式写法

要把握脉络，即对某一专题在各个阶段的发展动态作扼要描述，已经解决了哪些问题，取得了什么成果，还存在哪些问题，今后发展趋势如何。要把发展层次交代清楚，文字描述要紧密衔接。

撰写综述不要孤立地按时间顺序罗列事实，把它写成了大事记或编年体。有些专题时间跨度大，科学研究成果多，在描述时就要抓住具有创造性、突破性的成果作详细介绍，而对一般性、重复性的资料就从简、从略。这样既突出了重点，又做到了详略得当。纵式写法适合于动态性综述。这种综述描述专题的发展动向明显，层次清楚。

② 横式写法："横"是国际国内横览。它是对某一专题在国际和国内的各个方面，如各派观点、各家之言、各种方法、各自成就等加以描述和比较。通过横向对比，既可以分辨出各种观点、见解、方法、成果的优劣利弊，又可以看出国际水平、国内水平和本单位水平，从而找出差距。横式写法适用于成就性综述。这种综述专门介绍某个方面或某个项目的新成就，如新理论、新观点、新发明、新方法、新技术、新进展等。因为是新，所以时间跨度短，但却引起国际、国内同行关注，纷纷从事这方面研究，发表了许多论文，如能及时加以整理，写成综述向同行报道，能起到借鉴、启示和指导作用。

③ 纵横结合式写法：在同一篇综述中，同时采用纵式与横式写法。例如，写历史背景采用纵式写法，写目前状况采用横式写法。通过"纵横"描述，广泛地综合文献资料，全面系统地认识某一专题及其发展方向，做出比较可靠的趋向预测，为新的研究工作选择突破口提供参考依据。

无论是纵式、横式还是纵横结合式写法，都要求做到：系统地搜集资料；分析透彻，综合恰当；层次分明，条理清楚；语言简练，详略得当。

（3）写作技巧。

① 提炼观点：收集到的文献资料大多是分散的，综述写作前要进行归纳，提炼出综述中所需要的文献，使综述紧扣一个主题。

② 巧用连词：运用好连接性语言。综述主要使用既往文献资料，

文章中作者要加的多半是承上启下、牵头引路的语言。因此，需要巧用连词，通过概括、综合把各个文献资料的观点、事实等资料融为一体，变成简明、和谐、流畅的一篇论文。

③ 安排铺垫：为了读者理解及了解本综述的基本内容，开头应介绍一些基础资料，作为读者进入这个领域的铺垫。

④ 分类文献：综述所用文献虽然很多，但每一段落的内容应选出有代表性的文献，称为核心文献。在综述写作中，首先要抓住核心文献合理安排引用。其他只引用一句或两句内容的文献，为非核心文献，由作者加以提炼概括，在综述中只给文献的序号即可。

⑤ 合理引用：文献综述的资料来源有公开发表的单篇论文、综述、文摘、教材，专著、专集等，写作中尽量引用单篇论文，即一次文献。

四、总结

总结是对综述正文部分作扼要的概括，作者应对各种观点进行综合评价，提出自己的看法，指出存在的问题及今后发展的方向和展望。内容单一的综述也可不写小结。

五、参考文献

参考文献又称引用文献（literature cited）。写作时所参考的文献都要标注来源，并在论文的最后参考文献（references）部分列出详细信息。参考文献目前常用的参考文献标注方法有两种：一种是按参考文献出现的顺序用数字编排；另一种是作者+出版年编排法。

（一）著录目的

列出文献目录是文献综述必不可少的附属部分。其目的如下。

（1）为本综述提供依据，提高综述的可信度。一般参考文献的多少可体现作者阅读文献的广度和深度。

（2）为读者在深入探讨某些问题时，提供查找有关文献的线索。

（3）体现对前人研究成果的尊重。

（二）著录要求

（1）所有提到的参考文献都应和所研究的问题直接相关。

（2）所用文献，应主要选自学术期刊或学术会议的文章，其次是教科书或其他书籍。大众传播媒介（如报纸、广播、通俗杂志）中的文章，数据、事实可以引用，但其中的观点不能作为论证问题的依据。

（3）文献不宜太旧。综述一定要反映最新的他人研究情况，如果所引述文献都是若干年前的陈旧文献，则不能反映最新的研究动态。

（4）引用文献不宜过多。文献综述的作者引用间接文献的现象时有所见。如果综述作者从他人引用的参考文献转引过来，这些文献在他人引用时是否恰当，有无谬误，综述作者是不知道的，所以最好不要间接转引文献。

（5）文献应尽量全。掌握全面、大量的文献资料是写好综述的前提，否则，随便搜集一点资料就动手撰写是不可能写出好综述的，甚至写出的文章根本不成为综述。

（6）文献要有代表性、可靠性和科学性。在搜集到的文献中可能出现观点雷同，有的文献在可靠性及科学性方面存在着差异，因此在引用文献时应注意选用有代表性、可靠性和科学性较好的文献。

（7）忠实文献内容。由于文献综述有作者自己的评论分析，因此在撰写时应分清作者的观点和文献的内容，不能篡改文献的内容。

（三）文献的类型

参考文献主要包括正式出版的书籍、期刊或学术会议文章及学位论文。其类型按来源以单字母方式标识，具体如下：

M——普通图书	C——会议录	N——报纸
J——期刊	D——学位论文	R——报告

对于不属于上述文献类型的，采用字母“Z”标识。对于英文参考文献，还应注意以下两点。

（1）作者姓名采用“姓在前名在后”原则，具体格式是：姓，名字的首字母，如：Malcolm Richard Cowley 应为：Cowley M R，如果有两位作者，第一位作者方式不变，之后第二位作者名字的首字母放在前面，姓放在后面，如：Frank Norris 与 Irving Gordon 应为 Norris F，Gordon I；

（2）与在正文中不同，在参考文献中书名、报刊名使用正体字，如：Mastering English Literature，English Weekly。

（四）文献的标注

参考文献的标注，即对参考文献的顺序进行编码。目前，采用国际上通用的顺序编码体系，这种标注体系按文献出现的先后顺序编号，置于指引部分的右上角（可加方括号）如：[1] [2]，被引用的作者、文献名、出版时间、地点等详细内容列在论文后面。其顺序要与正文中标注的顺序一致。

（五）著录格式

各类文献按顺序编码体系标注后，著录的基本格式如下。

（1）期刊：期刊与书籍的标注方法有同有异。作者或编者的注法、出版年代等与书籍注法相同。不同的是，期刊文章既要注上文章名，又要注上刊物名，还有刊物的期号、卷号、文章所在页码等。会议论文要注明会议名称。基本格式如下。

[序号]作者姓名．标题名．刊物名称/会议名称（斜体），出版年代，卷（期）：起止页码．例如：

[1] 王海粟.浅议会计信息披露模式[J].财政研究，2004，21（1）：56-58.

[2] 夏鲁惠.高等学校毕业论文教学情况调研报告[J].高等理科教育，2004（1）：46-52.

[3] Heider E R, Oliver D C. The structure of color space in naming and memory of two languages [J]. Foreign Language Teaching and Research，1999，（3）：62 – 67.

（2）普通图书的著录格式如下。

[序号]作者.书名（版本）[M].出版地：出版社，出版年份：起止页码.例如：

[4] 王福彦.医学科学研究方法[M].北京：人民军医出版社，2009：123-125.

[5] Gill R. Mastering English Literature [M]. London：Macmillan，1985：42-45.

（3）报纸类的著录格式为如下。

[序号]作者.篇名[N].报纸名，出版日期（版次）.例如：

[6] 李大伦.经济全球化的重要性[N]. 光明日报，1998-12-27（3）.

[7] French W. Between Silences：A Voice from China[N]. Atlantic Weekly，1987-8-15（33）.

（4）会议录的著录格式如下。

[序号]作者.篇名[C].出版地：出版者，出版年份：起止页码.例如：

[8] 伍蠡甫.西方文论选[C]. 上海：上海译文出版社，1979：12-17.

[9] Spivak G. Can the Subaltern Speak? [C] Nelson C, Grossberg L. Victory in Limbo：Imigism . Urbana：University of Illinois Press，1988：271-313.

[10] Almarza G G. Student foreign language teacher's knowledge growth [C]// Freeman D, Richards J C. Teacher Learning in Language Teaching. New York：Cambridge University Press，1996：50-78.

（5）学位论文的著录格式如下。

[序号]作者.篇名[D].出版地：保存者，出版年份：起始页码.例如：

[11] 张筑生.微分半动力系统的不变集[D].北京：北京大学数学系数学研究所，1983：1-7.

（6）研究报告的著录格式如下。

[序号]作者.篇名[R].出版地：出版者，出版年份：起始页码.例如：

[12] 冯西桥.核反应堆压力管道与压力容器的 LBB 分析[R].北京：清华大学核能技术设计研究院，1997：9-10.

（7）条例的著录格式如下。

[序号]颁布单位.条例名称.发布日期. 例如：

[15] 中华人民共和国科学技术委员会.科学技术期刊管理办法[Z].1991-06-05.

（8）译著的著录格式如下。

[序号]原著作者. 书名[M].译者.出版地：出版社，出版年份：起止页码.

（9）收集在书中的文章：要结合书籍与期刊文章的标注方法，基本格式如下。

[序号]作者. 标题名[M]//原文献编者.原书名. 版本.出版地：出版单位，出版年份：起至页码. 例如：

[16]王福彦.病因研究及因果关系的推断[M]//王建华. 预防医学（第 2 版）. 北京：北京大学医学出版社，2009：211-218.

第五节　综述写作注意事项

（1）围绕主题：对文献的各种观点作比较分析，不要教科书式地将与研究课题有关的理论和学派观点简要地汇总陈述一遍。

（2）逻辑合理：即做到由远而近先引用关系较远的文献，最后是关联最密切的文献。

（3）引用原文：综述中的评述要引用原文，防止对原作者论点的误解，不能从二手材料来判定原作者的“错误”，不要贬低别人抬高自己。

（4）简要总结：说清前人工作的不足，衬托出作进一步研究的必要性和理论价值，表明前人为该领域研究打下的工作基础。

（5）注明来源：文献中的观点和内容应注明来源，模型、图表、数据应注明出处。

（6）注重归纳：综述并不是简单的文献罗列，一定要加强综合、归纳，并有作者自己的分析、见解。有的综述只是将文献简单罗列，看上去像流水账，没有作者自己的综合与分析，使人看后感到重复、费解。

（7）有综有述：一篇好的综述应当包括“综”和“述”两个部分。“综”是将收集到的尽可能全面翔实的资料加以归纳综合，使之有条理化、有层次。“述”则包括两个内容，一是对所阅论文进行提炼，归纳出若干规律或特点；二是对今后本项目研究提出前瞻性分析与展望。

（8）禁止据综述写综述：旁人写的与自己重复的综述，对于你的作用，除了掌握动态，认清研究方向之外，只能作为自己撰写综述的起点，但是那篇综述所提及的内容就不要再采用了。应该循着他之后的时间来收集新资料。有人把前一篇中的内容拿过来一部分，再加上几篇新资料，作为自己的综述，被称作据综述写综述，这是不允许的。若作为综述性著作可以把不同时期发表的所有综述综合起来。

第十六章
科学研究论文的撰写

论文撰写是科学研究工作的重要程序，不撰写论文，成果无从体现，科学研究资料得不到提炼和上升为理论，经验更不可能推广交流，科学研究项目将有始无终，得不到充分体现。

第一节　要求与格式

一、基本要求

（1）要有假说，有说明假说的论点、论据。

（2）有充足的实验或调查材料，并从这些材料得出相应结果。

（3）以观察或实验的结果为依据上升为理论，即结论。这是一个把研究结果和假说融合在一起的思维过程。

（4）论点（中心问题）要明确、深刻、集中、层次清晰、紧扣一条主线，将分述观点系统组织安排。

此外，应有科学性、先进性、逻辑性和实用性，且有一定文学性，注意道德伦理，反映新颖观点，语言通俗易懂……

二、论文格式

科技论文基本格式包括如下部分。

（1）前置部分：标题、作者、摘要。

（2）主题（正文）部分：引言、材料与方法、实验或调查结果、讨论、结论、致谢、参考文献。

（3）附录部分：图、表、照片等。

正论型论文格式包括引言、分述观点与论据、结论、文献等。

第二节　论文的写法

先拟定一个撰写提纲，实际上是对所从事的科学研究工作要表达的思想进行全面的总结和构思的过程。要把思考分析的逻辑程序、实验材料的组织和安排、表格、讨论的问题、结论要点和深度等在提纲中尽可能详尽地纳入。

一、标题

研究之初已初步选定了题目，但那还是粗略的、笼统的，当调查实验工作结束，得到大量的材料，阅读了许多有关文献，对所研究的问题，有了新的认识，必然要对原题重新命题。论文的题目必然是在文章的中心思想和科学结论明确之后确定的。题目要准确地反映文章的中心思想，准确地概括文章所阐述的内容，体现出施加的研究因素、受试对象和观察指标。

（一）拟定要点

（1）概括文章的中心内容。

（2）含蓄地体现假说（提出的问题）。

（3）体现文章的性质，运用名词性结尾。

（4）说明回答问题的程度，使用限定成分、留有余地，如探讨、分析等。

（二）拟定要求

1. 准确专指

题目应使用具体、规范、准确的语言表达全文的特定内容，揭示论文的本质，恰当地反映研究的范围和达到的深度。

论文标题常见的毛病：一是过于笼统，使人不得要领，如“肾病综合征”“椎间盘突出30例”，题目大而空，使人读后不明白文章的具体类型与内容，不能了解研究的进展与结果；二是文章的标题不反映文章的中心与内涵，从标题上根本看不出文章的中心内容，甚至标题与内容完全不符。例如，“特发性震颤80例分析”，究竟是分析发病原因，还是诊断问题或者治疗问题等不明确；三是概念、判断不合逻辑。例如，“儿童肥胖发生率的临床观察”，发生率是指某病在整个人群中的发生频率，靠临床观察不可能得到发生率，这是概念错误。

“题如文一半”。标题的关键在于“切题”“得体”，一定要紧扣论文的基本论点，准确地概括论文的特定内容。既要避免过于概括、含糊，也不能过分夸张、华而不实。

2. 简明精练

标题是论文内容集中、高度的概括，它的文字要“少而精”，切忌庞杂烦琐。不宜用冗长的含有主、谓、宾结构的完整词句；不必对论文内容逐点描述；一般不设副标题。标题只有简明精练，力求做到“字唯其少，意唯其多”，才能给人以鲜明的印象，便于记忆和引用，便于文献的编排记录和整理。

一般来讲，中文标题在20字以内为宜。注意避免使用非公众熟知的缩略语、字母缩写、字符、代号等用于标题。英文标题一般在10个单词以内组成为宜。

常见的问题是题目烦琐，例如，“关于钢水中所含化学成分的快速分析方法的研究”。在这类题目中，如“关于”“研究”等词汇如若舍之，并不影响表达。既是论文，总包含研究及关于某方面的研究，所以，上述题目便可精练为：“钢水化学成分的快速分析法”。这样一改，字数便从原21个安减少为12个字，读起来觉得干净利落、简短明了。

3. 外延与内涵要恰当

“外延”和“内涵”属于形式逻辑中的概念。所谓外延，是指一个概念所反映的每一个对象；而所谓内涵，则是指对每一个概念对象特有属性的反映。标题内所使用的各种概念在本质属性上应是统一的，如此才能恰如其分地组合在一起。例如，“某药治疗慢支、咳嗽、气急效果观察”，在此标题中，“慢支、咳嗽、气急”在本质属性上是三个没有共同点的概念，不应把这三个内涵不同的概念组合在一个标题中。

论文标题在外延上也要注意严谨。例如，“中药治疗肾炎效果良好”，肾炎是急性还是慢性，病人是发病早期还是经其他方式治疗后的病人，外延过度。因为对急性肾炎有效，不一定对慢性肾炎也有效，对发病早期有效，不一定对所有情况都有效，不能推而广之，形成误导。

4. 醒目鲜明

标题是论文的“门面”，具有特异性，因此论文的标题一定要醒目、鲜明，使人一望即知、引人入胜。当然，医学科学研究论文的标题不能像文学作品那样，使用各种修辞手法来渲染、烘托，但也不是无所作为。使标题醒目的常用方法有以下两种。

（1）突出新观点、新见解，努力反映论文的标新立异之处，不使人感到老生常谈，过于平淡。尽量少用没有特色的词语，改变“千人一面”的标题形式。例如，“肺气肿20例观察”“肺癌30例分析”等“××病××例观察或分析”论文标题，千篇一律，应予避免。

确定论文标题时注意构思要巧、形式要新、表达要奇，即使同类论文也争取标题不雷同，做到“千人千面”，有较强视觉。

（2）短少精悍、言简意赅，抓住论文的主要特征，不要面面俱到，少用不必要的修饰词。

二、署名

发表论文必须署名，一般只写真实姓名，不用笔名，并须写明工作单位、通信地址、邮政编码。如作者系团体、单位或小组，应写明全称和地址。国外期刊还要求写出作者的最高学位，以示尊重和便于联系。署名一般在论文总标题之下。

署名表明作者对成果有优先权，是论文法定主权人；表明作者的责任，“文责自负”，对论文的全部内容，包括观点、数据、社会效益等，作者要负全部责任。

1. *署名的原则*

署名总的原则是：要把作者和只参加了一些次要工作的合作者区别开来，凡是直接参加该论文的全部或主要工作，做出主要贡献，能对论文观点、结论和全部材料负责者，都应署名，其他次要的合作者或仅仅与本研究有联系者不应署名。

论文署名者应具有下列条件：

（1）在选题和制订研究方案中做出主要贡献的人员；

（2）参加课题的具体研究工作（如观察、实验等）和数据处理的研究人员；

（3）参加论文撰写的构思、讨论或执笔，了解并对论文全部内容具有答辩能力的人员；

（4）同意论文的发表。

总之，只有参加过研究工作的全部或主要部分，真正对论文有所贡献的人员，才能在论文上署名，而其他曾为本研究做过贡献的人员，如参加部分工作的合作者，按研究计划进行分工的具体小项目的工作者，接受委托负责某项分析、测试和检验的技术人员、实验人员，以及关心此项研究并无重要贡献的领导者，均不应列入作者范围，但可作为参加人员在致谢部分加以说明，表明其责任和贡献。

2. *署名的方法*

（1）个人的研究成果，个人署名。凡在个人研究成果基础上总结的论文，可单独一人署名，但要避免以个人名义发表集体研究成果。如在集体研究成果上撰写论文，个人只能以执笔人的身份署名。

（2）集体的研究成果，应该共同署名。第一作者通常是论文的写作者，对论文负有全部责任；其他作者按贡献大小依次排列，但必须了解研究工作的全貌。依据贡献的大小，以课题研究设想的提出、主要研究工作的承担、关键问题的解决等为标准。

3. 署名中存在的问题

（1）名不符实：即违背署名原则，不是以贡献的大小排序，而是以职称的高低、资历的新老、分工的不同来排列。

（2）多名：为了怕影响关系，署名从各级领导到实验员、保管员，无论工作多少和贡献大小，统统列上，有时多达十几人。

署名不仅体现作者的科学研究成果和获得的荣誉，也表示作者对论文的责任，把不能对论文内容负责的人员在论文上署名，是不恰当的。

（3）挂名：有的人根本没有参加研究和撰写工作却利用职权、财权或名气，把名字塞进论文，沽名钓誉。也有的作者出于名誉，评定职称或关系需要把个人的亲属、朋友或本科室人员统统列上，数百字的文章署名作者多达七八人，甚至十几人。

（4）借名：有的作者想借名人的牌子来抬高自己的身价，把与论文毫不相干的知名人士也列入署名中，借此虚张声势，有其名，而无其实。

（5）争名：有的人把集体研究成果化为己有，也有的合作人员不能实事求是地对待个人的贡献，为署名先后争执不休，严重影响团结和协作。

多学科的合作研究已成为科学研究的一种趋势，通力协作是科学研究成功的保证。因此，每个科学研究人员要善于尊重每一个合作者，正确评价自己和他人的作用，真正实现按贡献大小排列名次，才能实现集体协作的健康发展。

三、摘要

摘要位于作者姓名与引言之间。它是论文内容的高度浓缩和准确、简洁的摘录。

国际标准化组织（ISO）对摘要的定义是："对文献内容的准确扼要而不加注释或评论的简略陈述，无论作者是谁，对此均不应有所不同。"

1. 摘要的内容

（1）研究本课题的前提、目的、任务、范围与重要性，研究对象的特征，与其他学者研究的不同点；

（2）研究内容与所用原理、理论、手段和方法；

（3）主要结果与成果的意义、实用价值和应用范围；

（4）一般的结论和今后研究方向。

实际写作中并不要求每篇论文的摘要都具备以上各项，应视需要和实际情况而定，但是研究对象和研究结果则是必不可少的。

2. 摘要写作注意事项

（1）根据论文性质、内容、长短，选择恰当的摘要形式。

（2）防止过简与过繁。即防止不对全文进行提炼和加工，过于简单，表达不具体、不准确、不清楚；或过于冗繁，不分主次，不区别重点与一般，泛泛而谈，逐一说明，不能表达论文的中心内容和关键问题。

（3）摘要不分段，不摘图表、公式、方程式一类，不举例证，不讲经过，不与其他研究工作对比，不作自我评论，可用标准科学命名、术语、惯用的缩写和符号。

（4）摘要的写作要有条理，开头要点题概括全文的内容， 然后依次介绍研究的目的和要解决的问题，重点介绍研究方法与结果，最后说明论文的价值。这样，摘要的结构既严谨又清晰。

（5）学位论文、学术论文，可按要求写成变异式摘要，不受字数规定的限制，可以用另页置于标题之后。

外文摘要放在中文摘要后面，也可以附在正文后面。外文摘要一般包括标题、作者及工作单位、内容摘要诸项。内容摘要有两种写法：一是照中文摘要译成英文；二是将中文摘要扩大或简缩，或按正文内容重写后译成英文。外文摘要的写作要求与中文摘要是一致的。外文摘要动词时态一般用现在时，语态一般用被动态。

摘要的内容应包括与论文本身一样多的情报信息，经过了高度的浓缩，读者通过摘要就可概括地了解论文的内容，确定是否通读全文或选读其中一部分、以便节省阅读时间。

摘要虽然放在论文的前面，但应该是全篇论文完稿后再写摘要。

近年来，国内外许多学术刊物对摘要的要求更趋于简单明了，采取结构式摘要，从目的、方法、结果、结论四个方面直接下笔。

四、关键词

关键词是在论文中起关键作用、最说明问题、代表中心内容特征或最有意义的单词或词组。它是为了文献标引工作，特别是适应计算机自动检索的需要，存入情报信息检索系统的存储器，供检索之用。关键词是最具有实质意义的检索语言，一般选取 3～8 个词，置于摘要的下方。

在实际标引中，所选关键词包括两部分：一部分为《汉语主题词表》上所选用的主题词；另一个部分为词表上未选入，而随着科技飞速发展出现的一类新词。这类词为补充词或自由词，对论文检索有实际意义，如中医、中药词汇，新名词、专指强的标识词，以及关键性的专业名词、术语等。但在选择这类词时，应尽量参考国内外各种正式出版的专业词表、词典，所用名词术语必须符合有关规定。

关键词是论文信息的最高度概括，能帮助读者了解论文的主旨。随着计算机的广泛应用，主题词作为科技论文结构的一部分，重要性也越来越突出。通过计算机编制主题词索引，为文献检索提供了一条快速而准确的途径，深受读者欢迎。

五、引言

引言是论文之首，通常用300～400字概括整个研究工作的过程和取得的结果。按顺序包括如下内容：

（1）提出问题，开门见山地引出文章所涉及的问题。

（2）说明选题依据，不要自我解释，最好引用前人的工作，即用文献资料来说明进行该项研究的原因。

（3）阐述论文的价值和意义：从文章提到的问题出发，从前人的工作和现实需要为前提，客观地、鲜明突出地加以说明。评价论文的意义应恰如其分、留有余地，必要时用“可能”“将有”等。

（4）点题收口，即引言将结束时，常用本文的直接目的，点出论文的题目进行收口。

六、材料与方法

说明所用材料、方法和研究的基本过程，以使其他人可以重复。基本内容如下。

（1）所用材料和设备：注意如下几种情况。

① 通用的材料、设备只需简单提及，说明名称、型号、生产厂家即可。

② 仿制又有改进的，就应详细叙述改进的部分。

③ 如果是自行设计的，就应详细说明此设计的理论根据、实验装置或实验照片，以及所使用的设备型号、原材料的规格、工作条件、测试手段和操作步骤等。

（2）研究对象：说明研究对象的选择、诊断依据、分组方式或所用动物的名称、种系、性别、体重及标本制备过程等。

（3）研究的基本过程：主要说明制订的研究方案和选择的技术路线、实验的具体操作步骤、实验过程中实验条件的变化因素及其考虑的依据等。其中重点叙述哪些主要的、关键的、非常用的，不同于一般同类型的实验设备及操作方法，使研究工作具有鲜明的特色。

研究过程的叙述通常采用研究工作的逻辑顺序，而不采用自己研究工作的先后顺序。要抓主要环节，从错综复杂的事物中理出脉络，并注意所述研究方法的连贯性，要从成功与失败、正确与谬误、可能性与局限性等方面加以分析，以达到严谨的科学性与逻辑性。

（4）统计分析方法：说明所用具体方法和统计软件等。

七、实验结果

论文的主体对必要的实验、调查数据、结果用图表、照片等结合文字表述出来。可以根据观察指标、内容、阶段等方式进行分段，以便有层次、有逻辑地用事实回答研究所提出的问题。

以上所述内容是以单项的实验内容分析体现出来的，可不必综合说明，仅用事实提出线索，为讨论部分打好基础。所以在此部分不加作者的任何分析、议论、评价和推理，体现科学性和准确性。

八、讨论

从理论上对实验或观察结果进行分析和综合，从广度和深度两方面来丰富和提高对结果的认识，为文章的结论提供理论上的依据。讨论的内容应以结果部分为基础，提出要表达的理论认识。

1. 讨论的内容

（1）国内外对此项研究尚存在的问题， 前人观点和结论与本文的异同之处进行比较分析。

（2）每项结果所能说明的原理以及出现新现象的分析解释。

（3）几项实验结果综合分析，说明一个共同认识或推论及展望可能性。

（4）其他领域的研究成果能说明和支持本文的观点和结果者。

（5）研究过程中遇到的问题，文中涉及而未解决者。

（6）漏洞之点进行补充说明，取得主动。

此外，讨论也为下一步结论开辟途径，使结果与结论在理论认识上更加一致。

2. 注意事项

（1）讨论的内容要从结果出发，有的放矢。结果中提不出讨论线索和依据的不应纳入讨论中。

（2）对前人的工作要集中概括，引证要选现代的、主要的资料。

（3）如果结论明确无须设讨论，则可不设该部分，把讨论与结果合为一项。

（4）论文中引用文献，除特殊情况外，一般不成段、成句地引用，而是摘其观点和结论，并在引用处加上脚注。

讨论的好坏、深浅，很大程度上取决于文献掌握的多少和辩证分析能力如何。

九、结论

把结果与讨论分析后的认识，以简明的形式表达出来，使人概括地知道研究工作的主要内容和结果。

结论要简明扼要、观点明确，写出的结论要符合研究结果的实际，恰当得体。既要概括过浅，也不要外延过头。

有的杂志以摘要的形式代替结论部分，二者是一致的。

十、参考文献

列在文章之后，顺序以前面文章引用中标注的阿拉伯数字为依据。格式按杂志的要求进行。所引用过的文献，应该是亲自阅读过的全文文献，不可只根据摘要就加以引用，更不可间接引用。

另外有致谢，列在参考文献之前。

论文写完后需要反复修改，如准备投寄某杂志时，参照其稿约的有关规定。

上面我们按论文格式的前后顺序，分别对每一部分的撰写作了叙述，有些专著中按标题、署名、摘要、关键词、正文顺序叙述，即将引言之后的内容称作正文，这与本书没有矛盾。

一篇学术论文应体现理论性、科学性、创造性、平易性的特点。

学术论文并非一般的“经验总结”和“心得体会”，而是作者对某个具有学术价值的问题，进行专门、系统研究的创造性劳动的结晶，要应用研究观察所得到的事实和道理来论证自己的新观点、新见解，具有一定的理论高度。要对研究对象及结果加以剖析，通过严密的逻辑推理，总结出共同的规律，得出科学的结论。

论文的写作要以科学的世界观和方法论为指导，应用唯物辩证法和逻辑方法去科学论证，坚持实事求是，忠于事实和材料、客观公正，切忌感情用事、轻率盲从，更不能弄虚作假、任意发挥。“偏见比无知离真理更远。”

学术论文的核心是“新”。因此一篇论文要着意于某一方面的“创造性、新颖性”。前人的研究内容、方法可以重复，但要在某一点上“补别人不足”，在理论和实践上比前人有新的进展。简单重复，生硬地照搬对科学进展无多大意义。

论文写作的目的在于交流，使同行或相关人员了解研究信息、交流研究成果，共同做深入的探讨或指导实际工作。因此，能够用浅显流畅、形象生动的语言来阐述比较深奥的理论原理、复杂的科学道理是作者的基本功。

第三节　论文的宣读与发表

一、论文的宣读

论文宣读的目的主要在于会议交流，吸取专家的意见、集思广益。宣读时注意：

（1）做充分准备，预计可能提出的各种问题，对论文内容有一透彻的了解、对答如流。

（2）要有500字左右的摘要，介绍主要结果与意义，使听众先有梗概了解。

（3）如有时间限制，可照本宣读，按时结束，如无时间限制，可采取讲解的方式，可利用录像或多媒体课件等方式。对重点问题要解释透彻。

（4）态度谦逊、言语客观、尊重听众。

（5）对善意的批评应欢迎和感谢，但不要故作谦逊、随波逐流，要坚持真理。对恶意的批评要保持冷静，稍加解释，不过多争辩。

（6）答辩应简明扼要、重点突出、有问必答。

二、论文的发表

医学期刊按照批准的级别可分全国性、省市性等；按照内容可分成综合性、专业性以及文摘性；按照学术水平各地有不同的分类方法和标准。所以在投寄前应分析刊出文章的特点，与自己的文章相比较，以决定是否投寄。对于有新理论、新发现、新方法，或引进国内先进技术，或有技术上有重大改进，或临床观察更为深入、样本数量更大、随访观察时间久，有重要的经验教训等，均可积极投稿。

论文完成后应尽快寄有关刊物，以求尽早发表、及时交流、发挥作用。投寄时注意几点：

（1）为使撰写的论文顺利发表，对投寄的期刊必须有所了解，做到“知己知彼”。在投寄前应认真阅读稿约和投稿须知，按其要求投寄。

（2）稿件应经单位或专家审核。

（3）投稿时，给编辑附一封短信，以示对本刊的重视和编辑的尊重。

（4）忌一稿多投。

（5）稿件如被采用，对校样应认真校对，使用统一、公认的校对符号。

第十七章 临床观察论文的撰写

临床医学论文是以临床诊断、治疗为主要内容，将临床工作中的发现和观察结果，经科学分析、整理写出的一类学术性文章。写作上与实验研究类论文有所区别，但就其结构而言，主体部分的内涵也离不开方法、对象、结果、讨论等项内容，只是标题设置因临床医学论文的种类不同而有所变化。

临床医学论文大致分为两类：一类是临床实验研究类论文，另一类是临床医疗报告类论文。关于实验研究类论文的撰写，前面已作介绍。因此，本章重点是介绍临床医疗报告论文的写作。

第一节　临床病案报告

临床病案报告又称个案报告，是对单个罕见或少见病例的病情、诊断或治疗方法所做的书面报告形式的论文。它一般由引言、病例介绍、讨论、参考文献四个部分组成，也可仅有病例介绍及讨论两部分。各部分可以有小标题，也可不列标题而分段叙述。

一、病案报告的类型

病案报告的病例必须是对医学科学研究有启蒙意义的新发现，或是对临床实践有意义的经验、教训，或是有研究、开发价值的资料。按上述要求，病案报告的类型主要有如下三种。

（1）新发现疾病病案：是为了认识某种新出现疾病的本质规律及积累预防、诊断、治疗经验，对具有医学科学研究或临床有意义的新发现，加以分析性的病案报告。

由于社会环境的变化及人口构成的改变，疾病的种类也变得复杂，新的疾病不断发生，如近30多年来新的传染病的出现。对这些新发疾病案例的总结报告是对其认识的手段之一，也是进一步深入研究的基础，因此临床工作者应重视对不认识的临床症状、体征及异常生理指标（如异常化验值）的发现和研究。这其中，就有可能隐藏着新的疾病。另外，就细菌和抗生素的关系，目前人类研制、开发抗生素的速度，还远不能与细菌产生耐药的抗衡；由于社会诸多因素的作用，已经消灭的疾病还会以“新面孔”再度出现。这就要求医务工作者尽早发现新病例，认识新病例。

（2）可汲取经验的病案：某一病例的经验可作为诊断经验，也可作为治疗的经验。“个体差异”是生物学的基本特征，因此，总结特殊的、有意义的“个体差异”的诊治经验，写出文章，便是总结经验的病案报告。对于某一种疾病，诸多经验总结性病案的撰写、病例积累，经过汇总，就可行成有关该病的诊断、治疗经验。

（3）可吸取教训的病案：在实践中，经验与教训也总是紧紧相伴随的。很多情况下，经验是来自教训的，教训被记取了，也多能变成经验。我国著名外科医学家吴蔚然教授说过：“不断总结经验和吸取教训是提高医疗技能的高明方法。疾病的临床表现，常不像书本上所描写的那样典型，疾病的处理也要根据病人的具体情况而定。因此，对病情较复杂病人的诊断和治疗难以做到完美无缺。重要的是随时注意总结经验和吸取教训。”临床医生“不仅要善于从亲身的经历中吸取经验教训，也要善于从别人的错误中得到教训，避免重蹈覆辙”。因此，认真总结可吸取教训的病案，并写出病案报告，告诫其他医生少犯错误，是对科学负责，对病人负责。

二、病案报告的写作

从题目可知，病案报告的写法，重点是“病案”，所以首先要有完整的、重点突出的病历，同时还要有一个精辟的讨论。根据病案报告取材内容不同及作者写作目的的不同，二者的侧重点有所区别。具体写作方法如下。

（1）标题：标题的写作，有与其他体裁医学论文相通之处，即要求题目反映文章的主题思想，也有其独特之处，即要求通过题目，能反映出作者报告该病案的目的。

题目的构成主要有观察对象、处理因素，文章写作方法（报告、分析等）。根据报告的主要目的不同，题目的侧重点应有所区别。如重点报告新发现疾病案例，题目要以观察对象为重点，表现出疾病或症状、体征。例如，重点报告诊治经验、教训，则要突出诊断、治疗方法。

（2）引言：一般用简要几句话说明该病例值得报告的原因，包括文章内容的历史背景，报告病例的目的、意义等。

（3）病例介绍：是经过加工整理的病例摘要，要求重点突出、语言简练，主要写特征性症状、体征及与鉴别诊断关系密切的主要阳性体征和检查结果。内容包括临床资料、最后诊断、治疗与结果。不同类型的病案报告，内容的重点不同。

① 新发现的或罕见病例要重点介绍发病情况及临床特点。例如，病人的性别、年龄、职业及既往病史、现病史、生活习惯、饮食嗜好等一般资料和发病的可能相关因素，以及临床资料、实验室检查资料、病理资料，等等。

② 报告新的诊治方法，则要重点介绍诊治经过，并确定所用方法的特异性。例如，药物治疗则要说明所用药物名称、生产厂家、批号以及用药剂量、方法、时间等，如采用手术、放射、介入等非药物

治疗，则要详细介绍具体的操作方法、经过等。

（4）讨论：病例介绍的逻辑延伸，应紧扣主题，阐明作者的见解。如报告的病例是罕见病，则着重讨论诊断、鉴别诊断和确认为该种疾病的依据，以及该病例的新特点、新发现；如报告治疗体会方面的问题，则应着重讨论治疗方面的经验教训；如希望说明误诊方面的问题，则应着重分析讨论误诊原因等。

（5）参考文献：一般不要求列出，必要时可注明。

病例报告的特点是所报告病例轮廓完整、重点突出，讨论有精辟独特的新见解，行文短小精悍、言简意赅，一般不超过 1000 字。

三、写作注意

用“样本”推断总体，是认识疾病发生、发展的主要手段，也是医学科学研究的基本方法。但也有很多疾病尚须从个案病例摸索，逐渐积累知识、信息。其中病案报告类论文的写作便是累积有关知识的重要方法之一，因此，医学科学研究工作者应该重视、掌握、运用好这一方法。写作时注意：不要妄下断言为罕见或少见病例，首先要查阅权威性专业书籍，如书中无记载或有争议，再查 5～10 年的相关专业期刊，如确无报道方可断定。

第二节　临床病例（病理）讨论

临床病例（病理）讨论类医学论文，是指对临床疑难病例的诊断、治疗进行讨论，将讨论记录整理成文的一种写作体裁。临床病例诊断往往需要病理作结论性的最终判断，“病理”是病例中的必要部分，为不出现重复，延续用“临床病例（病理）讨论”的名称。

病例（病理）讨论在临床工作中是常有的事，称为“会诊”。往往形式多样，人员组成涉及许多学科，集思广益，研讨内容是参加会诊者实践经验的结晶，对其他临床工作者有重要借鉴作用。所以，由临床病例（病理）讨论内容为基础，经过归纳、整理，写出来的医学论文，多受读者欢迎。

一、类型及其格式

（一）客观记录类

客观记录类病例（病理）讨论论文，是作者遵照参加讨论人员发言顺序和内容，记录整理而成的文章。

（1）写作格式：该类文章写作顺序为：主持者首先介绍出席讨论的专家，宣布讨论的目的。接着是主管医生介绍接受讨论（会诊）病例的临床病历，注意不要遗漏有特征的、重要的病例资料，更不能有意隐藏重要病情资料。然后便开始正式讨论。最后主持讨论（会诊）者做出总结。

在讨论过程中，参加讨论者可以随时向主管医生询问有关资料，包括原始资料和检索到的文献资料。可以穿插发言，允许争论和提出不同意见。允许参加讨论者不按主持人安排的顺序发言，可以重新讨论已经讨论过的问题。

（2）写作注意：该类文章的写作方法，虽然应“客观记录”，若只强调记录的真实性，“如实记录”，就不成文章，同样也需要作者对讨论记录进行认真加工，但要掌握“加工”分寸。所以写作中需要注意以下几方面。

① 内容要集中，因此，发言顺序可不按实际发言先后，而应依据讨论内容归类。

② 选择内容深刻的发言，删除泛泛而谈且又重复的内容。

③ 将口头语言改为书面专业语言，但要注意表达意思的准确性。

（3）该类论文的特点：该类写法的文章有很多优点。如使读者直接看到专家发言的具体内容，感受专家分析问题的思维方法，从发言者各自见解中学习解决实际困难的本领；能够充分发挥各学科知识交叉的作用，使讨论内容深化，读者在阅读中也能得到更多的启发。可以防止执笔综合者曲解发言者的观点，个人代替广大读者的理解。

该类写法的文章也有其不足之处：因文章写作近似于现场交流，故很难保证内容的系统化，存在讨论中未顾及问题的可能；由于涉及学科较多，讨论中专家的发言内容和时间很难控制，所以文章的篇幅不易把握；由于这类文章的本身特点，显得资料零碎、杂乱，往往还需要读者自己边看文章边整理思路，归纳资料。

（二）整理记录类

整理记录类病例（病理）讨论论文，是作者以讨论记录为资料，将发言内容归类、编排、整理而成的文章。

（1）写作格式：该类文章写作顺序为临床病历介绍；根据文章内容需要，列出所讨论内容的小标题（如诊断、治疗等），将符合该小标题内容的发言进行归类，并写入文章。最后为总结。

（2）写作注意：整理记录类病例（病理）讨论论文，需要作者对讨论记录进行认真加工。加工需要中注意以下三方面。

① 按讨论内容设计文章结构，编排小标题。按小标题将讨论者的发言内容进行归纳、整理。

② 调整讨论者的发言顺序，将讨论重复的内容、不欲讨论的内容做调整性删除。注意保留争论双方的意见，因为有些“错误”的发言意见，可能代表很多医生临床真实的思路，对之进行分析，其价值完全可能重于正确意见。

③ 做好文字加工，保证不失真的情况下，将讨论中的日常用语变成学术性语言。

（3）该类论文特点：该类写法的文章优点相对较多。例如，能够相对集中地反映各位专家发言的内容；使读者按设计有序的分析问题的思维方法，有条理地吸收、学习处理实际困难的方法；通过专家发言资料的归纳、整理，能够使各学科交叉知识系统化，使讨论内容深刻化，使涉及知识理论化，故能帮助读者在阅读中得到更多的启发；方便读者轻松介入，随着讨论的深入，共同参与分析问题、解决问题；

容易把握文章的主题和篇幅。

该类写法的文章也有其不足之处：因为归纳、整理众多专家的发言资料时，注重内容的系统化，可能漏掉了很有价值的细微讨论内容；不易处理讨论中观点不一的争论意见，容易以个人理解代替广大读者的要求的问题。

（三）整理报告类

整理报告类病例（病理）讨论论文，是作者以讨论内容为资料（有的仅以病例为资料，发表自己的讨论意见），将发言内容归纳、整理、综合，按作者自己的理解和编排的文章顺序，进行分析、讨论、整理而成的文章。

（1）写作格式：该类文章的写作，完全由作者一人单独完成，所以介绍病历、讨论、总结可以一气呵成。为避免在写法上与临床病案分析相混，可以不设小标题，而用设问的形式，引出讨论的话题。

该类文章写作顺序为：首先介绍主诉和现病史（症状和体征），紧接着提出第一个设问，“根据所介绍的资料，应该向哪类疾病范围思考?”或“为缩小思考范围应该为病人做哪些检查”。可以根据设问进行认真的讨论，同时进一步交代所要求的检查结果。接着再设问，再回答，直到讨论结束，做出总结。

（2）写作注意：

① 避免就事论事的简单案例分析，应突出“讨论”。

② 所设问题要全面、新颖，不怕有争论。

③ 对问题的讨论要有深度，加深对病例（病理）现象的认识。

（3）该类论文的特点：该类写法的文章优点很多，如符合临床教学程序，即从症状到疾病；通过“设问”提出所有能想到的临床复杂情况进行讨论，使读者开阔眼界，增加临床工作的鉴别能力；写法上由表及里、层次清楚、逐渐揭开疾病的实质，使读者从中学习临床诊断与治疗的思维方法；讨论内容可通过设问而转向，所以写作灵活。

该类写法的病例（病理）讨论，最大缺点是一个人“讨论”，没有争论，不像多学科讨论那样各抒已见、集思广益。

以上三种类型病例（病理）讨论论文各有各自的用处，具体选择哪一种写法，可根据具备条件和写作目的决定。

二、病例（病理）讨论的写法

病例（病理）讨论的具体写作方法，根据有无讨论（会诊）和不同的写作目的，其写作方法差别很大，前面已经分别做过交代。现介绍常规写作格式：

（1）题目：病例（病理）讨论文章，不论采取哪一种类型的写法，题目都是以临床病例的主要症状和体征构成。一般由 2～4 个主要症状和体征组成。因为题目中给出的主要症状和体征太少，符合疾病必然太多，讨论范围就大，使讨论内容难以深入。而给出的主要症状和体征太多，符合的疾病必然太少，往往因为需鉴别的疾病太少，可能造成讨论的意义不大。

（2）病历介绍：是发病过程、检查结果和治疗过程的纪实，除一般项目外，重点介绍发病过程和体格检查、实验室检查、特殊检查、临床诊断和治疗经过。书写要简明扼要，重点突出，对重要内容（如主要症状、体征及检查结果）要细致交代，对与讨论无密切关系的内容应当省略。

“记录”类病例（病理）讨论文章，其病历摘要部分一定要写得全面，注意写出与疾病诊断、鉴别诊断有关的内容。整理记录类的病例（病理）讨论文章，不得为使讨论“曲折”而有意隐藏重要病情资料，将讨论者引向错误诊断方向。整理报告类的病例（病理）讨论文章写作，往往需要用可能造成误诊“设问”，进行引导式讨论，把欲讨论的问题引向深入研究。

（3）临床讨论：根据病例特点，结合自己的临床经验和掌握的理论进行分析和比较，逐步排除和认定，提出所考虑的诊断（或病因），使讨论围绕中心，焦点集中。临床讨论的内容应根据发言内容进行整理、提炼，把每位发言者的观点概括起来，表现出他们分析问题的思维方法、临床经验和运用医学理论分析问题、解决问题的能力。如实反映各家的学术意见，着重阐述争论的焦点，在整理成文时既不失真又要避免将发言中的口语写入论文。

临床病例（病理）讨论文章，关键是讨论。不同类型的文章，讨论的写法不尽相同，但有其共性。

① 以病历资料为依据（论据），通过参加讨论者运用知识及文献资料的逻辑性推理（论证），得出确切的结论（论点）。

② 抓准讨论问题的关键，然后仔细分析病情，通过病例中检查资料等细微线索，进行鉴别诊断，最后确立诊断。

③ 讨论涉及的知识应全面、先进。全面是充分应用相关学科的知识，多方位认识病例（病理）现象；先进则是把握最新学术动态和争论焦点。

④ 围绕病例（病理）讨论中心问题，突出讨论的重点，防止泛泛“综述”。

（4）病理报告：是对整个临床讨论答案的揭晓，是确诊的关键性材料。应由病理科医师将尸检、活检或手术探查所得的大体标本或病理组织切片等结果作较详细的描述（必要时附照片），最后提出病理诊断。临床病例（病理）讨论文章的特点，是一定要有结果。所以在经过讨论已经将该分析的问题都摆出来后，就应该明确结果了。明确病例诊断的方法不一定就是病理，也可以是手术，或是其他什么检查方法。

（5）病理讨论：是把临床表现与病理所见紧密结合起来，从病理学角度阐明二者之间的关系，补充或纠正临床诊治的得失，指出诊治中的经验与教训。

临床病理讨论由上述几部分构成，而临床病例讨论则一般仅有前3部分，但也可有病理诊断。

三、病例（病理）讨论撰写条件

（1）病例资料：病例（病理）讨论的临床病例资料，应该是临床诊断难度很大的疑难病例或因病情复杂，处理棘手的病例，而且是具有临床讨论意义的病例资料。

（2）召集讨论（会诊）专家：具备了病例资料后，会诊的专家学术水平越高，与疾病诊治有关的学科专家出席得越全，写出的文章价值也就越高。

（3）整理、分析能力：撰写病例（病理）讨论类论文，需要作者具备对讨论进行整理、分析的能力，特别是在不具备第二条件的情况下，如具备独自作病例（病理）讨论分析能力，可以写整理报告类病例（病理）讨论论文。

第三节　临床病例分析

临床病例分析论文，是根据作者临床经验的积累和写作意图，将某一时期内相同疾病的病例资料按选题要求，进行统计学分析，得出结论，提出自己的见解或建议，整理而成的文章。主要是对已诊治过的病例资料进行分析、总结，常用于临床对某些特殊症状、体征的观察、致病因素的分析。

病例分析局限于对一个时期，相同的、有代表性的病例资料进行分析，目的在于总结经验，提高对该疾病的认识，指导临床实践。

一、写作准备

临床病例分析性论文属回顾性观察范畴。所以写作前必须明确几个问题：回顾内容、分析内容、病例来源及如何进行统计分析。

（1）资料整理：依据作者分析写作目的和占有资料来确定。一般为疾病的临床特征，诊断方法，检查手段，治疗措施（手术、药物、预防干预等），兼症情况等。其资料特征表现为研究结果已经出现，仅是对现成的资料进行综合整理、分析、描述并总结成文。

病例的来源依工作方便和专业特长而定，一般收集病例途径如下：以医院为基础，收集一个医院或多个医院一定时间内诊断的所有病例；以社区为基础，在一定时期内通过常规登记或调查获得的全部病例。

（2）确定分析内容：根据临床病例分析目的不同，分析内容的重点不同，共性内容包括如下。

① 病人的一般情况：一般资料、临床表现、实验室检查、影像学检查、其他特殊检查，诊断及鉴别诊断（病例选择方法）；

② 治疗效果及转归（药物、手术）的比较；

③ 并发症情况比较；

④ 疾病的影响因素（发生、发展的相关因素）；

⑤ 可能致病因素。

（3）确定分析方法：

① 确定需要分析的病例，制定入选分析病例的纳入标准和剔除标准；

② 考虑样本的大小；

③ 选择具有齐同可比的对照组；

④ 选择需要分析的要素和指标；

⑤ 制定分析表格，逐个摘录相关信息；

⑥ 确定统计分析方法。根据资料性质，选择恰当的统计方法对需分析的指标进行统计学检验。

二、写作方法

（1）文题：目前此类标题基本上已趋于公式化，一般以“病（症）+例数”“诊疗方法+病（症）+例数”等组成。如“表现为右胸痛的主动脉夹层二例”“腹腔镜胆囊切除术治疗老年胆石症 35 例”。

（2）引言：一般仅以比较简短的文字对全文作简单介绍，常采用交代范围的开头法，但要概括全文的要领、目的及资料来源等。

（3）材料与方法：通常包括以下内容。

① 病例来源：地点、时间、疾病（疗效标准）、例数等；

② 资料的收集方法；

③ 病例介绍：一般情况，如性别、平均年龄、职业等特征；临床表现，带有共性的症状、体征；既往史、家族史：简略提及与现病史可能有关的内容；体检情况，阳性发现，特别是专科检查的阳性体征、有助于诊断和鉴别诊断分析的某些检查内容等；入院后诊疗情况，诊断、治疗经过、效果、预后等。

④ 观察或测量（评价）指标；

⑤ 统计分析方法。

（4）结果：应包括一般情况分析、临床检查比较分析、治疗情况比较分析、预后情况分析、相关影响因素比较分析。

（5）讨论：重点围绕所报告的病例，结合有关文献，进行相应的对比、分析，阐述诊断、治疗中的体会或经验教训，做到有理有据。注意讨论要以结果为依据，不要脱离结果引典抄书。

（6）参考文献：选近期文献 3～5 篇。著录格式同前文。

三、写作注意

（1）资料准备要充分：首先要根据自己的写作目的把有关的相同病例找出来，进行初步的分析，然后根据资料的内容和分析目的，把现有资料分成若干个问题进行归纳、整理，再把所得数据用统计学方法进行计算。动笔之前要查阅有关的资料，对讨论的内容做到心中有数。资料的准备越充分，书写的过程就越顺利。

（2）样本例数要足够：样本量太小，难以反映客观实际，科学价值也不大，病种不同，需要的样本例数也不同，以能说明问题、体现分析结果的价值为原则。

（3）病例来源要合法：在论文的引言中要说明资料的来源，有联合单位时要有联合单位的作者，或有联合单位同意使用本资料的书面证明，以免引起纠纷。

（4）所用资料要真实：不可为了凑够病例数，而将检验项目或观察项目存在严重缺陷的病例纳入分析资料，不可将失败的病例剔除，以提高有效率。

（5）比较组间要齐同：设立对照组时，不同组间的一般资料要齐同，经统计学处理，无显著差异时方可对照比较。

（6）结果要有统计处理：对所分析的数据要进行统计学处理；对结果的分析要从实际资料出发，得出恰当的结论。

第四节　临床经验体会

临床经验体会是作者对临床实践中取得的新知识、新技能及感受和心得的记录，是对某种疾病的诊治措施，以经验教训为主要内容的回顾性总结。它将实践获得的感性经验上升到理论认识，更好地指导今后的临床诊疗工作。

一、写作要求

（1）科学性：是指论文所介绍的方法、论点要用科学的方法来证实，经得起实践的考验。切忌将个别当成普遍，将偶然当作规律，把意外当作经验予以介绍交流。

（2）实用性：是临床经验类论文最显著的特点。该类论文对临床医学实践具有直接的指导意义，因此要求论文中所报道的诊治方法、经过都应具有可重复性。不论是成功的经验还是失败的教训，都可为他人所利用或借鉴，这也是此类论文刊用的真正要义。

（3）条理性：是指思路、语言、文字表达方面要有条理性，是确保论文质量的重要问题。资料的总结、论文的构思、撰写都要体现出条理性。

（4）规范性：医学论文的写作格式趋于统一化、规范化。临床经验类论文相对固定的格式如下：其内容主要为两部分，临床资料和讨论。而撰写时应注意医学名词、药名、病名、缩略语等方面的规范化，既有利于读者阅读，也方便编者编辑。

二、写作方法

此类论文的写作形式灵活多样，作者可根据自己的具体工作和临床应用价值与写作目的来选择：大多以体会的形式，有成功的经验，失败的教训，多年的工作总结，某种疾病的诊疗方案或在临床工作中有效的、独创的具体措施等。格式可在题目、引言、临床资料、讨论、参考文献等中删减或增加。

（1）引言：简单介绍所收集病例的起止日期及写作意图。一般不加小标题，仅以较少文字将基本情况、问题要旨、意图、指导思想、主要收获、问题结局、经验体会等内容作扼要概括。

（2）临床资料：一般分为方法、材料两部分。在诸多材料中，应选择最具代表性的典型材料，以达到重点阐明文章中主要问题的目的。内容包括病例一般资料、病例选择标准、临床表现、诊断依据、并发症、治疗方法、观察项目、疗效标准、疗效或转归。以上内容依据资料特点及病例数目，可单独列小标题写，也可合并叙述，应突出重点，详略得当。

（3）讨论：围绕本文目的和本组资料的特点，总结并分析诊疗过程中新的发现、经验、教训，应解释因果关系，说明偶然性和必然性，提出今后应注意的事项及应进一步研究的方向，切忌讨论时重复临床资料内容，不加分析及归纳，也应避免不结合具体资料特点，仅阐述常识性的内容。

（4）参考文献：一般不超过 5 篇，均限本人阅读过的。

临床经验体会性论文特点为：经验具体，有的放矢；夹叙夹议，证据充分；形式灵活，重点突出。

三、写作注意事项

经验要具体，不空泛；材料要真实，不捏造；形式要灵活，不呆板；结论要有依据，不臆断。有的放矢，夹叙夹议，证据充分，重点突出。

第五节 临床新技术报道

这类文章主要介绍临床上应用新技术和新方法的原理、效果及实际推广的应用价值。它在临床医学中实用性较大，对提高诊疗技术水平，推动临床应用科学的研究发挥极为重要的作用。在写作上格式相对固定。

（1）引言：简要介绍背景，该项新技术所属类别或范畴。

（2）材料与方法：着重介绍使用或操作方法、步骤、技术原理等。其中对其原理进行阐述或探讨，是必不可少的理论依据。

（3）结果：介绍新技术、新方法、新设备应用的确切效果。

（4）讨论：客观地分析讨论和比较本技术或方法的优缺点，阐明注意事项及应用体会等。

（5）参考文献：无特殊要求。

写作中应注意：选题应有创新性及实用价值；尽量采用示意图或照片等作形象表达；文字精练，一般为1000字左右。对新技术、新仪器的操作方法或步骤应详述。

第六节 临床护理论文

护理学论文是以护理科学为基础，以相关学科理论为指导，经观察、实践取得第一手资料后，通过科学的归纳、整理及统计学处理后撰写而成的文章。

护理论文可分为理论论文、实践论文、管理论文3种，其中以护理实践论文多见。其内容主要有采取某种护理措施来完成治疗计划和临床效果评价两方面。

一、写作方法

（1）标题：范围宜小，因为临床护理涉及学科较多，若标题范围过大，易偏离重心，可用加副标题方式限制。

（2）引言：简述所采用的护理措施或方法对某种疾病护理的意义和目的，并说明具体观察时间与方法。

（3）材料与方法：是临床护理的真实记录，为论文提供科学依据，必须具体，以便他人重复。如为普通常规操作，可简写为"按常规……"；若使用的方法前所未有，则必须具体详细地交代每个操作细节。

（4）结果：应进行简洁、扼要的说明，要求指标明确、数据正确、内容充实，不能随便掺杂个人观点。重点介绍该次护理中所使用的各种护理方法，包括心理、饮食、健康教育、康复护理等措施的效果。

（5）讨论：将所得数据与观察结果从理论上进行分析综合，提出自己的独到见解，同时还应包括展望、推论以及其他领域说明或支持本文的观点和成果。讨论时推理分析要严谨，充分显示论文结果的价值与意义。同时也可与以往的护理方法或措施相比较，在分析的基础上得出一定的护理经验和结论。

（6）结论：概括性地指出此种护理措施的主要优点和不足。

二、写作注意事项

（1）重点突出：临床护理论文写作时应重点说明一个或几个问题，具有一定的理论及实践意义。行文务求重点突出，内容紧扣主题，文理通畅，层次清晰。可不受固定格式限制，篇幅依内容而定，一般为2000字左右。

（2）设置对照：护理实践论文是产生新理论、新方法、新技术的基础。但护理论文的资料主要来自长期医疗护理实践中日常资料积累和临床护理工作的经验、体会。由于研究设计中缺乏实验对照，其结论有一定的局限性。所以，写作中应注意研究设计基本原则的应用。

第十八章 医学论文中常见错误辨析

在阅读医学期刊中，常常会看到不少论文存在这样或那样的错误，为了让广大医务工作者，特别是青年工作者，在阅读、评价论文中，提高学术鉴赏能力，在科学研究和论文写作中提高研究水平和论文质量，择一些常见错误，辨析如下，愿广大医务工作者对这类问题引起足够重视。

第一节　研究设计中的常见错误

一项科学研究能否取得有价值的成果，一篇论文学术水平的高低，很大程度上得取决于实验设计的水平。周密的科学研究设计是科学实验的依据。在各种医学期刊刊出的论文中，常常遇到研究设计不合理问题，特别是疗效观察方面的论文。现择其普遍存在的设计问题，结合实验设计基本原则及有关知识加以讨论。

（1）无对照观察：国内医学期刊有关临床疗效观察的文章甚多，不少杂志刊登了一些事先未设计对照的文章，其结论难以令人信服。如《用柴葛解肌汤治疗上呼吸道感染》一文，报道治愈好转率为97.7%，因无对照，无法断定其效果如何，因此，治愈好转率中可能含有假象。

设置对照的方法虽然有多种，但是对照的基本原则与实验组齐同可比，实验前最好做均衡性测定。

（2）不恰当应用盲法：盲法是医学科学研究（主要是比较性研究）中常用的方法之一，其目的是减少信息偏倚，使结果准确。在应用盲法中，必然要使用安慰剂。安慰剂在形、量、色、味等要与实验药物一样，不能给受试者和执行者任何暗示。近年来，还有研究者用改良的双盲法，此法分两期：第一期（公开期）试验有效者留，无效者弃。有效者进入第二期（双盲试验），以确定疗效是否系安慰剂的作用。在预防效果观察时可采用该法，临床上应用诸多困难，应视具体情况而定。

（3）不符合重复原则：重复是科学研究设计的原则之一，其含义包括两个方面，足够的样本量和方法上的可重复性。没有足够样本的研究结果，是不符合重复原则的。有的论文凭少数病例观察的结果下结论，是不慎重的。例如，《重症肺炎并发 DIC 29 例》一文，作者观察脑型病人 3 例，其中死亡 1 例，就得出“一般脑型病死率高达 57%，本组脑型病死率较低，看来及早用肝素阻断 DIC 过程，对降低脑型病死率可能具有重要意义”的结论。因样本量太小，结论不可靠。

（4）设计类型问题：前面已讲过，科学研究设计时应根据研究目的、要求选择不同类型的实验设计方法，进行相应的统计处理。常用的实验设计类型有完全随机设计、自身对照设计、交叉设计、配对设计、随机区组设计、拉丁方设计、正交设计、析因设计，回顾性与前瞻性调查研究设计等。而在不少论文中，未能选择合埋设计方案，一律采用完全随机设计。有的论文甚至随机措施都不予应用。

（5）诊断标准问题：科学研究的基本方法是样本推断总体，因此，所选的样本——观察对象应符合总体情况，即观察对象应确诊无疑，事先要制定好诊断标准，保证样本的真实性与代表性。

（6）结果判断问题：结果判断要有科学、特异的指标，定量指标更好。研究记录要完整统一，仪器、试剂等要核校，人员要相对稳定，操作及观察方法要严格执行统一标准。

第二节　统计处理中的常见错误

对实验数据进行合理的统计学处理是提高科学研究质量的必要手段。随着现代科学的发展，特别是医学统计学、生物医学工程学和电子计算机在医学科学研究中的应用，广大临床工作者越来越有必要更多地熟悉一些数理统计知识，以便获得可靠的资料，从而得出正确的结论。

在各种医学期刊论文中，对统计学处理与统计指标的合理运用问题，比过去有所重视，但尚存在不少问题。

（1）标准差、标准误的误用：标准差和标准误是两个不同的概念。标准差表示变量值个体间离散情况，而标准误表示样本群体间差异程度，衡量抽样误差大小。两者在临床实际应用中的主要区别在于：标准差用以计算正常值范围，标准误用以估计总体均数的可信区间。在医学论文中这两个指标的应用是很常见的，而达到合理运用尚存在一些问题。例如，在比较两样本统计量时只考虑平均水平（均值），而忽视了离散情况（标准差）和抽样误差（标准误）；在正常值研究时，如资料近似正态分布，应当用均值加减 t 倍标准差（$X \pm tS$）来确定 95% 的正常值范围（t 根据样本大小查 t 值表而定），而有不少论文错用了标准误。

临床正常值确定方法依资料频数分布类型而定，主要有两种：一是均值加减标准差法适用于近似正态分布资料，二是百分位数法，适用任意分布资料。此外，角度资料（如脑血流图、心电图等的角度数据）运用圆形分布法，泊松分布资料用泊松分布法，正偏态分布资料用对数正态分布法等来处理。现今全国发表的一些医学论文中，正常值方面的问题也较多。例如，在《迁延性、慢性肝炎病人植物血凝素皮试应用价值的探讨》一文中写道：“正常人甲组 156 人……平均值±标准误为(15.4±0.4)mm[平均值±标准差为(15.4±5.6)mm]。”那么，正常值是用标准误与标准差哪个统计量来计算的呢？是加减 1 倍还是 2 倍标准差（或标准误）呢？作者均未说明。

（2）$R \times C$ 表的处理问题：在临床及动物实验研究中常遇到多组多级频数的比较，统计学中称 $R \times C$ 表资料，论文中不少忽视此类数据的合理统计处理。有些资料未加适当统计处理，不考虑抽样误差而凭表面数字差别就轻易下结论；更多的见于处理方法不恰当。对此类数据可采用 χ^2 检验，但其应用条件为双向无序分类，而且对样本量有要求（理论数小于 5 者不大于 1/5），若不符合应用条件，则应采用超几何概率计算法、秩和检验与等级指数法等。

另外，作两组计数资料比较时，若一组有零反应，即出现 0%或 100%情况时，可用零反应公式处理。

（3）t 检验与 F 检验误用：当研究对象不同组别进行比较时，两组均数间比较用 t 检验，多组均数间比较可用 F-Q 检验。医学论文中常见的错误是多组均数间仍用 t 检验作循环比较。

（4）率与构成比误用：率与构成比是两个不同的、论文中使用十分普遍的概念，但也存在诸多不合理应用与表达问题。主要有两点：概念不清和两者的误用。例如，有论文中表述："近几年通过本医院肺癌病人治疗情况的观察，肺癌死亡率 30%。"这是率的概念混乱，应为病死率，而非死亡率。又如，有论文中写道："对本医院近几年死亡病例分析显示，肝硬化病死率 15%。"这是率与构成比两者的误用，此处应为构成比，而非率，是指在本医院死亡病例中因肝硬化而死者所占比重。

（5）不作标化处理直接比较问题：比较两个或多个总的频率指标时，若两组或多组对象内部构成存在差别且足以影响结论时，应使用率的标准化法加以校正，如直接比较必然会出现错误结论。该法是在某种统一标准构成条件下进行率的对比的方法。例如，不同地区的某病死亡率、患病率、发病率，不同医院某病的病死率、治愈率、病床周转率等相互比较，作标准化处理后再作比较，才能正确地对比其率的高低。

（6）不考虑资料的应用条件：各种统计分析方法都有其适应条件，在选用统计方法时，应严格把握，考虑所分析的资料是否符合其条件。计量资料在计算均数或显著性检验时，其基本条件是正态分布、方差齐性，可通过图示或检验（正态性检验、方差分析）看是否符合这基本条件。若不符合则做相应的处理。计算集中趋势指标可使用中位数法（用于离散分布）或几何均数（对数正态分布）。做统计学检验可通过数据转换或者改非参数检验。

计数资料各种方法均有其自身的适应条件，χ^2 检验基本条件是某一事件概率不会太小，若发生概率太低，则改用小概率事件显著性检验，如河水中细菌数的测定、某人群恶性肿瘤发生频率的调查等。常用方法有二项分布、泊松分布、精确概率检验。

第三节　结论判断中的常见错误

撰写医学文章像写其他科技文章一样，是阐述科学研究过程，记录并叙述科学研究成果，与同行交流信息。这就要求医学科技文章对科学研究的描述必须要准确、客观。欲达此目的，必须在正确使用概念的基础上做出准确、恰当的判断，没有对事物准确、恰当的判断就不可能做出符合逻辑的推理，无法进行科学的论证。

（1）因果关系判断：在临床实验研究中，经某种处理（如治疗）后受试对象出现某种反应（如治愈），并不能肯定是因果关系。有时比较两变量之间关系时，虽明显相关，但也不能断言其间有因果关系，只能说有一定统计联系。个别医学论文甚至有不作相关回归分析就贸然下类似结论。要了解有无因果关系，有时可进一步作回归分析（当然因果可表现为回归关系，但呈回归关系不一定是因果关系）。

寻求因果规律是科学研究工作的主要方面之一。因果关系是有一定规律的，但不是绝对的，不能把因果关系绝对化，不能认为有了某种原因就一定出现某种结果，也不能认为某种结果就一定是由某种原因引起的。在生物医学的研究中，由于某些影响因素还不能很好地被控制，应该特别注意因果关系的两个方面。

不要按某些现象出现的次序先后而总是认为前者是原因后者是结果。不要试图把相同的结果都看成是由于同样的原因。同样的现象，在某种情况下的出现是某种原因所造成的，而在另一种情况下出现就可能是另外一个原因所造成的。例如，浮肿可能是由肾脏病或心脏病所引起的，也可能是由营养不良引起的。更有一些现象的出现是几个原因的综合结果。例如，齿龈出血的原因可能是身体缺乏 Vc 或口腔卫生不良，也可能两个原因都有，其中一个是主要的，另一个是次要的。

在两件或多件事物中，不要根据它们的一个共同特点就推想其他特点也是共同的。从两个实验过程中得出同样的数学公式或得出类似曲线，不能就此认为两个机制过程本身就是完全一样的。例如，两组动物吃不同膳食，一组喝奶粉，另一组喝豆制代乳粉，在一定的生长期内，两组体重的生长曲线形状是相似的。但是不应该由此而得出以下结论：牛奶粉和豆制代乳粉的营养价值是完全相同的，两组动物的身体外形、身体成分、内脏组织的发育都是一样的，对于某些疾病的抵抗能力也是相同的，等等。

（2）准确专指判断：例如，“因而对血管舒张和收缩功能而言，激光烧灼对严重粥样硬化的血管似并无明显害处，当然说不上有利”，这个判断给人一个非常模糊的结论。人们在思考问题和表达思想时，若对事物的性质认识不清，不能分辨真伪或有意回避矛盾，常可做出这样的判断。形式逻辑要求，在同一个思维过程中，对两个互相矛盾的判断不能同时都否定，而是要做出不是这个就是那个的明确选择。这句话的作者既否定有害，也否定有利，显然违反了思维规律的排中律。

（3）肯定否定判断：在医学论文中，使用单项否定较少出现错误。但是，在使用双重否定表示委婉或加重语气时，则容易将原意弄反。“使用本方案治疗肺癌病人，切忌不要生搬硬套，应视病人的具体情况辨证施治方可取得良好效果。”作者此话的原意是提醒使用“本治疗方案”的人不要生搬硬套，但在“不要生搬硬套”前加上带有否定意义的“切忌”二字则使其与原意相悖。

（4）结构联言判断：联言判断是一种复合判断，它由两个或两个以上的简单判断构成，同时判断几种事物情况的存在。它的结构必须是完整的，否则所做的判断就是不恰当的。“加强食堂及个人卫生管理措施的落实，坚持分餐制或使用公筷、公勺。这不仅能有效地预防病毒性肝炎。”这是一个表示递进关系的联言判断，常用的关联词是“不仅……而且……”。按作者的原意“坚持分餐制或使用公筷、公勺”不仅能预防肝炎，而且能预防其他消化道传染病。从语法上讲，这种递进复句还应该有后一句将前一句的意思向前推进一步，使程度加深或范围扩大。在此句中，作者省略了“而且”所引导的一个联言支，故这个判断是不全面的，并且在语法上也是讲不通的。判断的结构不正确还表现在简单判断中主项与谓项不相应，例如，“有利于病人的恢复是衡量一项医疗卫生制度好坏的标准”这个判断的主项“有利于病人的恢复”谈到事物的一个方面；而谓项“衡量一项医疗卫生制度好坏的标准”谈到事物的两个方面。显然，主项只能和谓项中“好”的一面相应。所以这个判断的结构是不正确的，它所做的判断也是不科学的。

（5）结果外延判断：实验观察的结果往往是在一定的条件下获得的，其适用范围有一定限度，不可夸大。在做结论时，甚至是在整理材料时，就应该充分注意。不要从很少的数据（事实）就做出结论，更不要从有限的数据就做出很广泛的结论。在很多情况下，曲线的有效范围是有一定限度的，如有必要从延长的曲线上读数而做出结论时，应该特别慎重。

对于所有结论，应该说明它的适用范围，或是指出预期的出入。如果试图做出推测或提出意见，必须在提法上使读者能体会它是推测或是意见，而不是有可靠根据的论断。

（6）主观想象判断：追求真理、大公无私是对待科学研究工作的根本态度，应该用一切可能的客观手段来收集资料，尽力用客观的态度对于所获得的资料进行分析、解释或推断。然而，无论如何总是要通过人的思维活动才能完成这一工作。所以就容易主观臆断错误，表现形式有三点。

① 先入为主：依据事先想象的片面思想，拒绝承认某些不中意的实验结果。科学研究中无论是正面或反面的结果，是不是预期的结果，只要是肯定的事实，就应该受到一律平等地看待。有些反常的现象会成为新发现的根源。狡辩或苛刻的论断，不但不能增加说服力，反而会显得理由不够充足。

② 无据判断：有些论文在表达上，毫无根据就做出的判断、推断和揣测，而且把话说得很肯定。把原来的假设在无证据的情况下换一个说法变成结论；把未经证实的意见当作事实而加以引用，从而做出结论。

③ 无理推论：有些论文因为自己能把支持某个意见的一些理由驳倒，就肯定那个意见是完全错误的，殊不知可能还有更充足的其他理由支持那个意见，使它正确。

从形式逻辑角度讲，判断是一种思维形式，其表达必须通过语句才能实现。同一个判断可以用不同的语句表达；而同一个语句也可表达不同的判断。判断恰当，才能使相应的语句形式符合思想内容，前后不出现矛盾，通畅达意；也才能科学地揭示事物的客观规律；进行合乎逻辑的推理和论证，准确地表达出文章的思想内容。

第四节　词句表达中的常见错误

（1）主谓残缺：在论文写作中，必须在读者、作者间有“共同语言”，才能保证论文的可读性。这一“共同语言”就是中文语法规则，掌握了造句的规则，就容易判断所造的句子是不是站得住脚。医学论文中常见的语法错误也很多见：如“使用该装置试生产的药品又快又好”，其中主语是“试生产的药品”，指的是一种物品。它和谓语中的“好”搭配是合理的。但物品没有快慢之分，显然，主语“药品”不能和谓语中的“快”搭配。

“该县的环保工作取得了很大成绩，居民的饮水问题也从根本上改善了。”这个句子的毛病出在“问题……改善”上。“问题”是主语，改善是谓语。问题可以说“解决”，怎么能说“改善”呢?这就是主谓搭配不当。

“5年多来，课题组深入细致地调查和记录了这个地区的高血压病流行情况，获得了一系列成果。”该句中，调查和记录是中心词，“深入细致地”是修饰中心词的附加成分。说“深入细致地调查”可以，说“深入细致地记录”就不通了。

并非每一个句子所有的成分都是必须齐备的，这里所说的“残缺不全”，是指一个句子中缺少了某些必不可少的成分。例如，“从大量的研究成果中告诉我们，艾滋病是以病人的血液、唾液、精液等为传播媒介的。”

粗略看一下，“从大量的研究成果中”似乎是句子的主语。但是，这种介词短语在句子中可以充当状语，不能做主语。介词使用不当，最容易造成主语残缺的语病。修改的办法很简单，就是删去介词“从”和方位词“中”，这样，“大量的研究成果”就是名正言顺的主语。

（2）逻辑混乱：有时，作者在行文中会产生以偏概全或因果脱节等逻辑上的差错，在阅稿过程中也应注意思考，及时发现和改正。如在一组研究低温下生物细胞结构受冰晶破坏的文章中，有如下两个句子：“细胞被冷却至-196℃（液氮温度）”和“冰晶破坏了细胞的超微结构图像”。这里第一句后面括号中的文字说明-196℃的低温是从液氮中获得的，但液氮温度是一个温区，它从氮的液化温度-6℃开始，直到形成固态氮的温度（-211℃）。而-196℃仅是这个温区中的一个温度点，故严格地讲，括号中应写“氮的液化温度”。第二句中，应为“冰晶破坏了细胞结构”，而不是破坏了“图像”，后者与冰晶并无直接因果关系。由于这种破坏情况是通过电子显微镜从细胞超微结构图像中观察到的，故作者稍不留意，就把冰晶的破坏作用直接和“图像”联系起来了。

（3）文理不通。一篇好的论文除要求主题鲜明、重点突出、论证严密、前后贯通外，也要做到语言表达准确、简明、规范。语言是表达研究思想和成果的载体，句子是语言的一个基本单位，它上连篇章下连字词，在思维活动和思想交流中占据着重要的位置。所以，安排好文章中的每一个句子，避免各种语病，是写好一篇医学论文的最起码条件。句子是由词或短语组成的。这些词或短语充任不同的句子成分，成分和成分之间存在着一定的语法关系。例如，“这家研究所最近研制成功一种新型抗癌制剂”这个句子，就是由10个词组成的。这些词又组成了一个个短语，即“这家研究所”“最近研制成功”“一种新型抗癌制剂”。不同的语法成分在句子中所起的作用不一样，有起主干作用的成分叫中心成分，有起枝叶作用的成分叫附加成分。

上面提到的句子其中心成分是：“研究所研制制剂”。“研究所”是主语，是这个句子的陈述对象，表明“谁”“什么”。“研制”是谓语，对主语加以陈述，叙述主语的动作行为，表明“做什么”“怎么样”。“制剂”是宾语，是谓语关涉的对象，回答“谁”“什么”。

为了使语义更明白、更精确，对句子的主要成分还要加以修饰、限制和补充。这样的附加成分虽然被称作“枝叶”，但它们的作用并不小。哪个研究所?“这家”研究所；怎样的制剂?“一种新型的抗癌”制剂。这种位于名词性中心词（“研究所”“制剂”）前面的附加成分叫定语。什么时候研制的?“最近”研制。这种位于谓语性中心词（“研制”）前面的附加成分叫状语，它一般回答动作的时间、处所等。研制得怎样了?研制“成功”了。这种位于谓语性中心词（“研制”）后面的附加成分叫补语，它一般补充说明动作的结果、程度、趋向、数量等。

（4）概念混乱：概念是客观事物在人们头脑中的抽象反映，表述概念要靠词语。从思维的角度看，概念是词语的思想内容，词语是概念的外壳。没有词语，概念无从表述和交流；而没有概念的词语，在思想交流中（包括科技思想的交流）就没有任何意义。撰写医学论文，是通过词语来表述正确的概念。在修改文稿时对概念表述不正确的予以匡正，对表述不完善的使之完善。

有一篇文章论述用甲螨检测土壤中汞、镉、铜的污染情况。文题写为“应用甲螨检测土壤重金属污染”。其实，重金属不仅仅包括汞、镉、铜。二者是整体与部分的关系。作者的本意也许是要缩短文题，可是这样一来，既不合事实，又使文题专指性降低。权衡再三，还是改为“应用甲螨检测土壤汞、镉、铜污染”，字数并未增加，但文题专指性强了，逻辑上也能成立。

（5）画蛇添足：有些概念是不言而喻的，加了“修饰”，反而画蛇添足。

例如，“近年来，国外工业发达国家热管技术的研究、应用发展很快；中医学能在那样早的年代，融进大量物候知识，且有全面记述，这在世界医学史上是少见的奇迹。”

“工业发达国家”肯定在中国之外；凡奇迹均属少见。“国外”“少见”之限制纯粹多余，所以，在撰写文稿时，对限制词要谨慎对待。只有那些增加内涵、减少外延、有助于明确概念的限制词才保留，否则应略去，毫不可惜。

第五节　逻辑关系上的常见错误

（1）事物划分依据不明：对任何事物的分类，依据应是唯一的，如果没有明确的、唯一的依据，必然产生认识上的混乱。把一个事物分成若干个小类是常用的逻辑方法，在医学论文写作中也很常用，如处置不当就会产生概念交叉。例如：“关于 VE，在补充适当剂量硒的情况下，本实验中未观察到有明显差异，但与东北、河南、河北病区比较，含硒较高，与非病区及部分城市的水平接近……”

在该例中，病区与非病区是一种划分方法，城市与农村又是一种划分方法，现在两种方法并用，势必产生概念交叉。文中所论的部分城市，可能有的属于病区，有的属于非病区。

例如，“1984—1988 年的住院工业外伤共 2047 例……其中共有轻伤 1995 例，重伤 38 例，死亡 14 例。”

一次划分只能有一个根据。伤势轻重是一个划分的根据，存活与死亡又是一个划分的根据，两个根据并用就不合逻辑了。这句如改为“……除死亡 14 例外，其中轻伤 1995 例，重伤 38 例”就可避免上述语病。

（2）部分与整体处置不当：在论文写作中，有表示部分的词汇，有表示整体的词汇，应严格区分，即广义名词和专义名词的应用。医学论文中常常发生二者处置不当，应用混乱现象。如蛋白质—白蛋白—蛋清、VB— VB_1—VB_2、食品—食物、饮食—膳食等。

（3）模棱两可：表述清楚、确切是医学论文的基本要求，用字和措辞必须恰当，不可含糊其词、无确切含义，以免引起误解。例如，“有关资料记载，猪受到应激时，其中心体温高达 42～45℃以上”。

该例为表述不确切，“高达 45℃以上”，上到何种程度，另外，既然可高达 45℃，达到 42℃、43℃、44℃，自然是题中应有之义，故也欠妥帖。此处不妨改为“可达 45℃，甚至更高”。

（4）多词混用：在一篇论文里一个名词只能用来表示一个意思，一件事物只能用一个名词来表示。有的作者在一篇论文里同时使用几个同义名词，如：抽提—提取—萃取，特异性—专一性，糖—糖类—碳水化合物等。

（5）语义有别：在有些文章中，词语表达和实际内容有一定差别，经分析，问题在于没有把握近义词的应用区别。例如，将步骤表达成程序、手续，将方法写为过程等。因此，对于一些意义相似但确不相同的名词，在使用时必须严格地加以区别。

（6）含义模糊：在论文写作中要注意口头语和书面语的区别。在普通谈话中，常用的一些比较语，如“比较满意”“比较差些”“相当可观”“实在太坏”等，听起来很习惯。但撰写论文时，不可随便使用。又如：偏高、偏低、较快、较慢、更多、更少、最深、最浅、太大、太小、较好、较坏等概念含糊、无确切词义的词，应避免在论文中出现。在医学论文中，比较词使用应慎重。

另外，还常常看到参考文献著录错误、期刊刊名书写错误等，但更多的问题是表达啰唆、重复，颠三倒四，文不达意，愿医学科技工作者，特别是青年科技工作者，不仅要掌握科学研究设计基本知识，而且要注重文学修养，将论文写得更加完善，充分展示自己的研究成果与才华。

附表一　随机排列表

（1）10 个自然数的随机排列

1				2			
	1 2 3 4 5 6 7 8 9 10	u	r_s		1 2 3 4 5 6 7 8 9 10	u	r_s
1	1 2 7 0 8 4 6 5 3 9	5	0.3212	1	3 0 9 6 2 4 8 7 1 5	5	−0.2848
2	2 7 6 4 9 5 3 8 1 0	7	0.2000	2	6 9 2 7 3 0 1 5 8 4	7	−0.1273
3	3 8 5 9 1 7 2 6 0 4	4	0.0788	3	4 5 1 3 9 6 0 2 7 8	5	0.4424
4	0 4 9 6 3 8 1 2 5 7	8	−0.3939	4	1 3 5 9 6 8 7 4 2 0	4	0.3939
5	9 0 2 7 6 1 8 3 4 5	9	−0.4545	5	9 2 6 4 8 7 5 0 3 1	5	−0.2606
6	8 3 4 2 5 6 0 7 9 1	6	0.1152	6	5 8 4 2 7 3 6 1 0 9	7	0.2606
7	5 6 1 3 4 0 7 9 8 2	6	0.2727	7	8 1 7 0 5 2 4 9 6 3	8	−0.1273
8	7 9 8 5 0 2 4 1 6 3	7	−6242	8	7 6 0 1 4 5 3 8 9 2	8	−0.1636
9	4 1 3 8 2 9 5 0 7 6	7	0.5636	9	2 4 3 8 0 1 9 6 5 7	6	0.3697
10	6 5 0 1 7 9 9 4 2 8	5	−0.0788	10	0 7 8 5 1 9 2 3 4 6	7	−0.5030

3				4			
	1 2 3 4 5 6 7 8 9 10	u	r_s		1 2 3 4 5 6 7 8 9 10	u	r_s
1	9 1 0 5 6 7 8 4 2 3	7	−0.4061	1	3 2 8 5 4 0 1 7 9 6	6	0.3939
2	2 9 8 0 4 1 5 3 7 6	5	−0.1273	2	0 8 2 6 9 1 3 4 7 5	4	−0.3455
3	1 8 2 7 9 4 6 0 3 5	5	0.2000	3	8 5 7 4 2 9 6 3 1 0	7	−0.0121
4	8 6 5 2 7 3 1 9 0 4	5	0.0303	4	1 4 5 0 3 2 7 6 8 9	9	0.5758
5	5 7 4 1 2 6 3 8 9 0	8	0.5394	5	7 0 4 8 6 5 9 1 2 3	5	−0.6364
6	3 2 1 9 0 8 4 6 5 7	5	0.3939	6	2 6 3 9 1 8 5 0 4 7	6	0.3697
7	6 5 7 3 8 2 0 1 4 9	6	0.0303	7	6 9 1 3 7 4 2 5 0 8	5	0.2364
8	0 3 9 4 1 5 7 2 6 8	5	−0.1152	8	9 7 6 1 0 3 8 2 5 4	8	−0.3939
9	7 4 6 8 3 0 9 5 1 2	6	−0.3697	9	5 1 0 7 8 6 4 9 3 2	6	−0.1758
10	4 0 3 6 5 9 2 7 8 1	8	−0.1758	10	4 3 9 2 5 7 0 8 6 1	6	0.0909

（2）20 个自然数的随机排列

	1	2	3	4	5	6	7	8	9	10	11	12	13	14	15	16	17	18	19	20	u	r_s
1	02	17	12	09	06	19	04	18	07	05	10	01	16	08	15	11	20	13	03	14	15	0.1293
2	19	04	03	15	13	10	17	12	09	16	05	02	06	11	08	20	07	18	01	14	16	-0.0526
3	06	08	09	12	20	14	05	18	15	04	03	13	02	01	07	19	11	16	17	10	13	0.0992
4	10	17	15	12	01	03	18	19	09	06	02	04	11	14	20	16	07	05	08	13	12	-0.0602
5	16	01	14	07	19	10	03	17	02	11	06	09	12	05	18	13	20	08	15	04	17	0.0752
6	13	20	11	10	04	01	17	18	14	05	16	02	19	03	07	12	08	06	09	15	11	-0.1699
7	05	10	20	15	03	04	09	13	01	16	12	02	19	17	07	14	18	08	11	06	10	0.0962
8	17	14	09	15	05	13	02	08	18	04	16	03	06	11	01	19	20	10	07	12	10	-0.0511
9	03	13	14	11	18	08	15	12	10	01	06	19	07	04	15	17	02	16	20	09	13	0.0286
10	07	16	02	11	09	17	15	05	14	03	12	13	06	20	01	04	08	18	10	19	11	0.1308

（3） 40 个自然数的随机排列

1

	0	1	2	3	4	5	6	7	8	9
0	37	14	04	29	34	17	22	09	38	21
10	15	10	31	30	02	12	01	16	33	36
20	32	03	08	11	06	20	13	25	18	40
30	24	35	19	26	27	23	05	28	07	39

u=27　　r=0.0514

2

	0	1	2	3	4	5	6	7	8	9
0	19	26	31	38	23	06	15	40	27	33
10	02	03	16	10	37	18	11	21	04	36
20	25	08	05	22	17	39	12	24	07	29
30	28	13	34	20	09	32	14	01	30	35

u=31　　r=0.0383

3

	0	1	2	3	4	5	6	7	8	9
0	32	25	21	04	09	36	27	10	19	22
10	23	15	28	17	37	16	11	26	06	39
20	18	34	31	03	08	33	40	07	14	29
30	20	24	01	38	13	35	02	12	05	30

u=31　　r=0.0861

4

	0	1	2	3	4	5	6	7	8	9
0	21	30	02	27	03	16	20	04	25	15
10	12	39	11	24	35	29	36	28	19	34
20	33	18	10	23	37	06	17	08	13	40
30	01	26	09	38	05	22	31	14	32	07

u=29　　r=0.0383

5

0	30	11	38	35	24	29	18	02	06	31
10	01	23	28	39	20	15	34	21	10	33
20	04	09	12	37	26	25	16	05	14	40
30	27	36	17	32	19	03	22	13	08	07

u=34　　r=-0.1737

6

0	23	34	27	18	26	17	36	24	05	22
10	03	16	32	01	31	20	07	12	37	28
20	30	25	13	11	14	04	06	35	40	29
30	33	08	10	39	02	19	09	38	15	21

u=27　　r=−0.0614

附表二　正交表

（1）m=2 的正交表

$L_4(2^3)$

试验号	列号		
	1	2	3
1	1	1	1
2	1	2	2
3	2	1	2
4	2	2	1

注：任意两列间的交互作用出现于另一列。

$L_8(2^7)$

试验号	列号						
	1	2	3	4	5	6	7
1	1	1	1	1	1	1	1
2	1	1	1	2	2	2	2
3	1	2	2	1	1	2	2
4	1	2	2	2	2	1	1
5	2	1	2	1	2	1	2
6	2	1	2	2	1	2	1
7	2	2	1	1	2	2	1
8	2	2	1	2	1	1	2

$L_8(2^7)$ 二列间的交互作用表

	列号						
	1	2	3	4	5	6	7
列号	(1)	3	2	5	4	7	6
		(2)	1	6	7	4	5
			(3)	7	6	5	4
				(4)	1	2	3
					(5)	3	2
						(6)	1

$L_{12}(2^{11})$

试验号	列号										
	1	2	3	4	5	6	7	8	9	10	11
1	1	1	1	1	1	1	1	1	1	1	1
2	1	1	1	1	1	2	2	2	2	2	2
3	1	1	2	2	2	1	1	1	2	2	2
4	1	2	1	2	2	1	2	2	1	1	2
5	1	2	2	1	2	2	1	2	1	2	1
6	1	2	2	2	1	2	2	1	2	1	1
7	2	1	2	2	1	1	2	2	1	2	1
8	2	1	2	1	2	2	2	1	1	1	2
9	2	1	1	2	1	2	1	2	2	1	1
10	2	2	2	1	1	1	1	2	2	1	2
11	2	2	1	2	1	2	1	1	1	2	2
12	2	2	1	1	2	1	2	1	2	2	1

$L_{16}(2^{15})$

试验号	列号														
	1	2	3	4	5	6	7	8	9	10	11	12	13	14	15
1	1	1	1	1	1	1	1	1	1	1	1	1	1	1	1
2	1	1	1	1	1	1	1	2	2	2	2	2	2	2	2
3	1	1	1	2	2	2	2	1	1	1	1	2	2	2	2
4	1	1	1	2	2	2	2	2	2	2	2	1	1	1	1
5	1	2	2	1	1	2	2	1	1	2	2	1	1	2	2
6	1	2	2	1	1	2	2	2	2	1	1	2	2	1	1
7	1	2	2	2	2	1	1	1	1	2	2	2	2	1	1
8	1	2	2	2	2	1	1	2	2	1	1	1	1	2	2
9	2	1	2	1	2	1	2	1	2	1	2	1	2	1	2
10	2	1	2	1	2	1	2	2	1	2	1	2	1	2	1
11	2	1	2	2	1	2	1	1	2	1	2	2	1	2	1
12	2	1	2	2	1	2	1	2	1	2	1	1	2	1	2
13	2	2	1	1	2	2	1	1	2	2	1	1	2	2	1
14	2	2	1	1	2	2	1	2	1	1	2	2	1	1	2
15	2	2	1	2	1	1	2	1	2	2	1	2	1	1	2
16	2	2	1	2	1	1	2	2	1	1	2	1	2	2	1

$L_{16}(2^{15})$二列间的交互作用表

试验号	列号														
	1	2	3	4	5	6	7	8	9	10	11	12	13	14	15
列号	(1)	3	2	5	4	7	6	9	8	11	10	13	12	15	14
		(2)	1	6	7	4	5	10	11	8	9	14	15	12	13
			(3)	7	6	5	4	11	10	9	8	15	14	13	12
				(4)	1	2	3	12	13	14	15	8	9	10	11
					(5)	3	2	13	12	15	14	9	8	11	10
						(6)	1	14	15	12	13	10	11	8	9
							(7)	15	14	13	12	11	10	9	8
								(8)	1	2	3	4	5	6	7
									(9)	3	2	5	4	7	6
										(10)	1	6	7	4	5
											(11)	7	6	5	4
												(12)	1	2	3
													(13)	3	2
														(14)	1

L_{32}（2^{31}）

试验号	列号																														
	1	2	3	4	5	6	7	8	9	10	11	12	13	14	15	16	17	18	19	20	21	22	23	24	25	26	27	28	29	30	31
1	1	1	1	1	1	1	1	1	1	1	1	1	1	1	1	1	1	1	1	1	1	1	1	1	1	1	1	1	1	1	1
2	1	1	1	1	1	1	1	1	1	1	1	1	1	1	1	2	2	2	2	2	2	2	2	2	2	2	2	2	2	2	2
3	1	1	1	1	1	1	1	2	2	2	2	2	2	2	2	1	1	1	1	1	1	1	1	2	2	2	2	2	2	2	2
4	1	1	1	1	1	1	1	2	2	2	2	2	2	2	2	2	2	2	2	2	2	2	2	1	1	1	1	1	1	1	1
5	1	1	1	2	2	2	2	1	1	1	1	2	2	2	2	1	1	1	1	2	2	2	2	1	1	1	1	2	2	2	2
6	1	1	1	2	2	2	2	1	1	1	1	2	2	2	2	2	2	2	2	1	1	1	1	2	2	2	2	1	1	1	1
7	1	1	1	2	2	2	2	2	2	2	2	1	1	2	2	1	1	2	2	1	2	2	2	2	2	2	2	1	1	1	1
8	1	1	1	2	2	2	2	2	2	2	2	1	1	2	2	2	2	1	1	2	1	1	1	1	1	1	1	2	2	2	2
9	1	2	2	1	1	2	2	1	1	2	1	2	2	1	1	1	1	2	2	1	1	2	2	1	1	2	2	1	1	2	2
10	1	2	2	1	1	2	2	1	1	2	1	2	2	1	1	2	2	1	1	1	2	1	1	2	2	1	1	2	2	1	1
11	1	2	2	1	1	2	2	2	2	1	2	2	2	1	1	1	1	2	2	2	1	2	2	2	2	1	1	2	2	1	1
12	1	2	2	1	1	2	2	2	2	1	2	2	2	1	1	2	2	1	1	1	2	1	1	1	1	2	2	1	1	2	2
13	1	2	2	2	2	1	1	1	1	2	1	1	1	2	2	1	1	2	2	2	1	2	2	1	1	2	2	1	1	2	2
14	1	2	2	2	2	1	1	1	1	2	1	1	1	2	2	2	2	1	1	1	1	2	2	2	2	1	1	1	1	2	2
15	1	2	2	2	2	1	1	2	2	1	2	1	2	1	2	1	2	1	2	1	2	1	1	2	2	1	1	1	1	2	2
16	1	2	2	2	2	1	1	2	2	1	2	1	2	1	2	2	1	2	1	2	1	2	2	1	1	2	2	2	2	1	1
17	2	1	2	1	2	1	2	1	2	1	1	2	1	2	1	1	2	1	2	1	2	1	2	1	2	1	2	1	2	1	2
13	2	1	2	1	2	1	2	1	2	1	2	1	2	2	1	2	1	1	2	1	1	2	1	2	1	2	2	1	1	2	1

续表

试验号	列号																													
	1	2	3	4	5	6	7	8	9	10	11	12	13	14	15	16	17	18	19	20	21	22	23	24	25	26	27	28	29	30	31
19	2	1	2	1	2	1	2	2	1	2	1	2	1	2	1	2	1	2	1	2	2	1	2	2	1	2	1	2	1	2	1
20	2	1	2	1	2	1	2	2	1	2	2	1	2	2	1	2	1	1	2	1	1	2	1	1	2	1	2	1	2	1	2
21	2	1	2	2	1	2	1	1	2	1	2	2	1	2	1	1	2	1	2	2	1	2	1	1	2	1	2	2	1	2	1
22	2	1	2	2	1	2	1	1	2	1	2	2	1	2	1	2	1	2	1	1	2	1	2	2	1	2	1	1	2	1	2
23	2	1	2	2	1	2	1	2	1	2	1	1	2	1	2	1	2	1	2	2	2	1	2	2	1	2	1	1	2	1	2
24	2	1	2	2	1	2	1	2	1	2	1	1	2	1	2	2	1	2	1	1	2	1	2	1	2	1	2	2	1	2	1
25	2	2	1	1	2	2	1	1	2	2	1	1	2	2	1	1	2	2	1	1	2	2	1	1	2	2	1	1	2	2	1
26	2	2	1	1	2	2	1	1	2	2	1	1	2	2	1	2	1	1	2	2	1	1	2	2	1	1	2	2	1	1	2
27	2	2	1	1	2	2	1	2	1	1	2	2	1	1	2	1	2	2	1	1	2	2	1	2	1	1	2	2	1	1	2
28	2	2	1	1	2	2	1	2	1	1	2	2	1	1	2	2	1	1	2	2	1	1	2	1	2	2	1	1	2	2	1
29	2	2	2	2	1	1	2	1	2	2	1	2	1	1	2	1	2	2	1	2	1	1	1	2	1	2	1	2	1	1	2
30	2	2	2	2	1	1	2	1	2	2	1	2	1	1	2	2	1	1	2	1	2	2	2	1	2	1	2	1	2	2	1
31	2	2	2	2	1	1	2	2	1	1	2	1	2	2	1	1	2	2	1	2	1	1	1	2	2	1	2	1	2	2	1
32	2	2	2	2	1	1	2	2	1	1	2	1	2	2	1	2	1	1	2	1	2	2	2	1	1	2	1	2	1	1	2

L_{32}（2^{31}）二列间的交互作用表

试验号	列号															
	1	2	3	4	5	6	7	8	9	10	11	12	13	14	15	16
列号	(1)	3	2	5	4	7	6	9	8	11	10	13	12	15	14	17
		(2)	1	6	7	4	5	10	11	8	9	14	15	12	13	18
			(3)	7	6	5	4	11	10	9	8	15	14	13	12	19
				(4)	1	2	3	12	13	14	15	8	9	10	11	20
					(5)	3	2	13	12	15	14	9	8	11	10	21
						(6)	1	14	15	12	13	10	11	8	9	22
							(7)	15	14	13	12	11	10	9	8	23
								(8)	1	2	3	4	5	6	7	24
									(9)	3	2	5	4	7	6	25
										(10)	1	6	7	4	5	26
											(11)	7	6	5	4	27
												(12)	1	2	3	28
													(13)	3	2	29
														(14)	1	30
															(15)	31
																(16)

试验号	列号														
	17	18	19	20	21	22	23	24	25	26	27	28	29	30	31
	16	19	18	21	20	23	22	25	24	27	26	29	28	31	30
	19	169	17	22	23	20	21	26	27	24	25	30	31	28	29
	18	17	16	23	22	21	20	27	26	25	24	31	30	29	28
	21	22	23	16	17	18	19	28	29	30	31	24	25	26	27
	20	23	22	17	16	19	18	29	28	31	30	25	24	27	26
	23	20	21	18	19	16	17	30	31	28	29	26	27	24	25
	22	21	20	19	18	17	16	31	30	29	28	27	26	25	24
	25	26	27	28	29	30	31	16	17	18	19	20	21	22	23
	24	27	26	29	28	31	30	17	16	19	18	21	20	23	22
	27	24	25	30	31	28	29	18	19	16	17	22	23	20	21
	26	25	24	31	30	29	28	19	18	17	16	23	22	21	20
	29	30	31	24	25	26	27	20	21	22	23	16	17	18	19
	28	31	30	25	24	27	26	21	20	23	22	17	16	19	18
列	31	28	29	26	27	24	25	22	23	20	21	18	19	16	17
	30	29	28	27	26	25	24	23	22	21	20	19	18	17	16
	1	3	3	4	5	6	7	8	9	10	11	12	13	14	15
号	(17)	2	2	5	4	7	6	9	8	11	10	13	12	15	14
		(18)	1	6	7	4	5	10	11	8	9	14	15	12	13
			(19)	7	6	5	4	11	10	9	8	15	14	13	12
				(20)	1	2	3	12	13	14	15	8	9	10	11
					(21)	3	2	13	12	15	14	9	8	11	10
						(22)	1	14	15	12	13	10	11	8	9
							(23)	15	14	13	12	11	10	9	8
								(24)	1	2	3	4	5	6	7
									(25)	3	2	5	4	7	6
										(26)	1	6	7	4	5
											(27)	7	6	5	4
												(28)	1	2	3
													(29)	3	2
														(30)	1

（2）m=3 的正交表

$L_9(3^4)$

试验号	列号			
	1	2	3	4
1	1	1	1	1
2	1	2	2	2
3	1	3	3	3
4	2	1	2	3
5	2	2	3	1
6	2	3	1	2
7	3	1	3	2
8	3	2	1	3
9	3	3	2	1

注：任意两列间的交互作用出现于另外两列。

$L_{18}(3^7)$

试验号	列号								1’
	1	2	3	4	5	6	7		
1	1	1	1	1	1	1	1		1
2	1	2	2	2	2	2	2		1
3	1	3	3	3	3	3	3		1
4	2	1	1	2	2	3	3		1

续表

试验号	列号 1	2	3	4	5	6	7		1'
5	2	2	2	3	3	1	1		1
6	2	3	3	1	1	2	2		1
7	3	1	2	1	3	2	3		1
8	3	2	3	2	1	3	1		1
9	3	3	1	3	2	1	2		1
10	1	1	3	3	2	2	1		2
11	1	2	1	1	3	3	2		2
12	1	3	2	2	1	1	3		2
13	2	1	2	3	1	3	2		2
14	2	2	3	1	2	1	3		2
15	2	3	1	2	3	2	1		2
16	3	1	3	2	3	1	2		2
17	3	2	1	3	1	2	3		2
18	3	3	2	1	2	3	1		2

注：把两水平的列 1'排进 $L_{18}(3^7)$ 便得混合型 $L_{18}(2^1\times3^7)$。交互作用 1'×1 可从两列的二元表求出。在 $L_{18}(2\times3^7)$ 中把列 1'和列 1 的水平组合 11，12，13，21，22，23 分别换成 1，2，3，4，5，6 便得混合型 $L_{18}(6^1\times3^6)$。

L_{27}（3^{13}）

试验号	列号												
	1	2	3	4	5	6	7	8	9	10	11	12	13
1	1	1	1	1	1	1	1	1	1	1	1	1	1
2	1	1	1	1	2	2	2	2	2	2	2	2	2
3	1	1	1	1	3	3	3	3	3	3	3	3	3
4	1	2	2	2	1	1	1	1	2	2	3	3	3
5	1	2	2	2	2	2	2	2	3	3	1	1	1
6	1	2	2	2	3	3	3	3	1	1	2	2	2
7	1	3	3	3	1	1	1	3	3	3	2	2	2
8	1	3	3	3	2	2	2	1	1	1	3	3	3
9	1	3	3	3	3	3	3	2	2	2	1	1	1
10	2	1	2	3	1	2	3	1	2	3	1	2	3
11	2	1	2	3	2	3	1	2	3	1	2	3	1
12	2	1	2	3	3	1	2	3	1	2	3	1	2
13	2	2	3	1	1	2	3	2	3	1	3	1	2
14	2	2	3	1	2	3	1	3	1	2	1	2	3
15	2	2	3	1	3	1	2	1	2	3	2	3	1
16	2	3	1	2	1	2	3	3	1	2	2	3	1
17	2	3	1	2	2	3	1	1	2	3	3	1	2
18	2	3	1	2	3	1	2	2	3	1	1	2	3
19	3	1	3	2	1	3	2	1	3	2	1	3	2
20	3	1	3	2	2	1	3	2	1	3	2	1	3
21	3	1	3	2	3	2	1	3	2	1	3	2	1
22	3	2	1	3	1	3	2	2	1	3	3	2	1
23	3	2	1	3	2	1	3	3	2	1	1	3	2
24	3	2	1	3	3	2	1	1	3	2	2	1	3
25	3	3	2	1	1	3	2	3	2	1	2	1	3
26	3	3	2	1	2	1	3	1	3	2	3	2	1
27	3	3	2	1	3	2	1	2	1	3	1	3	2

（3）m=4 的正交表

$L_{16}(4^5)$

试验号	列号				
	1	2	3	4	5
1	1	1	1	1	1
2	1	2	2	2	2
3	1	3	3	3	3
4	1	4	4	4	4
5	2	1	2	3	4
6	2	2	1	4	3
7	2	3	4	1	2
8	2	4	3	2	1
9	3	1	3	4	2
10	3	2	4	3	1
11	3	3	1	2	4
12	3	4	2	1	3
13	4	1	4	2	3
14	4	2	3	1	4
15	4	3	2	4	1
16	4	4	1	3	2

注：任意两列间的交互作用出现于其他三列。

L$_{32}$（4^9）

试验号	列号										1'
	1	2	3	4	5	6	7	8	9		
1	1	1	1	1	1	1	1	1	1		1
2	1	2	2	2	2	2	2	2	2		1
3	1	3	3	3	3	3	3	3	3		1
4	1	4	4	4	4	4	4	4	4		1
5	2	1	1	2	2	3	3	4	4		1
6	2	2	2	1	1	4	4	3	3		1
7	2	3	3	4	4	1	1	2	2		1
8	2	4	4	3	3	2	2	1	1		1
9	3	1	2	3	4	1	2	3	4		1
10	3	2	1	4	3	2	1	4	3		1
11	3	3	4	1	2	3	4	1	2		1
12	3	4	3	2	1	4	3	2	1		1
13	4	1	2	4	3	3	4	2	1		1
14	4	2	1	3	4	4	3	1	2		1
15	4	3	4	2	1	1	2	4	3		1
16	4	4	3	1	2	2	1	3	4		1
17	1	1	4	1	4	2	3	2	3		2
18	1	2	3	2	3	1	4	1	4		2
19	1	3	2	3	2	4	1	4	1		2
20	1	4	1	4	1	3	2	3	2		2
21	2	1	4	2	3	4	1	3	2		2
22	2	2	3	1	4	3	2	4	1		2
23	2	3	2	4	1	2	3	1	4		2
24	2	4	1	3	2	1	4	2	3		2

续表

试验号	列号										
	1	2	3	4	5	6	7	8	9		1'
25	3	1	3	3	1	2	4	4	2		2
26	3	2	4	4	2	1	3	3	1		2
27	3	3	1	1	3	4	2	2	4		2
28	3	4	2	2	4	3	1	1	3		2
29	4	1	3	4	2	4	2	1	3		2
30	4	2	4	3	1	3	1	2	4		2
31	4	3	1	2	4	2	4	3	1		2
32	4	4	2	1	3	1	3	4	2		2

注：把两水平的列 1' 排进 L_{32}（4^9），便得混合型 L_{32}（$2^1\times4^9$）。这样交互使用 $1'\times1$ 可从二元表求出。把列 1'和列 1 的水平组合 11，12，13，14，21，22，23，24 分别换成 1，2，3，4，5，6，7，8 便得混合型 L_{32}（$8^1\times4^8$）。